JN305201

放射線医学
放射線腫瘍学

監修●●● **楢林　勇**・**杉村和朗**
　　　　大阪医科大学名誉教授　　神戸大学大学院教授

編集●●● **猪俣泰典**
　　　　島根大学教授

金芳堂

■ 執筆者 (五十音順)

伊丹　　純	国立がん研究センター中央病院放射線治療科　科長	
猪俣　泰典	島根大学医学部放射線医学講座(放射線腫瘍学)　教授	
上杉　康夫	大阪医科大学放射線科　講師	
小川　恭弘	兵庫県立加古川医療センター　院長／高知大学　名誉教授	
上紺屋憲彦	兵庫医科大学放射線医学教室　教授	
佐々木良平	神戸大学医学部附属病院放射線腫瘍科　特命准教授	
高橋　正嗣	彩都友紘会病院放射線科　部長	
辻野佳世子	兵庫県立がんセンター放射線治療科　部長	
西村　英輝	神戸低侵襲がん医療センター放射線治療科　部長	
幡野　和男	東京ベイ先端医療・幕張クリニック　院長	
播磨　洋子	関西医科大学附属滝井病院放射線科　教授	
尾藤　利憲	神戸大学医学部皮膚科　講師	
平塚　純一	川崎医科大学放射線医学(治療)教室　教授	
村上　昌雄	獨協医科大学病院放射線治療センター　センター長・教授	
吉田　賢史	神戸大学医学部附属病院放射線腫瘍科　助教	

監修に当たって

　医学の10大発見の中でも特筆に値する1895年のX線発見や1896年の放射能発見は，放射線医学を誕生させた．内科や外科などの基本的診療科の一つとしての放射線科はこの中では新しい診療科であるが，最近の放射線医学の進歩は著しい．今日では全ての診療科にとって放射線医学は重要な診療技術になっている．がん検診や人間ドックによる健診，対策型ならびに任意型検診でも画像診断は欠かせない．

　最近はIT技術の絶え間ない発展によって放射線医学は急速に加速度を増している．特に，CT，MRI，SPECT/CT，PET/CTなどの画像診断は遠隔画像診断の構築もあって目覚ましい進歩を遂げつつある．侵襲度が少ない内視鏡外科が普及しつつあるが，ワークステーションの進歩で3次元画像がvirtual realityとして提供できるなど外科系の診療科の期待は大きい．Interventional Radiology (IVR) の進歩が著しく，悪性腫瘍や動脈硬化による疾患の手術術技を根本的に変えつつある．また，Autopsy Imaging (AI) が普及しつつあり，死因究明の精度向上に貢献している．

　放射線治療の分野ではCTシミュレーターが照射野設定の標準となり，治療計画の進歩，発展が放射線治療成績の向上，副作用の軽減化に果たす役割は大きい．特に乳癌の乳房温存療法の治療成績は素晴らしく，この疾患の治療方法を変えた．また，定位放射線治療・強度変調放射線治療（IMRT），動体追尾法が行い得るようになった．密封小線源治療装置の進歩は前立腺癌の治療成績に大きく貢献している．緩和治療としての放射線療法の適応も増加している．

　核医学・PET分野では，FDG-PET/CTが広く普及し，悪性腫瘍の診断，病期診断並びに治療効果の判定に不可欠な検査法となってきた．認知症診断における脳血流SPECTはPETとともに神経内科医にとってMRIではわからないことを診断できる検査法として多用されている．心臓核医学の重要性は依然として維持されている．

　さらに核医学治療は従来の甲状腺疾患のみならず，悪性腫瘍の骨転移の疼痛緩和，悪性リンパ腫の治療に臨床応用されている．

　この度の東日本大震災で引き起こされた原発事故は広い環境汚染となり，新聞，TV，インターネット，一般雑誌で放射線についての報道がなされ，わが国の国民のみならず世界的に一般公衆に放射線に対する強い関心をもたらせた．

　本シリーズは1996年に発刊された楢林　勇編著の重要項目「放射線医学」を発展させた書籍で，編集，著者には全国のその分野の第一線でご活躍中の放射線科診断専門医，放射線治療専門医，核医学専門医を中心として，全9巻として発刊するものである．総論には優秀な診療放射線技師にも執筆陣に加わって頂いている．放射線医学は守備範囲が広く，基礎的には放射線物理学，放射線生物学，放射線障害に関する事項，医療被曝の軽減，放射性医薬品やX線，MR，エコーの造影剤に関する薬品学などがあり，臨床的には画像診断学，核医学，放射線治療学のどれも全ての診療科と関係が深い．

　本シリーズは放射線医学の基本から臨床の実際まで最新の事項をも含んだ内容となっており，放射線科診断並びに放射線治療専門医試験，核医学専門医試験の受験や乳がんや消化器がんや肺がんCT検診学会などの認定医，認定放射線技師を目指す方達にもたいへんお役に立つと思います．

　また，日頃診療にお忙しい各診療科の医師や診療放射線技師の方々，一般の方々にも放射線についてご理解頂ける書籍であります．

平成24年3月

楢林　勇

序

　放射線治療はより治療による侵襲が小さく，より治療後の生活を快適に過ごすことが可能となるばかりではなく，根治的にはもとより術前・術中・術後，症状の緩和などさまざまな目的に応じて行うことができる．そのために高齢化社会が加速しつつある現代において放射線治療が癌の治療に果たす役割はますます大きくなっている．欧米ではすでに癌患者の3人に2人は何らかの状況で放射線治療を受けている．しかし，わが国では4人に1人とまだまだ少ないのが現状である．その大きな理由は最新放射線治療の事情に対する患者・医師双方の認知度が低いことであろう．放射線腫瘍医の絶対数が少ないこともこれに拍車をかけている．

　このような状況下で放射線医学シリーズのなかの1巻として新たに「放射線腫瘍学」を上梓することができたことは大きな喜びである．日進月歩の医学において放射線治療の領域もまたその例外ではない．特にこの10年から20年間における放射線治療装置・治療法の進歩は著しく，従来の放射線治療と比較すると次元の異なる革命的と言ってもよい変化が生じている．

　放射線治療の領域は広範に及ぶ．部位別では文字通り頭のてっぺんから足の先までをカバーし，年齢では乳幼児から100歳を超える超高齢者までが対象となる．治療装置は，ライナックはもとより，サイバーナイフ，ガンマナイフ，トモセラピー，粒子線治療装置，強度変調回転放射線治療（VMAT）装置，密封小線源治療装置など多彩である．治療法では体外から放射線を照射する外部照射では通常の照射法に加えて定位放射線照射や強度変調放射線治療（IMRT）などがあり，体内に線源を挿入して行う密封小線源治療では腔内照射や組織内照射が，さらにホウ素中性子捕捉療法など多岐に及んでいる．

　本書はこの膨大な放射線治療の領域のエッセンスを簡潔・明瞭にまとめたものである．執筆は放射線治療に長年従事して十分な経験を有し，優れた見識をお持ちである気鋭の先生方にお願いした．本書を通読して頂ければ最新の放射線治療の動向が短時間で把握できるように編集している．医学生，研修医はもとより，放射線治療を専門とされていない上級の先生方にもご一読いただければ幸いである．ひとりでも多くの方が放射線治療の良さと面白さを理解し，さらには放射線腫瘍医を志して下さる方が現れれば編者としてこれにまさる喜びはない．

　なお，本書のタイトルを「放射線腫瘍学」として「放射線治療学」としなかった理由は，放射線治療が単にどこそこにどのような方法で何Gy照射して治療成績がどのくらいであるといったものではなく，腫瘍・放射線に対する生物学的・物理学的理解を基礎とし，治療対象患者の年齢，基礎疾患の有無，他治療との関係などを考慮して総合的に組み立てられるものであるとの考えからである．より深い理解のために本放射線医学シリーズ「放射線医学総論」のうち，放射線治療の基礎知識，放射線生物学，放射線物理学，放射線障害の項目を併せて通読していただきたい．

平成24年3月

編集　猪俣泰典

目　　次

1　放射線治療装置と照射方法 ————————————— 猪俣泰典 —— 1
1 放射線治療装置 ……………………………………………………………………………… 1
　　① 外部照射用装置　1　　② 密封小線源治療用装置　4
2 照射方法 …………………………………………………………………………………… 4
　　① 外部照射　4　　② 密封小線源治療　5

2　放射線治療計画 ————————————— 西村英輝・佐々木良平 —— 6
1 放射線治療計画 ……………………………………………………………………………… 6
2 標的体積 …………………………………………………………………………………… 6
3 線量分布 …………………………………………………………………………………… 8
4 品質管理/品質保証 ………………………………………………………………………… 9

3　密封小線源治療 ————————————————————— 猪俣泰典 —— 10
1 腔内照射 …………………………………………………………………………………… 10
　　① 子宮頸癌　10　　③ 胆管癌　12
　　② 食道癌　11
2 組織内照射 ………………………………………………………………………………… 12
　　① 前立腺癌　12　　② 舌癌　14

4　定位放射線治療・強度変調放射線治療（IMRT） ——————— 幡野和男 —— 15
1 定位放射線治療 …………………………………………………………………………… 15
　　① 治療装置　15　　④ 臨床成績　17
　　② 定　義　16　　⑤ 体幹部定位放射線治療の臨床成績　18
　　③ 体幹部定位放射線治療の適応　17
2 強度変調放射線治療（IMRT） ……………………………………………………………… 18
　　① 定　義　18　　④ IMRTの手法　20
　　② 特　徴　19　　⑤ 臨床成績　21
　　③ 原　理　19

5　粒子線治療（陽子線，炭素線） ————————————— 村上昌雄 —— 24
1 粒子線治療（particle radiotherapy）とは ……………………………………………… 24

2 粒子線治療の方法 ……… 26
3 粒子線治療の適応疾患と治療成績 ……… 28
1. 頭頸部腫瘍　29
2. 肺　癌　29
3. 肝臓癌　30
4. 前立腺癌　30
5. 骨軟部腫瘍　31

4 粒子線治療の問題点と将来展望 ……… 31
1. 第一世代から第二世代粒子線治療に向かって　31
2. 適用疾患の拡大　31
3. 高額医療から保険診療へ　31
4. 線種の使い分け　32
5. 新たな線種　33
6. 小型加速器の開発　33

6 ホウ素中性子捕捉療法　　　　　　　　　　　　　　　　平塚純一 ── 35

1 BNCTの原理 ……… 35
2 いかにしてホウ素を癌細胞に集めるか ……… 36
3 治療スケジュール ……… 37
4 BNCTの利点 ……… 37
5 将来展望 ……… 38

7 放射線治療における医療事故防止　　　　　　　　吉田賢史・佐々木良平 ── 39

1 わが国における放射線治療事故 ……… 39
2 誤照射事故に対する対策 ……… 42

8 放射線治療の副作用と対策　　　　　　　　　　　　　　猪俣泰典 ── 44

1 副作用について知っておくべき基本的事項 ……… 44
1. 腫瘍組織障害と正常組織障害の関係　44
2. 確定的影響・確率的影響と耐容線量　45
3. 有害事象の評価法　46

2 急性期有害事象 ……… 46
3 晩期有害事象 ……… 48

9 脳・脊髄腫瘍の放射線治療　　　　　　　　　　　　　　高橋正嗣 ── 52

1 低悪性度神経膠腫 ……… 52
1. 治療方針　52
2. 放射線治療　52
3. 標準的な治療成績　53
4. 有害事象　53

2 高悪性度神経膠腫 ……… 53
1. 治療方針　53
2. 放射線治療　53
3. 特殊な放射線治療　54
4. 標準的な治療成績　54
5. 有害事象　54

3 髄芽腫 ……… 54

1	治療方針	54	3	標準的な治療成績　55
2	放射線治療	55	4	有害事象　55

4 脳室上衣腫 ……………………………………………………………………………… 55
1	治療方針	55	3	標準的な治療成績　56
2	放射線治療	55	4	有害事象　56

5 頭蓋内胚腫 ……………………………………………………………………………… 56
1	治療方針	56	3	標準的な治療成績　56
2	放射線治療	56	4	有害事象　56

6 聴神経鞘腫 ……………………………………………………………………………… 57
1	放射線治療の意義	57	3	標準的な治療成績　57
2	放射線治療	57	4	有害事象　57

7 髄膜腫 …………………………………………………………………………………… 57
1	放射線治療	58	3	有害事象　58
2	標準的な治療成績	58		

8 脊髄腫瘍 ………………………………………………………………………………… 58
1	分類，治療方針と放射線治療の意義　58	3	標準的な治療成績　59
2	放射線治療	59	4	有害事象　59

⑩ 頭頸部（眼窩・顔面を含む）腫瘍の放射線治療 ——— 上杉康夫 —— 60

1 喉頭癌 …………………………………………………………………………………… 60
1	治療方針	60	3	標準的な治療成績　61
2	放射線治療	60	4	有害事象　61

2 上咽頭癌 ………………………………………………………………………………… 61
1	治療方針	61	3	標準的な治療成績　62
2	放射線治療	62	4	有害事象　63

3 中咽頭癌 ………………………………………………………………………………… 63
1	治療方針	63	3	標準的な治療成績　64
2	放射線治療	63	4	有害事象　64

4 下咽頭癌 ………………………………………………………………………………… 64
1	治療方針	64	3	標準的な治療成績　65
2	放射線治療	65	4	有害事象　65

5 上顎癌 …………………………………………………………………………………… 65
1	治療方針	65	3	標準的な治療成績　66
2	放射線治療	65	4	有害事象　67

6 舌癌 ……………………………………………………………………………………… 67
1	治療方針	67	3	標準的な治療成績　68
2	放射線治療	67	4	有害事象　68

7 口腔癌（舌癌を除く口腔底，頬粘膜，歯肉・歯槽，硬口蓋の癌）……………… 68

11 肺癌の放射線治療 ……… 辻野佳世子 — 71

1 肺癌の特徴 …… 71
- ① 疫学・危険因子　71
- ② 診断法　71
- ③ 分　類　71

2 治療方針と放射線治療の適応 …… 73
- ① 小細胞肺癌　73
- ② 非小細胞肺癌　74

3 胸部放射線治療法 …… 75
- ① 装置・照射法　75
- ② 3次元治療計画における標的体積とリスク臓器　75
- ③ 線量・分割　75

4 特殊な照射法 …… 76
- ① 定位放射線療法　76
- ② 粒子線治療（陽子線・炭素線）　77
- ③ 予防的全脳照射（PCI）　78
- ④ 標準的治療成績　78

5 有害事象 …… 78
- ① 急性期有害事象（治療中～治療終了後3か月）　78
- ② 晩期有害事象（治療終了後3か月以降）　78

12 縦隔腫瘍の放射線治療 ……… 辻野佳世子 — 80

1 縦隔腫瘍の特徴 …… 80

2 上皮性胸腺腫瘍（胸腺腫・胸腺癌） …… 80
- ① 疫学・病理分類　80
- ② 臨床像・診断・臨床病期分類　81
- ③ 治療方針と放射線治療の適応　81
- ④ 放射線治療法　82
- ⑤ 化学療法　82
- ⑥ 標準的治療成績　82
- ⑦ 有害事象　83

3 悪性縦隔胚細胞腫 …… 83
- ① 特　徴　83
- ② 治療方針と放射線治療の適応・方法　83

13 乳癌・乳腺腫瘍の放射線治療（乳房温存療法を含む） ……… 小川恭弘 — 85

1 概　説 …… 85
- ① 手術療法　85
- ② 放射線治療　86

2 Ⅰ，Ⅱ期乳癌の治療と推奨グレード …… 86
- ① Ⅰ，Ⅱ期浸潤性乳癌に対する乳房温存手術後放射線治療で推奨グレードAの項目　86
- ② Ⅰ，Ⅱ期浸潤性乳癌に対する乳房温存手術後放射線治療で推奨グレードBの項目　86
- ③ Ⅰ，Ⅱ期浸潤性乳癌に対する乳房温存手術後放射線治療で推奨グレードCの項目　87
- ④ Ⅰ，Ⅱ期浸潤性乳癌に対する乳房温存手術後放射線治療で推奨グレードDの項目　87

（冒頭）
- ① 治療方針　68
- ② 放射線治療　69
- ③ 標準的な治療成績　69
- ④ 有害事象　70

3 非浸潤性乳管癌（DCIS）（0期）に対する乳房温存手術後放射線治療 ………………… 88
4 乳房温存手術後放射線治療でのその他の項目 …………………………………………… 88
5 進行乳癌に対する乳房切除術後放射線治療 ……………………………………………… 88
　① 推奨グレードAの項目　88　　③ 推奨グレードCの項目　89
　② 推奨グレードBの項目　89　　④ 推奨グレードDの項目　89
6 有害事象に関して ………………………………………………………………………… 89
7 転移に対する放射線治療 ………………………………………………………………… 90
　① 推奨グレードAの項目　90　　② 推奨グレードBの項目　90
8 ザンクトガレン2009の要点 ……………………………………………………………… 90
　① I，II期乳癌に対する治療手段の閾値　90
　② I，II期乳癌に対する放射線治療に関する項目　91
9 米国の乳房温存療法施行基準（1990年） ………………………………………………… 91
　① 絶対的禁忌　91　　② 相対的禁忌　91
10 放射線治療の手順 ………………………………………………………………………… 92
11 放射線治療の有害事象（副作用） ………………………………………………………… 94
　① 急性副作用　94　　② 晩期合併症　94
12 新しい増感放射線療法KORTUCの非手術乳癌治療への応用 ………………………… 95

⓮ 消化器癌の放射線治療　　　　　　　　　　　　　　　　　　　　上紺屋憲彦 ── 97

1 食道癌 ……………………………………………………………………………………… 97
　① 放射線治療　97　　② 有害事象　98
2 胃　癌 ……………………………………………………………………………………… 99
　① 術中照射　99　　② 術後照射　99
3 肝細胞癌 …………………………………………………………………………………… 99
　① 放射線治療　100　　② 合併症　100
4 胆道系腫瘍 ………………………………………………………………………………… 100
　① 放射線治療　100　　② 合併症　100
5 膵　癌 ……………………………………………………………………………………… 101
　① 放射線療法　101　　② 合併症　101
6 大腸（結腸・直腸癌） ……………………………………………………………………… 101
　① 直腸癌治療　102　　③ 合併症　103
　② 放射線治療　102
7 肛門癌の放射線治療 ……………………………………………………………………… 103

⓯ 女性生殖器腫瘍の放射線治療　　　　　　　　　　　　　　　　　　播磨洋子 ── 104

1 子宮頸癌 …………………………………………………………………………………… 104
　① 病期分類　104　　④ 治療成績　110
　② 治療方針　105　　⑤ 有害事象　110
　③ 放射線治療方法　107

x　目次

2　子宮体癌 …………………………………………………………………………………… 110
　① 病期分類　110
　② 治療方針　110
　③ 放射線治療方法　111
　④ 併用療法　113
　⑤ 治療成績　113
　⑥ 有害事象　113

3　腟癌・外陰癌 ……………………………………………………………………………… 113
　① 病期分類　114
　② 治療方針　114
　③ 併用療法　115
　④ 治療成績　115
　⑤ 有害事象　115

16　泌尿生殖器腫瘍の放射線治療　　　　　　　　　　　　　　　　　　猪俣泰典　117

1　前立腺癌 …………………………………………………………………………………… 117
　① 概　説　117
　② 放射線治療法　117

2　その他の泌尿生殖器癌 …………………………………………………………………… 122
　① 膀胱癌　122
　② 精巣腫瘍　122

17　悪性リンパ腫の放射線治療　　　　　　　　　　　　　　　　　　　高橋正嗣　124

1　ホジキンリンパ腫 ………………………………………………………………………… 124
　① 病期分類とリスク分類　124
　② 治療方針　125
　③ 放射線治療　125
　④ 標準的な治療成績　126
　⑤ 有害事象　126

2　ホジキンリンパ腫以外 …………………………………………………………………… 127
　① 病期分類と予後予測因子　127
　② 低悪性度の悪性リンパ腫　127
　③ 中〜高悪性度の悪性リンパ腫　128
　④ その他の特殊な悪性リンパ腫　128

18　血液腫瘍の放射線治療　　　　　　　　　　　　　　　　　　　　　上紺屋憲彦　130

1　放射線療法の目的・意義 ………………………………………………………………… 130
2　TBI …………………………………………………………………………………………… 130
　① TBIの適応　130
　② 照射方法　131
　③ TBIの線量と分割　131
　④ 合併症　132
　⑤ ミニ移植　133

3　全脳照射 …………………………………………………………………………………… 133
　① 照射方法　133
　② 副作用　134

19　皮膚・軟部・骨腫瘍の放射線治療　　　　　　　　　　　　　佐々木良平・尾藤利憲　135

1　皮膚癌 ……………………………………………………………………………………… 135
　① 基底細胞癌，有棘細胞癌　135
　② 悪性黒色腫　136
　③ 悪性リンパ腫　136
　④ 血管肉腫　137

2　軟部肉腫 …………………………………………………………………………………… 138

3 原発性骨腫瘍 …………………………………………………………………………… 138

20 小児腫瘍の放射線治療 ───────────────────── 辻野佳世子 ── 139

1 小児腫瘍の特徴と放射線治療の役割 …………………………………………………… 139
2 小児腫瘍に対する放射線治療 …………………………………………………………… 140
　1 神経芽細胞腫　140　　　3 横紋筋肉腫　143
　2 ウイルムス腫瘍　142

21 良性疾患の放射線治療 ───────────────────── 辻野佳世子 ── 146

1 良性疾患に対する放射線治療の適応 …………………………………………………… 146
2 代表的良性疾患の放射線治療 …………………………………………………………… 147
　1 ケロイド　147　　　　　3 動静脈奇形（AVM）　149
　2 甲状腺眼症　148

22 緩和療法としての放射線治療 ───────────────── 高橋正嗣 ── 150

1 緩和医療とは ……………………………………………………………………………… 150
　1 緩和ケアの定義　150　　2 緩和的放射線治療とは　151
2 転移性骨腫瘍 ……………………………………………………………………………… 151
　1 疼痛に対する放射線治療　151
　2 病的骨折予防に対する放射線治療　153
　3 脊髄圧迫による神経症状に対する放射線治療　153
3 転移性脳腫瘍 ……………………………………………………………………………… 153
　1 治療方針　154　　　　　3 定位放射線照射（STI）　154
　2 全脳照射　154

23 放射線治療と化学療法（分子標的剤を含む）───────────── 伊丹　純 ── 156

1 総　論 ……………………………………………………………………………………… 156
　1 放射線治療と化学療法併用の目的と放射線生物学的背景　156
　2 化学療法のタイミング　157　　3 分子標的薬　157
2 各　論 ……………………………………………………………………………………… 160
　1 頭頸部癌　160　　　　　4 子宮頸癌　161
　2 肺小細胞癌　160　　　　5 悪性膠腫　161
　3 肺非小細胞癌　161　　　6 悪性リンパ腫　161

日本語索引 …………………………………………………………………………………… 163
外国語索引 …………………………………………………………………………………… 166

放射線治療装置と照射方法

section 1　放射線治療装置

　放射線治療装置には大きく分けて外部照射用装置と密封小線源治療用装置（腔内照射・組織内照射用装置）がある．

1　外部照射用装置

❶ ライナック/リニアック

　ライナックまたはリニアックが外部照射用の代表的な装置である（図1）．Linear accelerator すなわち直線加速器を縮めて Linac（ライナック）とするか，Lineac（リニアック）とするかの違いにより呼び方が変わるが同じ装置を意味している．ライナックはわが国でも最も多く普及しており約830台が稼働している．

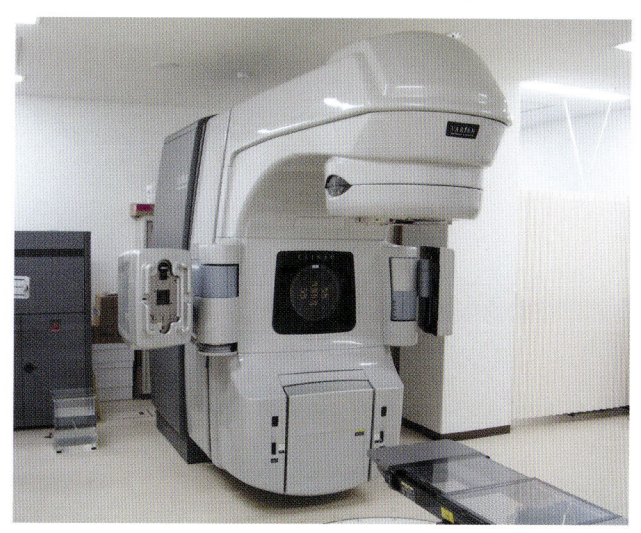

◯図1　ライナック/リニアック Clinac21

（Varian 社製）

ライナックはX線と電子線を用いることができる．使用するX線のエネルギーは4～10 MV（mega volt）が，電子線では4～15 MeV（Mega electron volt）がよく使用される．通常，X線は2種類，電子線は5種類程度のエネルギーを選択して使用できるように設計されている．

図2にライナック4 MVと10 MV X線のエネルギー特性を示す．ファントームを使用した結果であるが人体内での線量分布に置き換えて考えても差し支えない．

10 MV高エネルギーX線は表面で50％程度，深さ2 cmで100％の線量となり，その後緩やかに減衰する．このために深さ10 cmでも70％以上の線量を非常に効率よく照射することが可能である．4 MV X線は表面で75％程度，深さ1 cmで100％の線量となり，深さ10 cmでは60％程度に減衰する．

図3に示すごとく電子線では逆に表面での線量は80～90％と高く，電子線のエネルギーに応じて1.2～3.0 cmでピークとなり3～7 cm以上の深部では10％以下までエネルギーが減衰する．このことからX線は体内の深部に，電子線は表在部に効率よく照射することが可能である．換言すれば高エネルギーX線は深在性の病巣を，電子線は表在性の病巣を治療するのに適している．

❷ ガンマナイフ

頭蓋内病変に対する定位放射線手術（stereotactic radiosurgery：SRS）に特化した治療装置である．201個のコバルト60の線源を球面の内側に配置し，線源からのガンマ線のビームが球面内の中心に集中するように設計されている．精密にビーム集中部に病巣を制御することで病巣に精確にガンマ線を集中させることができる．転移性脳腫瘍などの腫瘍性疾患の治療に多く用いられている．

❸ 粒子線治療装置（☞5章　粒子線治療）

シンクロトロンまたはサイクロトロンで加速したイオンを照射する．医療用には陽子線と炭素イオン線（重粒子線）が用いられている．エネルギーが入射時には弱く深部で消失する直前に最大になるブラッグピークをともに有する．ブラッグピークを重ね合わせて拡大ブラッグピークとし，腫瘍の存在部位に最適な線量が投与されるように計画することができる．

陽子線の生物学的効果はX線とほぼ同等である．しかし，炭素イオン線はX線にはみられない以下の生物学的特長を有する．

1）DNA修復が少ない．
2）生物学的効果比（RBE）が大きい．
3）酸素増感比（OER）が小さい．
4）低酸素細胞にも有効である．
5）細胞周期依存性が小さくS後期細胞にも有効である．

とりわけ炭素イオン線はX線では十分な効果が得られない骨軟部腫瘍などに対して有効である．

❹ 最新の放射線治療機器

a．**サイバーナイフ**：50～200本程度の細いX線のビームをさまざまな方向から照射し，病巣の形体に応じた最適な線量分布を得ることのできる装置である．照射可能域が広いので頭部，頭頸部のみならず体幹部の病巣にも治療可能である．

b．**トモセラピー**：強度変調放射線治療（intensity modulated radiation therapy：IMRT）に特化した治療装置である．ライナックベースのIMRTよりも品質管理のための検証の負担が大幅に軽減できる利点がある．また，照射可能域が頭尾方向で160 cmもあるので全脳・全脊髄照射をIMRTで行うことができる．またmegavoltage CT（MVCT）によりimage-guided radio-

1　放射線治療装置　3

Radiation device: Clinac 21EX　Collimator: 0 −　Applicator: No Applicator
Wedge: 0 −　SSD: 1000 mm　Field size: 100 × 100 mm
Gantry: 0 −(0−up, CW)　SAD: 1000 mm　Medium: Water

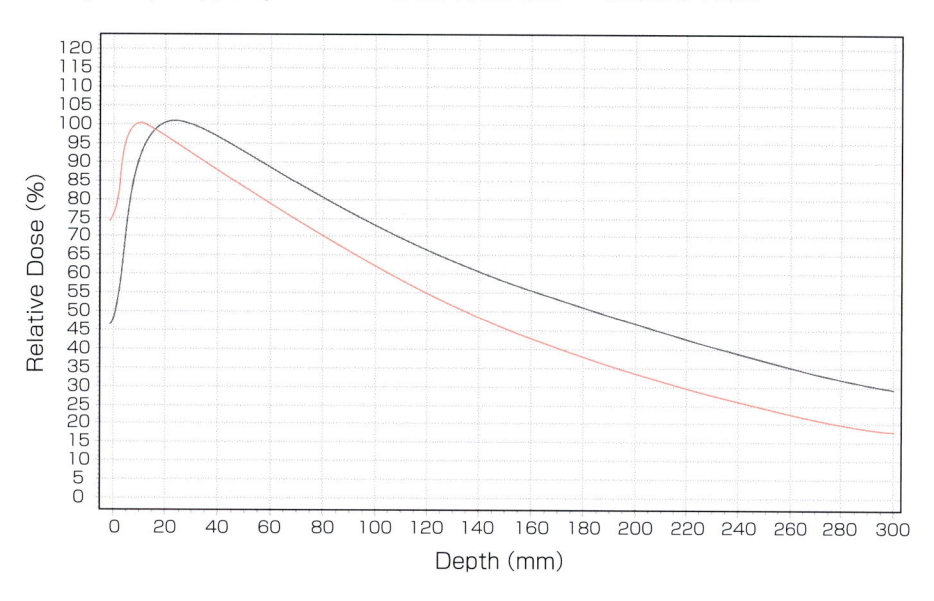

― Quantity: Dose, R100: 11mm, D100: 61.8%, Dmax: 100%, Energy: 4 MV Photon
― Quantity: Dose, R100: 23.3mm, D100: 73.3%, Dmax: 100.3%, Energy: 10 MV Photon

▶図2　4MV, 10MV X線の線量分布

MEVATRON KD2/50 PDD (electron beam)

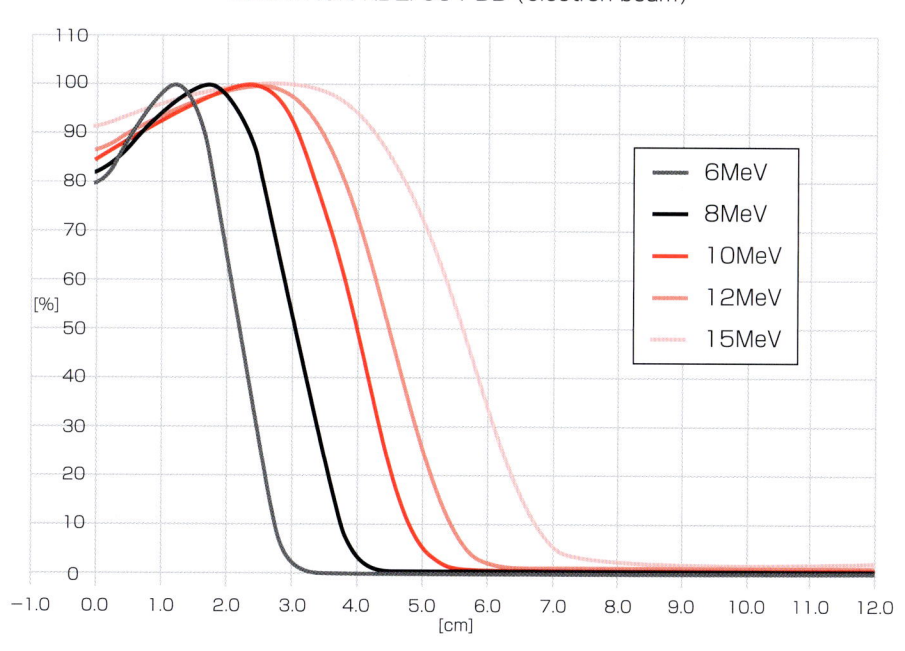

	6MeV	8MeV	10MeV	12MeV	15MeV	
基準深	1.20	1.70	2.20	2.50	2.90 [cm]	（＝最大線量深）
校正深dc	1.23	1.74	2.28	2.60	3.25 [cm]	dc＝0.6＊R50−0.1
R50	2.22	3.06	3.97	4.50	5.58 [cm]	（PDDより）
E0	5.18	7.13	9.25	10.48	13.00 [Mev]	平均入射エネルギー＝2.33＊R50

▶図3　電子線の線量分布

therapy（IGRT）を精密に行うことができる．

　c．**強度変調回転放射線治療**（volumetric modulated arc therapy：VMAT）：通常のIMRTではガントリを固定して照射するが，VMATはガントリを回転しながら照射する装置である．利点としてはmonitor unit（MU）を小さくできるので治療時間が短縮できることと，より正確な線量分布を実現できるところにある．

2 密封小線源治療用装置

　マイクロセレクトロンHDRがわが国では最も普及している．イリジウム192放射線源を使用した高線量率（remote controlled after-loading system：RALS）である．線源はステンレスのカプセルに入った状態で直径0.9 mm，長さ4.5 mmと非常に小さいので腔内照射のみならず組織内照射を行うことができる．

　ラルストロンはコバルト60を線源とする治療装置である．線源が大きく腔内照射での使用にかぎられていた．同じくコバルト60を線源とするマルチソースでは線源が直径0.7 mm，長さ3.5 mmと非常にコンパクトになり組織内照射も可能である．

　組織内照射では前立腺癌，舌癌に行われることが多く，腔内照射では子宮頸癌，食道癌，胆管癌，肺癌などに行われる．

section 2　照射方法

1 外部照射

❶ **1門照射**：電子線による治療が代表的である．病巣の深部方向への広がりが大きければ病巣への線量分布が不均一となる．皮膚・リンパ節転移の治療で用いられることが多い．

❷ **対向2門照射**：最もよく行われる方法である．均一な線量分布を比較的容易に得ることができるが，病巣線量とほぼ同等の線量が照射される正常臓器の範囲が広くなりやすい．頭頸部腫瘍，肺癌，食道癌などで用いられることが多い．

❸ **直交2門照射**：頭頸部腫瘍，特に上顎洞癌でよく用いられる．線量分布補正のために45度ウェッジフィルタを使用する．

❹ **多門照射**：3門以上の照射で，腹部・骨盤部への照射に際して前後左右4門照射がよく用いられる．

❺ **接線照射**：乳癌（特に乳房温存療法）に際して乳房・胸壁に照射する際に行われる代表的な方法である．

❻ **定位手術的照射（SRS）/定位放射線治療（SRT）**：細い放射線ビームを使用して病巣に放射線を集中させる方法である．1回で治療を完遂する．少数のビームを動かしながら照射する方法と固定した多数のビームを用いる方法がある．後者の代表がガンマナイフである．治療回数が複数回にわたる場合には定位放射線治療（stereotactic radiotherapy：SRT）として区別する．（転移性）脳腫瘍，肺癌，肝癌に対して行われる．

❼ **強度変調放射線治療（IMRT）**：照射しながらマルチリーフコリメータ（multileaf collimator：MLC）を動かすことにより意図的に不均一な線量分布を作成し，これを複数門組み合わせて病巣の輪郭にほぼ合致した線量分布を得ることができる方法である．病巣と耐容線量の小さい正常臓器が隣接している場合，特に有用な方法である．

実際には意図した線量分布を得るためのパラメータをまず設定する．次にそれを実現するため，各門ごとに不均一な線量分布を作成し，不均一な線量分布を得るためのMLCの動作を決定している．結果から逆にさかのぼって計画するのでこれをinverse planningと称している．最近の高精度放射線治療では普遍的に用いられている手法である．

前立腺癌，脳腫瘍，頭頸部腫瘍（特に上咽頭癌）によく用いられる．

これら以外に2頁の❹「最新の放射線治療機器」で紹介した機器による照射法が行われている．

② 密封小線源治療（☞3章　密封小線源治療）

❶ 腔内照射

代表的なのは子宮頸癌である．根治照射ではタンデムとオボイドを使用する．通常は正面・側面2方向の単純X線写真を元にA点線量を決定するが，最近ではMRI画像をもとに治療計画を行うimage guided brachytherapy（IGBT）も行われている．

食道癌ではバルーン・アプリケータを，胆道癌や肺癌では外径1mm強の専用チューブを使用して照射する．

❷ 組織内照射

頭頸部腫瘍以外に最近では前立腺癌に対して非常に多く行われている．そのほかに乳房温存療法で接線照射の代わりに行うこともあり，腫瘍の大きな子宮頸癌に対しても試みられている．高線量率の線源を使用する場合には専用の針を組織内に刺入した後に遠隔操作で線源を刺入針内部に移送して治療する．

文　献

1) Washington CM, Leaver D (editors): Principles and practice of radiation therapy 2nd ed, Mosby, 2004.
2) Khan FM: Treatment planning in radiation oncology 2nd ed, Lippincott Williams & Wilkins, 2007.
3) Chao KSC, Apisarnthanarax S, Ozyigit G (editors): Practical essentials of intensity modulated radiation therapy 2nd ed, Lippincott Williams & Wilkins, 2005.

2 放射線治療計画

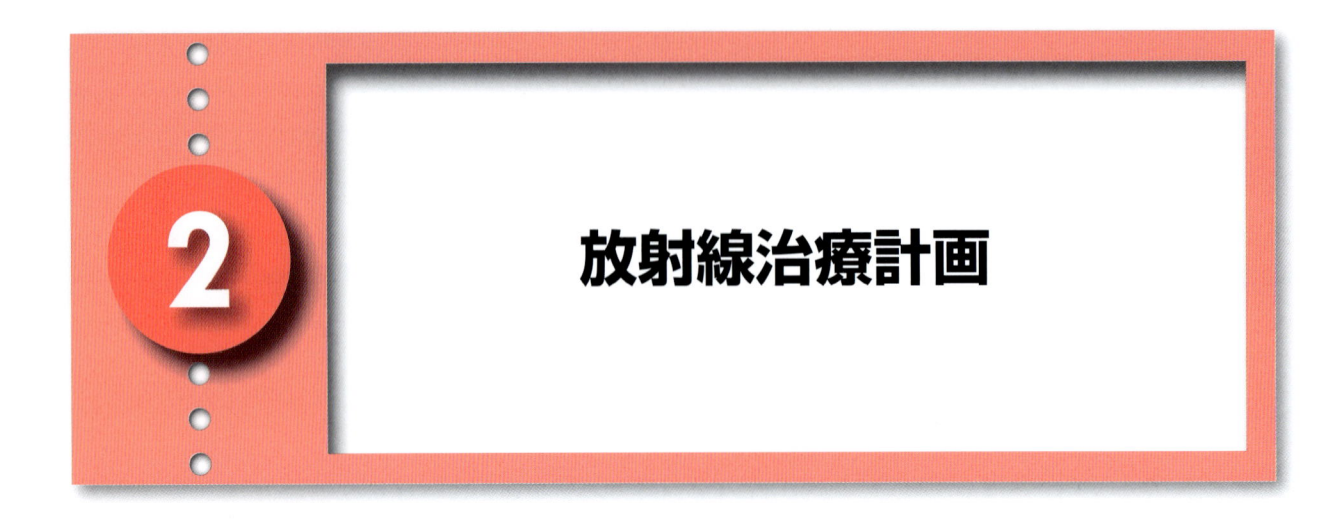

section 1 放射線治療計画

　放射線治療を行うには，病変の進展範囲を正確に把握し，放射線を照射する範囲や方向，照射線量をあらかじめ決定する必要がある．これを放射線治療計画という．

　放射線治療計画にあたっては，症例ごとに，照射野，照射法，線量分割法，化学療法などの併用療法などを含めた適切な計画をたてる必要がある．単に腫瘍の位置や大きさから照射範囲や照射方向を決めるだけでなく，患者の年齢，一般状態（performance status），病期，病理組織型，化学療法併用の有無，根治的治療か対症的治療か，合併症の有無，予想される予後などを総合的に判断して治療方針の決定を行う必要がある．これは，放射線治療医だけでなく内科・外科・緩和ケアチームなどの多職種カンファレンスによる総合的判断のもとに行われることが望ましい．

　放射線治療計画を行うには，実際に放射線を照射する体位を再現し，治療計画CTを撮影する必要がある．通常の放射線治療は数回から数十回での分割照射が行われるために，毎回の治療が必ず同一体位で施行され，毎回確実に腫瘍に対して放射線が照射されなければならない．治療計画CTは実際の治療体位と同一体位で撮像し，固定具などを利用する場合はこれらも治療と同一の条件で撮像する必要がある．特に精度の高い放射線治療を行うには，患者の体位固定は大変重要である．放射線治療の再現性を高めるために脳，頭頸部への照射で固定具の使用は必須である．また，体幹部への照射においても定位放射線治療（SRT）や，強度変調放射線治療（IMRT）をはじめとする高精度治療を行う際には，固定具や呼吸抑制，呼吸同期装置を用いる．

section 2 標的体積

　放射線治療計画の手順として，標的体積（target volume）を決定する必要がある．放射線は照射された部位にしか効果を発揮しない．すなわち，照射範囲に腫瘍が正確に含まれていれば放射線治療による効果を期待することができ，また副作用を出しやすい臓器（リスク臓器）が照射野に含まれていなければ副作用の軽減を図ることができる．逆にいえば，照射すべき腫瘍が照射野から外れていれば

いくら放射線を照射しようとも腫瘍の治癒は期待できない．標的体積の決定には病巣の進展範囲を正確に把握することが重要で，治療計画CTを詳細に検討して標的体積を決定することは当然であるが，可能なかぎりの臨床情報を参照して標的体積を決定する必要がある．視診・触診による腫瘍の進展範囲の評価は当然必要であるが，近年は画像診断技術の進歩が著しく，非常に精度の高い病変の進展範囲の評価が可能となっている．MRI，PET，内視鏡など可能なかぎりの診断モダリティを駆使して標的体積の決定を行う．照射範囲の決定には，専用の治療計画用コンピュータを用いて標的体積およびリスク臓器の輪郭を治療計画CT画像に入力し，標的体積の形状，位置，リスク臓器との位置関係によって，治療ビームの線質，照射角度，照射野などを決定する．

　治療計画において入力すべき標的体積は，肉眼的腫瘍体積（gross tumor volume：GTV），臨床的標的体積（clinical target volume：CTV），ITV（internal target volume），計画的標的体積（planning target volume：PTV）に分けられる．GTVとは，画像や触診，視診で確認できる腫瘍体積を意味し，これには原発巣，リンパ節転移，あるいは遠隔転移巣が含まれる．術後照射や予防的照射の場合は，GTVがないということもあり得る．CTVとは，GTVおよびその周辺の顕微鏡的な進展範囲，あるいは所属リンパ節領域を含んだ照射すべき標的体積である．たとえGTVが非常に小さくとも周囲組織に浸潤傾向の強い腫瘍の場合はCTVを広く取る必要があり，広い照射野で治療を行わなくてはならない場合もある．また，画像診断上は明らかなリンパ節転移がなくとも，リンパ節転移をきたしやすい病変に関しては転移しやすいリンパ節領域をCTVに含める必要がある．ITVとは，CTVに呼吸，嚥下，心拍動，蠕動などの体内臓器の動きによる影響をインターナルマージン（internal margin：IM）として含めた標的体積を意味する．脳や頭頸部・四肢の骨などのようにIMをあまり考慮しなくてよい臓器もあるが，IMが存在する部位への照射の場合はこのIMを正確に把握する必要がある．X線透視を用いた呼吸移動や嚥下移動の評価，呼吸同期や心電図同期を加味した4次元CTによる治療計画等，IMを正確に把握し，これを最小限にする工夫が必要である．PTVはさらに毎回の照射にお

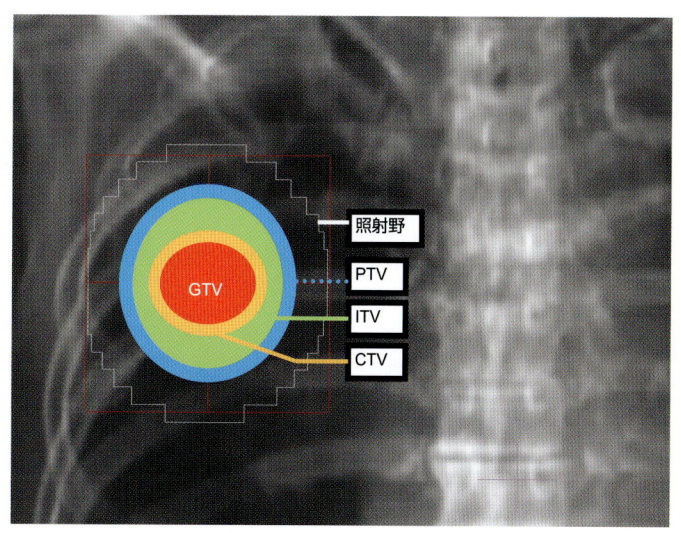

図1　標的体積と照射野

GTV，CTV，ITV，PTVの関係を示す．GTVは実際にCT上で同定される腫瘍．CTVはGTVに対して微視的進展を加味した標的体積．ITVはCTVに対して呼吸移動を加味した標的体積．肺腫瘍の場合，呼吸移動は頭尾方向に大きいが，左右や背腹方向にも呼吸によって移動があることを勘案する必要がある．PTVはITVに対して毎回の治療時の位置誤差を含んだ標的体積である．実際の照射はPTVに対して十分な放射線が照射されるように照射野を設定する．

ける設定誤差（set-up margin：SM）を含めた標的体積を意味する．放射線治療には固定具などを用いて設定誤差がなるべく少なくなるような工夫がされているが，このSMをゼロにすることは不可能であり，数mmの誤差が生じても標的体積が照射野から外れないようにするためにPTVに対して最終的な照射野を設定することになる．照射野辺縁では線量が低下するため，PTVに十分な線量を照射するにはPTVに5〜8mm程度のマージンを設定した照射野を作る必要がある．

section 3 線量分布

　放射線そのものは目にはみえないので，放射線治療を行う際に放射線が体内でどのように照射され分布しているかは直接確認することは不可能である．かつては体の厚みや照射野の大きさから適切と思われる放射線量を簡単な数式を用いて計算し照射していた．近年，コンピュータ技術の発展により，体内での放射線の分布（線量分布）をコンピュータを用いて正確にシミュレートすることが可能となってきた．放射線は体内では深く進むにつれて減衰していくが，体内の空気や水や骨といった組織によって減衰の程度が異なる．治療計画CTを撮像することにより体内臓器の性状を評価し，放射線の減衰の程度を計算して放射線の線量分布を作成することができる．放射線治療計画においてMRIではなくCTを用いる理由は，X線を用いて撮影したCTにより電子密度を推定することが可能となり，治療計画において体内でのX線の減衰を計算することが可能となるためである．体内においてはさまざまな性状の組織が混在するため放射線の線量分布は必ずしも均一とはならない．治療の対象となる標的体積に対しては可能なかぎり均一に照射を行い腫瘍の治癒をめざすことが放射線治療の基本であるが，標的体積内部で放射線量の低下が生じることもある．また，逆に副作用を生じる可能性のあるリスク臓器において部分的に放射線が過剰に照射されてしまうこともある．線量分布図を作成することにより，これらの線量の不均質が腫瘍の治癒・有害事象の発生の両面からみていずれも許容される範囲であるかを詳細に検討し放射線治療計画の決定を行わなければならない．かつて正確な線量分布を得ることがむずかしかった時代には，標的体積に十分な放射線量が照射されていなかったり，逆に予想外の高線量がリスク臓器に照射されていたために，これらにより十分な治療効果が得られなかっ

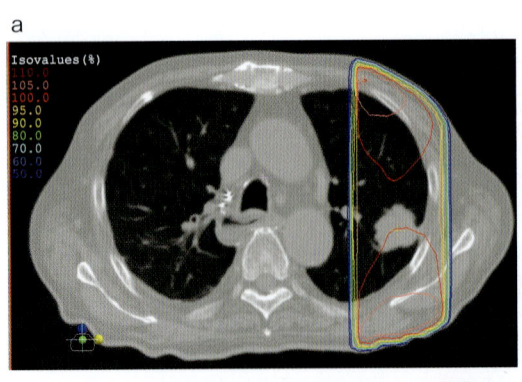

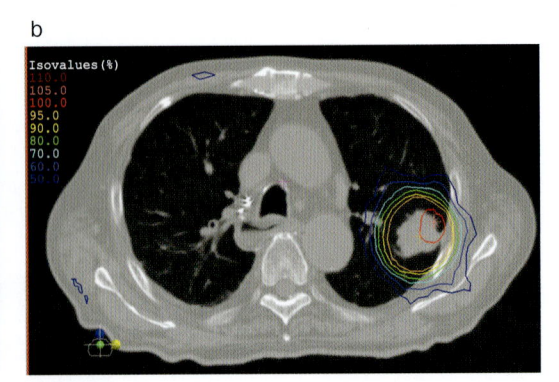

▶図2　線量分布図

左肺腫瘍に対する前後対向2門（a）と，7門照射による線量分布（b）を示す．前後対向2門では腫瘍以外の正常肺も広範囲に照射される．複雑な多門照射を行うことにより腫瘍に限局した照射が可能となり，正常組織の照射線量を低減することができる．

た可能性もある．近年のコンピュータ技術の進歩により正確な線量分布を描けるようになったことは，放射線治療の高精度化における最も重要な因子の一つである．

　CTを用いずにX線画像のみによるX線シミュレータで骨格などをもとに標的体積およびリスク臓器の位置を想定し，照射法を決定する方法もある．照射する部位によってはX線シミュレータによる治療計画は簡便で有効な方法である．しかし，CTを用いない場合は線量分布図を作成することができず，体内でどのように放射線が照射されているかを正確に評価できないため注意を要する．

section 4　品質管理/品質保証

　放射線は目にはみえず，治療計画によって作成された線量分布図はあくまでコンピュータの中でのシミュレーションである．実際の放射線治療においては，コンピュータによって計画された放射線治療が想定したとおりに人体に照射されているかどうかを検証する必要がある．患者の体内に線量計やフィルムを挿入して実際の治療を行うことは困難であるため，患者に模したファントムに線量計やフィルムを挿入し，実際の治療に先立って照射される線量や線量分布の確認を行う必要がある．特にIMRTなどの複雑な照射方法では患者の位置ずれや照射野形成におけるわずかな誤差でも大きな線量のずれを生じることがあり綿密な検証作業を要する．放射線治療の高精度化に伴い，より綿密な検証作業を基にした高度な放射線治療の品質管理（quality control：QC）と品質保証（quality assurance：QA）が重要となっている．

3 密封小線源治療

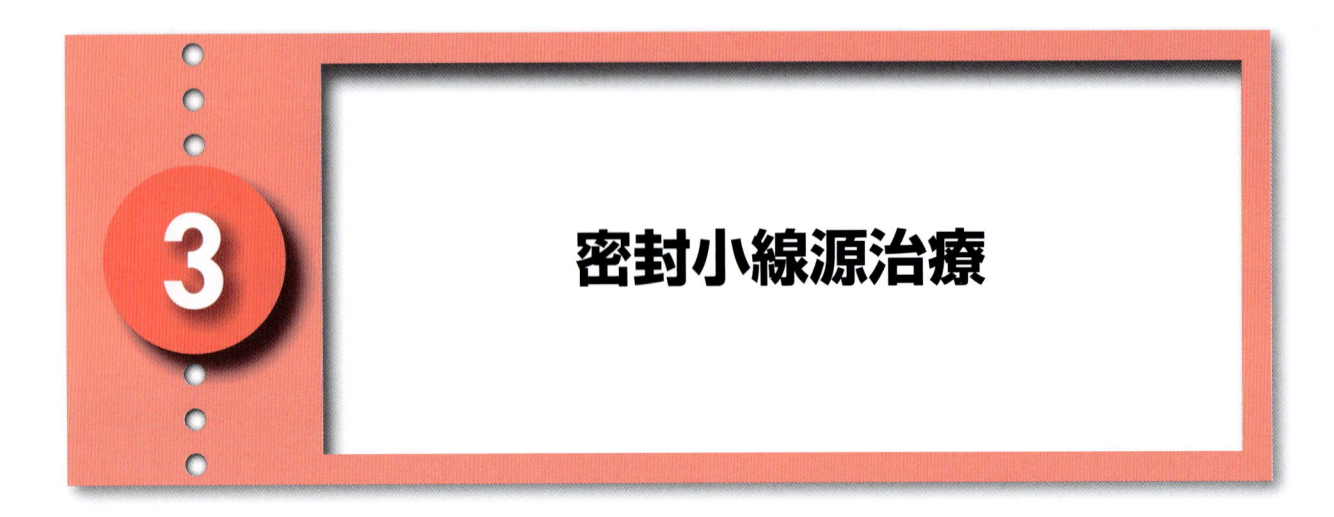

　放射線治療で行われる照射法は外部照射と密封小線源治療に大別される．外部照射は文字通り体外から体内の病巣に照射する方法で，線源にはX線，γ線，電子線，陽子線，炭素イオン線（重粒子線）などが用いられ，さまざまな照射法が工夫されている（☞1章　放射線治療装置と照射方法）．

　密封小線源治療は大別して腔内照射と組織内照射がある．いずれも線源を腫瘍内あるいは腫瘍近傍に送り込んで照射するので線源と病巣が非常に近接する．線源の近傍には放射線量が多いが，線源から少し隔たると放射線量は急速に減衰する．このために病巣に多量の放射線を投与することができる一方で，隣接する正常組織に対する線量を少なくすることが可能である．密封小線源治療をブラキセラピー（brachytherapy）と称するが，Brachyはラテン語で「近い」を意味する．

　高線量率の線源としてはCo-60（コバルト60）やIr-192（イリジウム192）が用いられる．これらを使用する場合は術者が直接線源を扱うと術者の被曝線量が問題となるので，リモートアフターローディングシステム（remote controlled after loading system：RALS）を用いて治療する．低線量率の線源にはI-125（ヨード125），Ra-226（ラジウム226），Cs-137（セシウム137），Ir-192，Au-198（金198）などが用いられる．なお，Ir-192は白金との合金としてヘアピン状に整形し線量率を落とすことで低線量率の線源としても用いられる．

　甲状腺癌（甲状腺機能亢進症）に対するI-131（ヨード131）治療（経口投与）や骨転移に対するSr-89（ストロンチウム89）（静脈内投与）などは線源が密封された状態での治療ではないので密封小線源治療とは区別されている．

section 1　腔内照射

　アプリケータを体腔内に挿入した後にアプリケータ内に線源を遠隔操作で移送する方法である．腔内照射が行われる代表的疾患は子宮頸癌でそのほかに食道癌や胆道癌，肺癌でも行われる．

1　子宮頸癌（☞15章　女性生殖器腫瘍の放射線治療）

　Ir-192あるいはCo-60を使用した高線量率腔内照射が行われる．かつてはRa-226を使用した低線

量率腔内照射も行われていた．

　根治照射ではアプリケータにタンデムとオボイドを使用する．タンデムを子宮腔内に挿入後，オボイドを腟円蓋で子宮頸部を挟むように挿入する．挿入後はガーゼによるパッキングを行う．アプリケータを挿入した状態で正面と側面の単純写真を撮影し，これらの写真をもとにしてA点線量を決定する．B点線量，直腸線量も同時に評価する．

　照射法は病期により異なるがA点線量で1回5.0～6.0 Gyを4～5回/4～5週程度がよく用いられている．通常は病期が進行するほど外部照射のウェイトが高くなる．わが国では膀胱・直腸線量が過大となるのを防止する目的で外部照射に際してセンターブロックを入れる．入れるタイミングは病期により異なる．

2　食道癌

　Ir-192あるいはCo-60を使用した高線量率腔内照射が行われる．専用のバルーン・アプリケータを使用する（図1）．バルーン・アプリケータを病巣部に挿入後，正面と側面の単純写真を撮影（図2）し，これらの写真をもとにして投与線量を決定する（図3）．通常は食道粘膜下5～10 mmにて1回4 Gyを腔内照射単独では7～8回，外部照射50～60 Gyの併用では1回2.0～3.0 Gyを3～4回照射する．治療後に食道潰瘍を形成しやすいので注意が必要である．

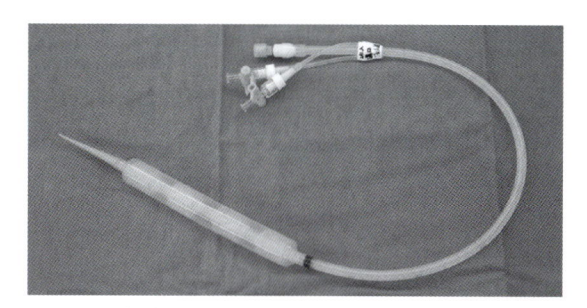

▶図1　食道癌の高線量率腔内照射専用バルーン・アプリケータ

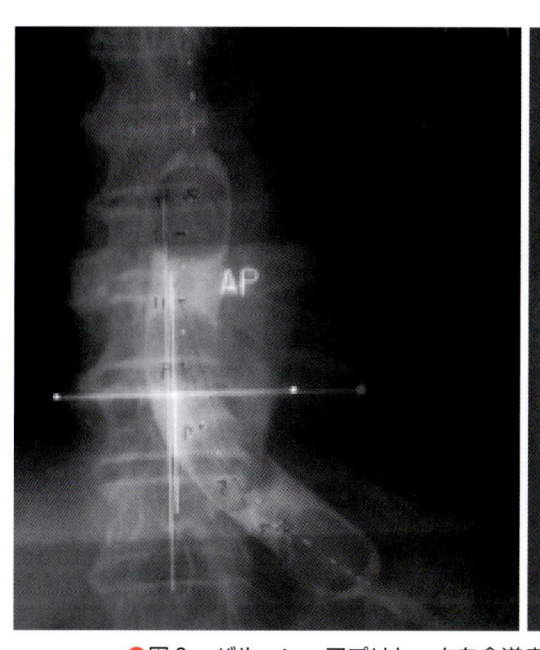

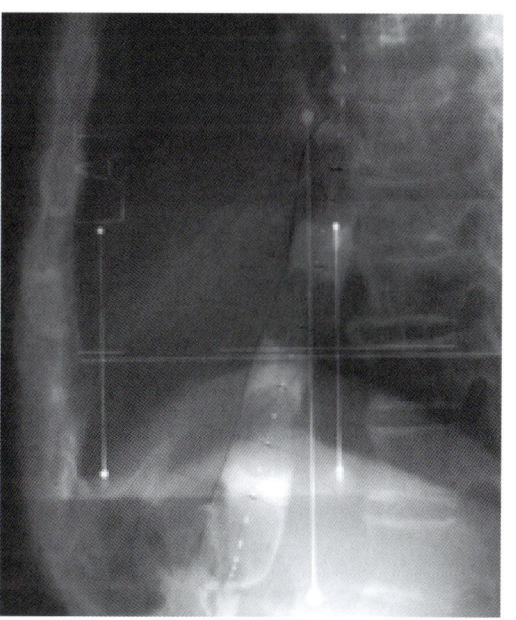

▶図2　バルーン・アプリケータを食道病巣部挿入後の正面・側面単純X線写真

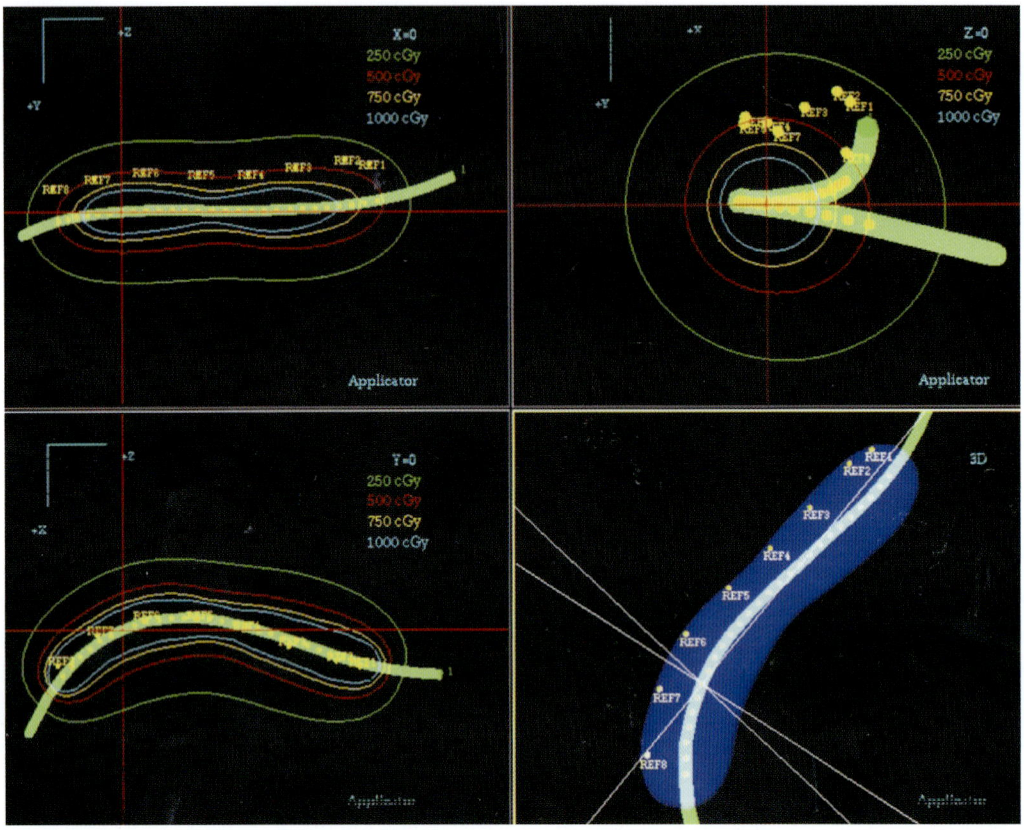

●図3 図2の写真をもとにして決定した線量分布図

3 胆管癌

　Ir-192 あるいは Co-60 を使用した高線量率腔内照射が行われる．通常は外部照射 50 Gy 後に外瘻チューブから専用のカテーテルを胆管内に挿入して照射する．線量評価は CT を撮像して個々に判断する（図4）．通常は clinical target volume（CTV）の表面で 5.0〜6.0 Gy を 3 回照射する．胆管の狭窄防止に有効であることが多い．

section 2　組織内照射

1 前立腺癌

❶ 一時刺入法（☞16章　泌尿生殖器腫瘍の放射線治療　1．前立腺癌　❷組織内照射，120頁）

　線源に Ir-192 を用いる高線量率組織内照射である．線源を一時的に前立腺の中に送り込んで照射する方法で，線源はあらかじめ前立腺に刺入した専用の針の中を通って前立腺の中に到達する．刺入針は会陰部（肛門の上部）に専用の器具を用いて前立腺に挿入する（図5）．CT 画像を元にして前立腺に刺入した針のどの場所にどれだけの放射線を照射すれば適切な放射線が前立腺に照射されるかを計算する．照射の際には線源を収納している装置と刺入針とをケーブルでつないで針の中

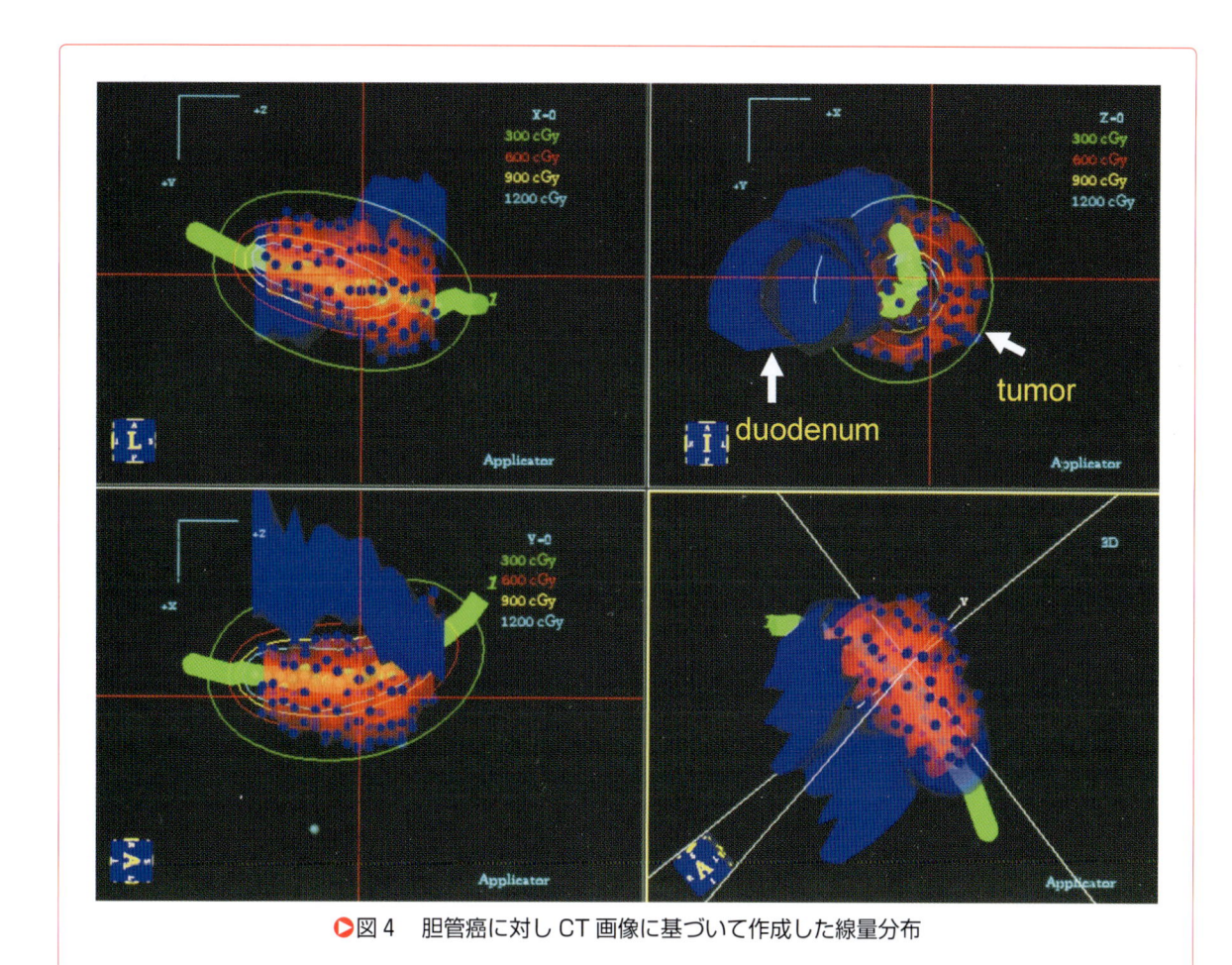

図4 胆管癌に対しCT画像に基づいて作成した線量分布

に線源を移送する．針は治療が完了すれば直ちに抜去する．

❷ 永久刺入法

　線源にI-125を用いる低線量率組織内照射である．海外ではPd-103（パラジウム103）も使用されている．線源を永久に前立腺の中に永久に埋め込んで照射する方法である．一時刺入法と同様に最初に線源挿入用の針を会陰部より前立腺に刺入し（図6a），刺入針を使用して線源を前立腺に挿入する（図6b）．この線源のことをシードと称している．シードを留置する場所は超音波画像を用いて決定する．用いるシード数は前立腺の大きさや形によって異なり，通常は70〜80個程度を用いることが多い．線量分布はリアルタイムで評価できる（図7）．

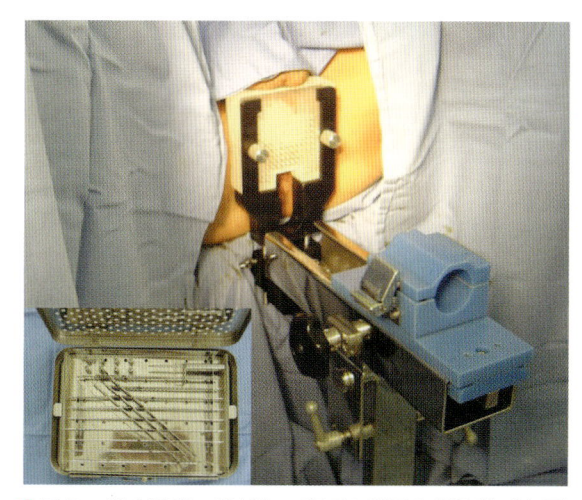

図5 前立腺癌一時刺入一専用の器具と刺入針（左下）

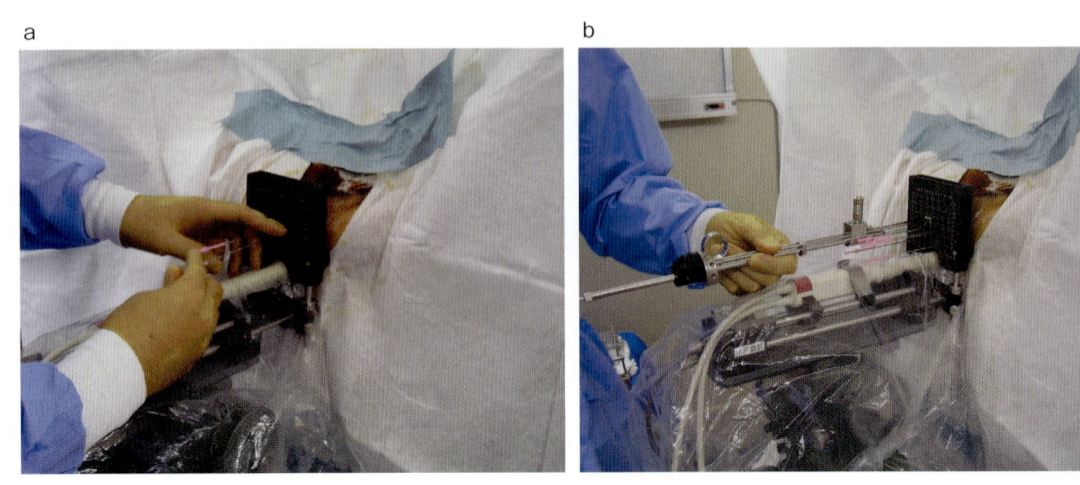

▶図6　前立腺癌永久刺入
a．線源挿入用の針を会陰部より前立腺に刺入．b．刺入針を使用して線源を前立腺に挿入．

2 舌癌

　古くからはラジウム針，セシウム針，イリジウム・ヘアピンの直接刺入による低線量率組織内照射が行われている（図8）．現在はあらかじめ舌にアプリケータを刺入してから線源にIr-192を用いる高線量率組織内照射による治療も行われている．

　このほか舌癌・口腔底癌・頰粘膜癌などに対してAu-198グレインを線源とする低線量率組織内照射も行われている．

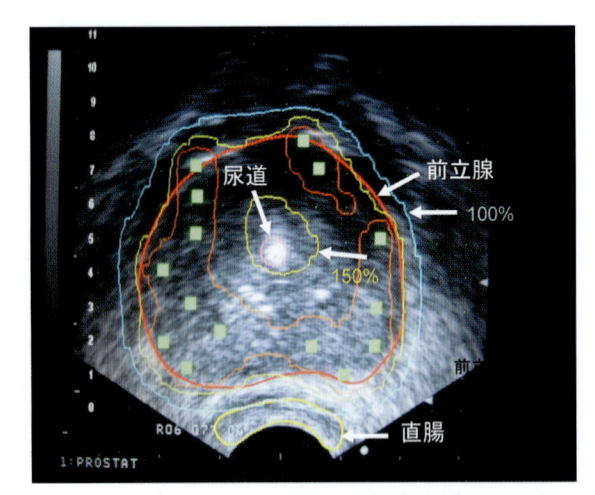

▶図7　前立腺癌永久刺入時に線量分布を術中リアルタイムで評価

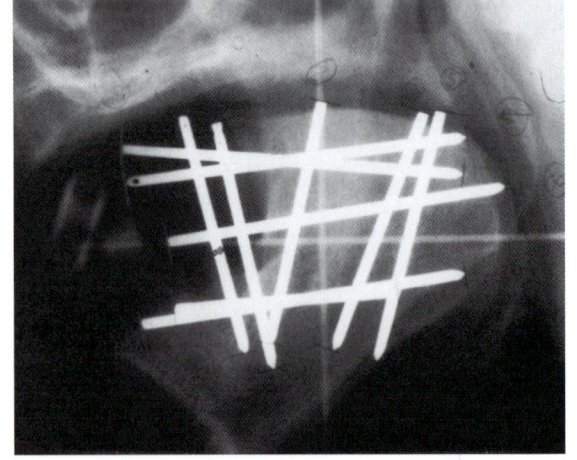

▶図8　舌癌患者に刺入したラジウム針

文献

1) Devlin PM, editor : Brachytherapy : Applications and Techniques, Lippincott Williams & Wilkins, 2006.
2) Hoskin P, Coyle C : Radiotherapy in Practice-Brachytherapy, Oxford press, 2011.

4 定位放射線治療・強度変調放射線治療（IMRT）

section 1 定位放射線治療

　定位放射線治療は，Leksell により，1951 年に radiosurgery という表現で報告された[1]．当初，主として頭蓋内良性腫瘍に対して施行され，その後，転移性脳腫瘍に対して施行されるようになった．これらの治療は主としてガンマナイフを用いて行われてきた．定位放射線治療は頭蓋内標的のようにほとんど呼吸性移動のない標的への照射を行う場合と，肺，肝臓などの呼吸性移動を伴ういわゆる体幹部定位放射線治療とに大きく分けて考える．

1　治療装置

　治療装置は，1）ガンマナイフ（図1），2）サイバーナイフ（図2），3）通常の直線加速器（ライナック）によるもの，の3つに分類される．
　ガンマナイフは頭蓋内腫瘍に対する治療のみ可能である．これに対して，残り2機種は頭蓋内，体幹部ともに対応可能である．このため，歴史的にガンマナイフは主として脳外科医により治療が行われてきたのに対し，他の2機種では主として放射線腫瘍医による治療が行われてきた．

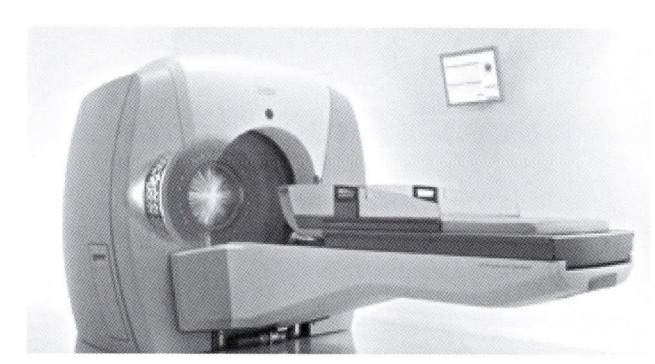

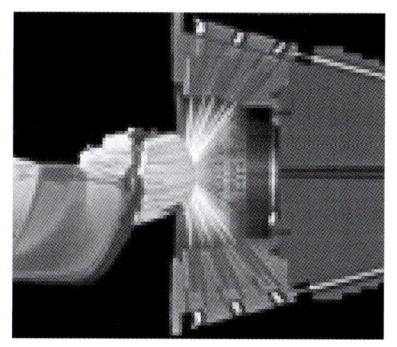

◯図1　ガンマナイフシステム

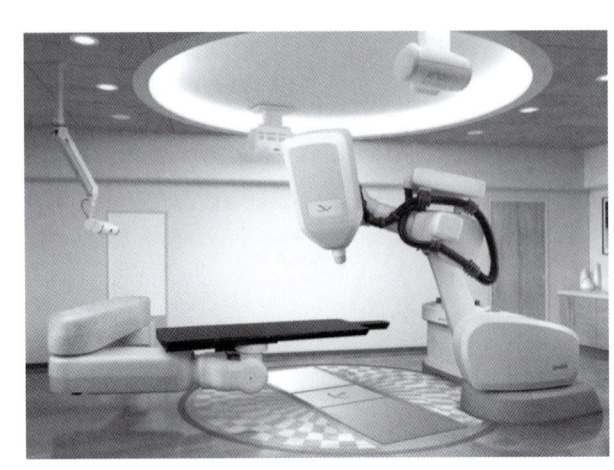

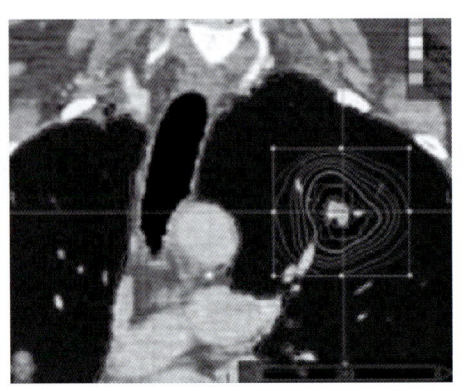

◯図2　サイバーナイフシステム

2 定　義

　Narrow beamで線量を集中的に照射する技術のうち，下記の条件を満たす放射線治療を定位放射線照射（stereotactic irradiation：STI）とする．このうち，1回照射の場合を定位手術的照射（stereotactic radiosurgery：SRS），分割照射の場合を定位放射線治療（stereotactic radiotherapy：SRT）とする．また，照射条件として以下を満たすものであること．
　1）患者あるいはそれに連結された座標系において照射中心を固定精度内に納めるシステムであること．
　2）定位型手術枠を用いた方法，または着脱式固定器具を用いた方法であること．
　3）照射装置の照射中心精度が±1mm以内であること．
　4）治療中を通して上記固定精度を保つこと．
　また，保険上では直線加速器による頭頸部の定位放射線治療において，照射中心の固定精度は定位的手術枠による固定では±1mm以内，着脱式固定器具を用いた固定では±2mm以内と定義されている．
　ここでいう，照射中心の固定精度とは毎回照射時における照射中心の，治療計画時に設定した照射中心に対する，臓器の体内移動を除いた移動距離のことであり，直線距離ではなく，3次元の各軸方向の最大のズレを意味している．
　一方，体幹部定位放射線治療においては，体幹部の限局した小腫瘍に対して，局所制御の向上と周囲臓器への有害事象の低減を目的に，多方向から照射する技術と照射する放射線を病変に正確に照準する技術の両者を満たすものであり，従来の放射線治療よりも大線量を短期間に照射することを目的にした治療である．
　1）5～10門の固定多門照射や多軌道回転運動照射などにより，直線加速器を用いて多方向から3次元的に，小さな照射領域に対して従来の放射線治療よりも大線量を短期間に照射する．
　2）照射回ごとの照射中心位置のズレ（固定精度）を5mm以内に収める．照射中心の固定精度（毎回照射時の照射中心の，治療計画時に設定した照射中心に対する，臓器の体内移動を除いた移動距離）が5mm以内であることを毎回の照射時に確認し記録を残しておく．

3）固定フレームやシェルを用いて患者の動きを固定する，または生理的呼吸運動や臓器の体内移動に同期または追跡して照射を行い，治療中のズレに対しても精度管理を行うこと．

呼吸性移動への対処法としては，

① 酸素吸入
② 腹部圧迫
③ 呼吸停止法
④ 呼吸同期法
⑤ 動体追跡照射法

などがある．詳細はここでは述べないが，いずれにしても，その施設にあった手法で，呼吸性移動を確認し，治療に反映させていくことが重要である．

▶▶▶ **Side Memo 1** ● narrow beam

一般的に，通常照射は照射野が 4×4 cm 以上の大きさで実施されるが，これよりも小さな照射野を呼ぶ．これには適切な測定器が必要となる．

3 体幹部定位放射線治療の適応

① 原発性肺癌（直径 5 cm 以内で，かつ転移のないもの）
② 転移性肺癌（直径 5 cm 以内で，かつ 3 個以内で，かつ他病巣のないもの）
③ 原発性肝癌（直径 5 cm 以内で，かつ転移のないもの）
④ 転移性肝癌（直径 5 cm 以内で，かつ 3 個以内で，かつ他病巣のないもの）
⑤ 脊髄動静脈奇形（直径 5 cm 以内）

上記適応疾患に対しては，平成 16 年度から保険適用となっている．

4 臨床成績

❶ **頭蓋内病変**：悪性腫瘍のみでなく，良性腫瘍に対しても行われている．AVM に対しては，照射による血管閉塞を目的としており，18～25 Gy 照射後の閉塞率は 59～95％である．聴神経腫瘍もよい適応となるが，12～14 Gy の照射により腫瘍増大を認めない状態を局所制御されていると考えると，その効果は 85～97％と良好な治療成績である．一方，聴力温存率は 50～80％であり，確実に聴力温存可能なわけではなく，治療においては十分な説明が重要となる．髄膜腫でも 14～18 Gy の照射で局所制御率 85～95％である．下垂体腫瘍では，ホルモン非産生腫瘍では 15～20 Gy を，ホルモン産生腫瘍では 25～35 Gy を照射する．これにより，ホルモン非産生腫瘍の局所制御率は 95％以上とされている．転移性脳腫瘍は，脳外科医と放射線腫瘍医との間で治療方針が分かれるところである．脳外科医は主としてガンマナイフ施設での治療となるが，脳転移個数が 10～20 個でも SRS を施行する施設が多く，これに対して直線加速器による SRS を施行することが多い放射線腫瘍医は個数を 4 個までとすることが多い．この点は，学会においてもこれまで多くの議論がなされてきたが，

平行線をたどっており，標準的な方針はないのが現状である．しかし，一般的には個数は4個まで，腫瘍径は3cm以内とした考えが放射線腫瘍医の中での暗黙の了解となっている．2011年4月時点で，米国放射線腫瘍学会（ASTRO）において，転移性脳腫瘍に対する全脳照射，定位放射線治療に関するガイドライン作成の検討がなされており結論は出ていない．

5 体幹部定位放射線治療の臨床成績

❶**肺癌**：特にⅠ期非小細胞肺癌に対する，定位放射線治療の成績は日本が世界をリードしている．表1に1回線量が10 Gy以上の報告を示す．局所制御率90～98％と良好な治療成績である[2-5]．

有害事象は，放射線肺臓炎，肺出血，放射線食道炎などでgrade 5と診断された重篤な有害事象の頻度は全体で0.6％であった．放射線肺臓炎についてみると，肺気腫の患者ではむしろ軽度であるとの報告があり，あまり問題とならないが，特発性間質性肺炎の患者では，重篤化しやすく，治療の適応に関して十分な注意が必要である．

❷**その他**：肝細胞癌，転移性肝癌に対しても，定位放射線治療が少数例ではあるが行われている．標準的治療ではなく，今後の検討が待たれる状況である．

▶表1　原発性肺癌に対する定位放射線治療成績

報告者	総照射線量（Gy）	1回線量（Gy）	線量処方基準	局所制御率	経過観察中央値	肺 grade5
Uematsu	50～60	10	80% margin	94%	36M	0%
Wulf	45～56.2	15～15.4	80% margin	95%	10M	0%
Lee	30～40	10	90% margin	90%	21M	0%
Nagata	48	12	Isocenter	97%	30M	0%
Timmermann	60	20	80% margin	98%	36M	9%

section 2　強度変調放射線治療（IMRT）

Intensity modulated radiation therapy（IMRT）は，1990年代初頭から臨床応用が始まり，わが国においては2000年からかぎられた施設において臨床応用開始された照射法であり，まだ10年を経過したに過ぎない状況である．2009年に米国放射線腫瘍学会（ASTRO）および米国放射線科専門医会（ACR）からIMRTに関するガイドラインが示された[6]．わが国においては2011年に日本放射線腫瘍学会（JASTRO）から物理/技術的ガイドラインが示された．保険適用としては2008年4月から中枢神経系腫瘍，頭頸部腫瘍，前立腺癌に対して，2010年4月からは，すべての限局性固形悪性腫瘍に対し，保険適用となっている．

1 定義

JASTROでは，IMRTを次のように定義している．すなわちIMRTとは，3次元原体照射（3D-CRT）の進化形であり，逆方向治療計画（inverse planning）に基づき，空間的，時間的に不均一な

放射線強度をもつビームを多方向から照射することにより，病巣部に最適な線量分布を得る放射線治療法である．

2 特徴

この照射法の特徴は，腫瘍に高線量を，周囲正常組織には低線量の照射を可能とすることである．これにより，従来の照射法に比べ，治療成績の向上，有害事象の軽減が期待されるものである．

3 原理

原理を理解しやすいように単純に前立腺癌症例において3次元原体照射との違いを説明する．まず，3次元原体照射であるが，原体照射の原体とは形を合わせこむという意味がある．すなわち，不整形である腫瘍を3次元的に狙っていくと，それぞれのbeams eye view（BEV；照射方向からみた照射野の形状）では違う形，大きさになる．これに沿った照射野形状で照射するのが原体照射である．しかし，原体照射では照射野内の線量強度は均一であるため，複雑な腫瘍形状に一致した線量分布を得ることは困難である（図3a）．これに対し，IMRTでは基本は原体照射であるため照射野形状を合わせこむことは同様であるが，それだけでなく，照射野内の線量強度を変化させながら照射していくことになる．図3bに示すように，正面からの照射においては照射ビームの中央に膀胱，直腸という，あまり多くの線量を照射したくない臓器（リスク臓器；OAR）があるため，この方向からの照射では中央部分の線量を減少させるように強度変調をかけ，その他の斜め方向からの照射では左右にリスク臓器が外れてくるため，逆に中央部分の線量を増加させて照射する．これにより前立腺，精嚢に多く

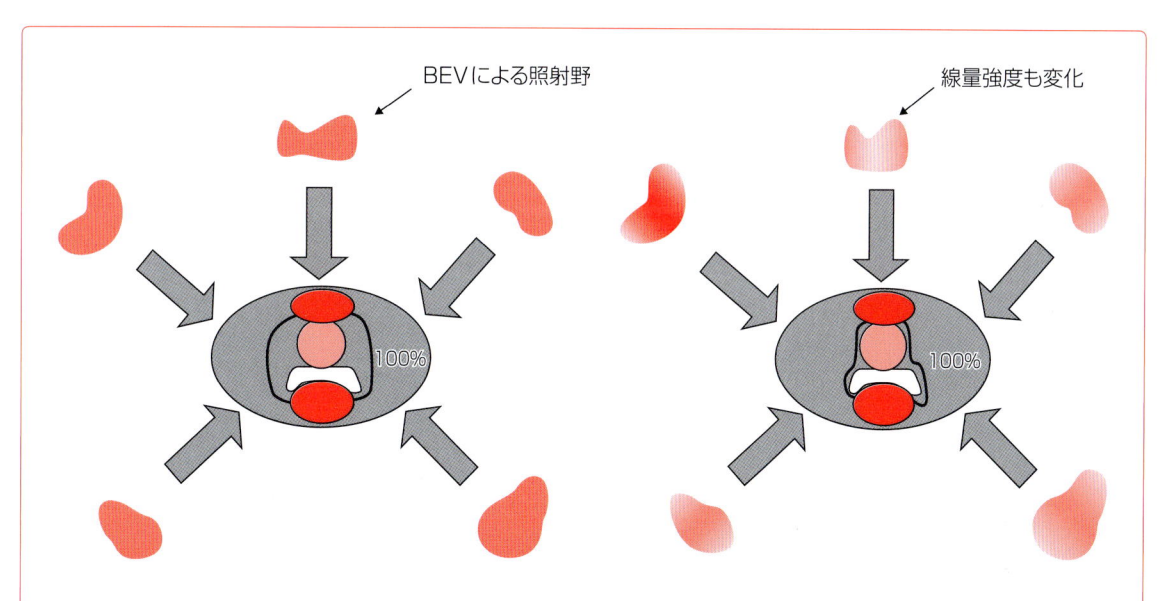

a. 3次元原体照射（3D-CRT）　　　　b. 強度変調放射線治療（IMRT）

図3　3D-CRTとIMRTとの原理・線量分布の相違

aでは照射野形状を合わせこむことは可能であるが，線量強度は均一なため腫瘍形状に十分に合わせこむことは困難である．bでは，照射野形状のみでなく，照射方向によって照射したくない領域への線量強度を変化させることが可能であり，これにより腫瘍形状に沿った線量分布の作成が可能となり，腫瘍への線量確保と同時にリスク臓器への線量軽減が可能となる．

の線量を照射し，膀胱，直腸への線量を極力減少させることが可能となる．線量強度を変化させる道具としてマルチリーフコリメータ（MLC）が主として用いられる．これは幅5〜10 mmのタングステンでできた板状の遮蔽物であり，カメラでいえば絞りと同様な働きをしている．これが高速で左右に出入りを繰り返すことにより，遮蔽された部位の線量は減少し，遮蔽される時間が短い部位へは多くの線量が照射されるという原理である．

このMLCをどのように移動させることにより適切な線量強度を作成できるのかを計算する際に用いられる計算法がinverse planningである．Inverse planningにおいてはコンピュータに十分に照射が必要な範囲と避けるべき範囲を明確に指示することが重要となる．

▶▶▶ Side Memo 2　●inverse planning

腫瘍組織やリスク臓器（正常臓器）に対して最大許容線量，最低線量およびその容積などを治療計画用コンピュータに指示することにより，その条件を満たすために，どのようにMLCを移動させれば，目的とする線量強度が達成されるかを結果から逆に計算していく手法．これがなければ，IMRTが成立しない重要な理論である．

4　IMRTの手法

当初，MLCによるSMLC-IMRT，DMLC-IMRTが主として行われてきたが，近年，トモセラピー（tomotherapy），VMAT，Rapid Arc，コンペンセータを用いた．ドットデシマル（.decimal）など，さまざまな手法が用いられるようになってきた（図4）．トモセラピーはガントリを回転させながら治療寝台を水平移動させIMRTを行うもので，VMAT，Rapid Arcは似たような手法であるが，いずれもこれまでのMLCの高速な移動により，照射野内の線量強度を変化させると同時に，ガントリ回転速度と線量率を変化させることにより，強度変調を行うものである．これまでのような多方向からの固定照射に比べ，1回転から数回転での回転照射による治療となり，治療時間の短縮およびこれに伴う被曝線量減少が可能となる．.ドットデシマルはコンペンセータを用いて線量強度を変化させるものであり，MLCを用いないため，QA/QCが簡略化される利点があるが，現時点では海外での作成となり，それに要する時間と費用の問題があるが，国内生産されるようになると利便性が高まり，人的整備が不十分な施設において有力な手法となり得る可能性が高い．

▶▶▶ Side Memo 3

- SMLC-IMRT

step & shootとも呼ばれる手法で，MLCの移動中は照射が止まり，新たな照射野が形成された時点で照射を行う．

- DMLC-IMRT

sliding windowとも呼ばれる手法で，MLCが移動中でも照射が継続される．

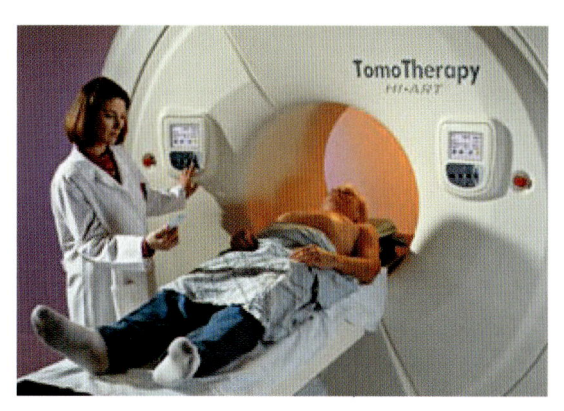

トモセラピー

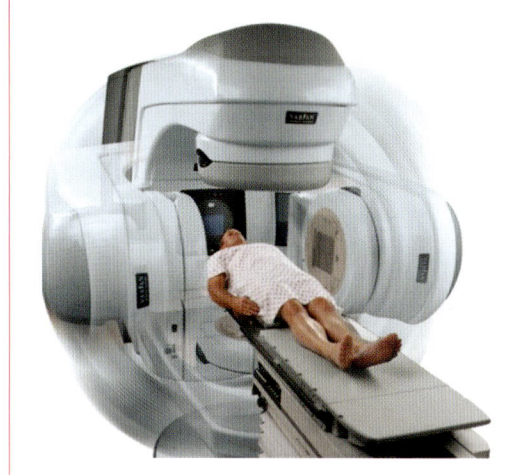

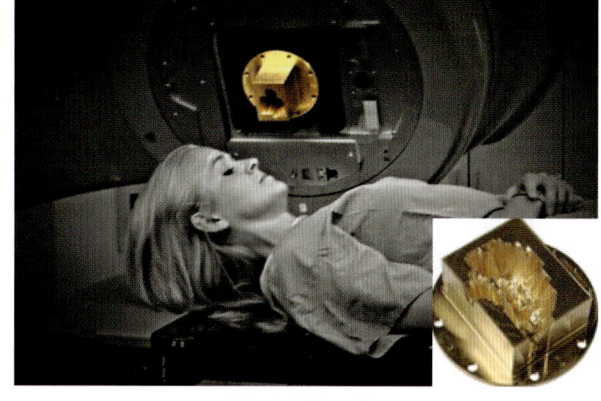

Rapid Arc　　　　　　　　　　　　ドットデシマル

▶図4　臨床応用されている各種 IMRT 治療装置

5　臨床成績

❶ 脳腫瘍（特に悪性神経膠芽腫，glioblastoma：GM）

　GM は生存期間中央値が 10 か月程度，3 年生存率 6％と非常に予後不良の脳腫瘍である．われわれは自施設のこれまでの治療による再発様式を検討し，ほとんどの再発が MRI で造影される範囲からおよそ 5〜6 mm 以内であり，それより外側の再発はほとんどないことを確認した．そこで，この再発領域への線量増加のみを行い，それ以外の予防照射領域へはさらに少ない線量での照射の可能性を検討し治療を行ってきた．GM に対する照射のむずかしさは，腫瘍への線量増加と，腫瘍周囲の正常脳組織への線量減少と相反することを同時に行わなければならないことである．IMRT ではこれが可能となる．これにより生存期間中央値は IMRT のみで 19 か月，抗癌剤髄注との併用で 30 か月，3 年生存率 20％と改善がみられている[7]．

❷ 頭頸部腫瘍

　上，中咽頭癌において，局所制御率の向上が得られているが，遠隔転移への対応など今後の課題は多い．また，利点として治療後の唾液分泌障害の軽減が認められ，治療後の患者の QOL 向上が得られている．副鼻腔腫瘍では通常照射では視神経，視交叉部などへの高線量照射による視力低下が問題となるが，IMRT ではこれらリスク臓器への線量軽減が可能であり，視力温存が可能となる

などの利点がある．

❸ 前立腺癌

　長期の治療成績の報告はまだ少ないが，主として欧米からの報告では，これまでの3次元原体照射（3D-CRT）による前立腺癌照射においては，70 Gy以上の照射線量においてなんらかの処置を要する直腸出血が15～20％に認められたものが，IMRTでの治療により81 Gy程度まで線量を増加しても，直腸出血の頻度は4％ほどに抑えられている．自施設においてもこれまで9年間で500例ほどに76 Gyの照射を行ってきたが，同様の直腸出血の頻度は3～4％ほどである．PSA無再発生存率はfavorable, intermediate, unfavorable群で，それぞれ95％，95％，90％である．これまでの3D-CRTの治療成績に比し，PSA無再発生存率向上および有害事象（特に直腸出血）の頻度が減少している．また，最近，通常照射で70 Gy照射群とIMRTで76 Gy照射した群において，治療後のQOLを評価した報告がなされている．これによると1か月後，6か月後においてIMRT治療群における排尿障害，性機能障害などQOLの改善が認められている[4]．このように，これまでの照射法に比べ，安全性が確認されたため，近年，1回の照射線量を2 Gy以上とし，より短期間で照射を行う寡分割照射が行われるようになってきた（表2）．通常分割法に比べ，明らかな有害事象の増大は認められていない[8-10]．わが国においても，2012年から多施設において臨床試験が開始される予定であり，今後の検討が期待される．

▶表2　前立腺癌寡分割照射のRandomized Trial

Trial	5-Y PSA-RFS (Conv. vs. Hypo)	5-Y OS (Conv. vs. Hypo)	Adverse effect Acute GI/GU (grade 3 or 4) Conv. vs. Hypo	Adverse effect Late GI/GU
OCOG (Canada)[8] 66Gy/33Fx. vs. 52.5Gy/20Fx.	52.95% vs. 59.95%	85.2% vs. 87.6%	7.0% vs. 11.4% P<0.05	3.2% vs. 3.2%
Australian[9] 64Gy/32Fx. vs. 55Gy/20Fx.	55.5% vs. 57.4%	84.1% vs. 86.4%	GI toxicity score higher With Hypofx. P<0.05	Urgency of Defecattion And total GU Toxicity scores higher With hypofx. (p<0.05)
Fox chase CC[10] 76Gy/32Fx. vs. 70.2Gy/26Fx.	Not reported	Not reported	GI：0% vs. 0% GU：2% vs. 8%	Not reported

まとめ

　定位放射線治療および強度変調放射線治療は，いわゆる高精度放射線治療であり，線量分布が急峻に変化するものであることを十分に理解し，各施設においてセットアップエラーなどの位置精度誤差などを検証したうえで実施すべきである．また，強度変調放射線治療においては，医学物理士などのスタッフを確保した体制を整えるべきである．

文 献

1) Leksell L: The stereotactic method and radiosurgery of the brain. Acta Chir Scand 102: 316-319, 1951.
2) Uematsu M, et al: Computed tomography guided frameless stereotactic radiotherapy for stage I non-small cell lung cancer: a 5-years experience. Int J Radiat Onocl Biol Phys 51: 666-670, 2001.
3) Onishi H, et al: Stereotactic Hypofractionated high-dose irradiation for Stage I non small cell lung carcinoma. Cancer 101: 1623-1631, 2004.
4) Nagata Y, et al: Clinical outcomes of a phase I/II of 48Gy of stereotactic body radiotherapy in 4 fractions for primary lung cancer using a stereotactic body frame. Int J Radiat Oncol Biol Phys 63: 1427-1431, 2005.
5) Timmermann R, et al: Stereotactic body radiation therapy for inoperable early stage lung cancer. JAMA 303: 1070-1076, 2010.
6) Hartford AC, Palsca MG, Eicher TJ, et al: American Society for Therapeutic Radiology and Oncology (ASTRO) and American College of Radiology (ACR) Practice guidelines for intensity-modulated radiation therapy (IMRT). Int J Radiat Oncol Biol Phys 73: 9-14, 2009.
7) Iuchi T, et al: Hypofractioanted high-dose irradiation for the treatment of malignant astrocytoma using simultaneous integratedboost technique by IMRT. Int J Radiat Oncol Biol Phys 64: 1317-1324, 2006.
8) Lukka H, Hayter C, Julian JA, et al: Randomized trial comparing two fractionation schedules for patients with localized prostate cancer. J Clin Oncol 23: 6132-6138, 2005.
9) Yeoh EE, Fraser RJ, McGowen RE, et al: Hypofractionated versus conventionally fractionated radiation therapy for prostate carcinoma: updated results of a phase III randomized trial. Int J Radiat Oncol Biol Phys 66: 1072-1083, 2006.
10) Pollack A, Hanlon AL, Horwitz EM, et al: Dosimetry and preliminary acute toxicity in the first 100 men treated for prostate cancer on a randomized hypofractionation dose escalation trial. Int J Radiat Oncol Biol Phys 64: 518-526, 2006.

5 粒子線治療（陽子線，炭素線）

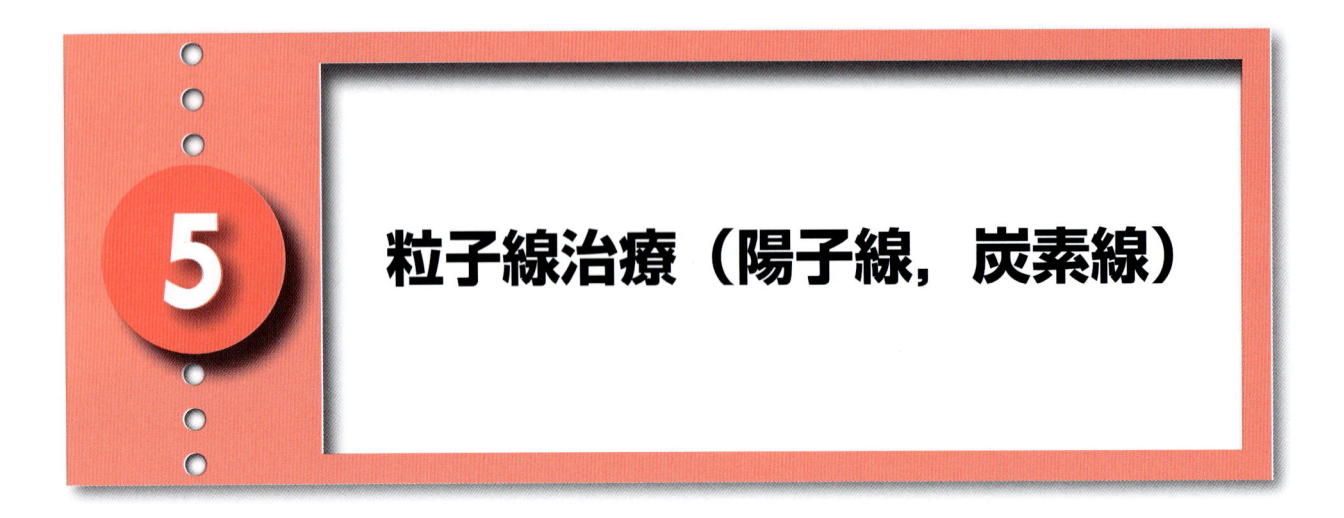

section 1 粒子線治療（particle radiotherapy）とは

　電離放射線（放射線）のうち電磁波は「波」の性質を強くもつ放射線でX線やγ線を指し，重さ（質量）や電荷をもたない．一方，粒子線は「粒」の性質を強くもつ放射線で，α線，β線（電子線），陽子線，中性子線などを指し，それぞれ固有の質量をもつ．

　粒子線は荷電の有無により非荷電粒子線と荷電粒子線に分類される．すなわち，負の電荷をもつ電子線，負π中間子線，正の電荷をもつ陽子線（原子番号1），ヘリウムイオン線（原子番号2），炭素イオン線（原子番号6），ネオンイオン線（原子番号10），シリコンイオン線（原子番号14），アルゴンイオン線（原子番号18），電荷をもたない中性子線に分類できる（図1）．

　X線あるいは電子線は広く使われるので通常の放射線（conventional radiation）と呼ばれ，これより重い原子核あるいは原子構成粒子を加速して得られる放射線を重粒子線（heavy particle radia-

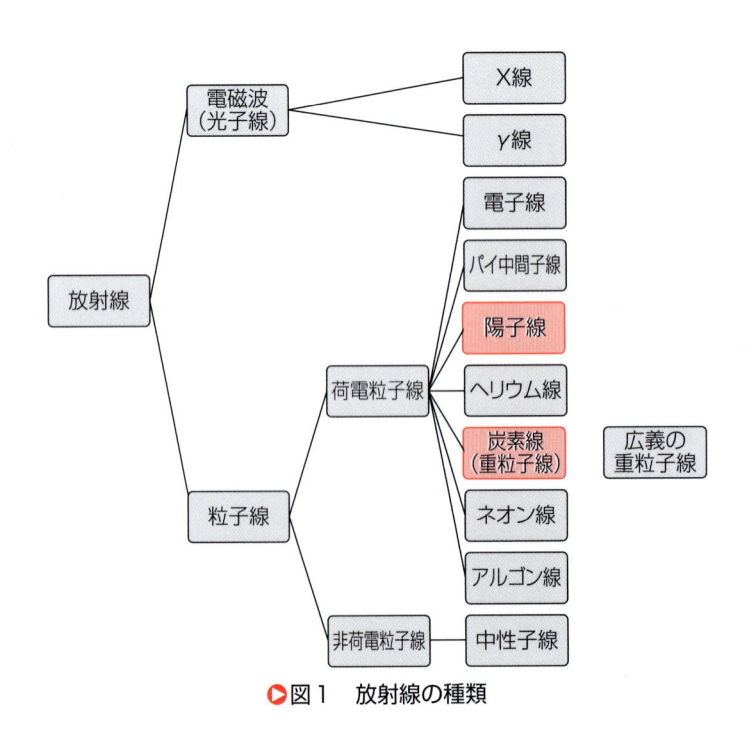

●図1　放射線の種類

tion）と呼ぶ．陽子（proton）は水素（hydrogen）の原子核で，その質量は電子の1,836倍であり最も軽い原子核である．ちなみにπ中間子線の質量は電子の267倍であり，荷電重粒子線の中で最も軽い粒子線である．陽子より重たい粒子線を重イオン線（heavy-ion radiation）と呼び陽子線と区別する場合もある．負π中間子線や速中性子線は線量分布の悪さから使用されなくなり，現在，陽子線と炭素イオン線（carbon-ion）が世界中で最も多く使用されている．

粒子線治療施設は最近急速に増えつつある．2010年3月の集計[1]ではローレンスバークレイ研究所で1954年に初めての陽子線治療患者が治療されて以来，現在までに世界で粒子線治療は約7万8千余名に行われている．その内訳はヘリウム線2,054名，π中間子線1,100名，炭素イオン線7,151名，他のイオン線873名，陽子線67,097名であり，荷電粒子線治療の中では圧倒的に陽子線治療の数が多い．現在世界で稼働しているのは36施設であり，陽子線は30施設，炭素イオン線は6施設と陽子線治療施設が多くを占めている．日本において2011年4月時点で陽子線治療は国立がんセンター東病院（NCCE），筑波大学陽子線医学利用研究センター，兵庫県立粒子線医療センター（HIBMC），静岡県立静岡がんセンター，南東北病院，福井県立病院および指宿メディポリスの7施設が，炭素イオン線治療は放射線医学総合研究所（NIRS），HIBMCおよび群馬大学の3施設で稼働している．すなわち現在稼働している粒子線治療施設は計9施設（うちHIBMCでは陽子線と炭素イオン線治療の両者が使用できる）となる．今後世界では24施設において建設が予定されており，その内訳は陽子線18施設，陽子線と炭素イオン線併用5施設，炭素イオン線1施設となっている．

粒子線はブラッグピーク（Bragg peak）と呼ばれる物理学的な特徴があり，加速エネルギーに応じて体内のある一定の深さでピークを形成したのち停止する．ビーム軸方向でブラッグピークを超えた領域への被曝は皆無であり，皮膚面からブラッグピークが立ち上がるまでのエントランス部分においても，腫瘍線量より低い線量に抑えることができる．これは従来のX線，ガンマ線，電子線にはない特徴である（図2）．

人体に入射された荷電粒子線は人体を構成する組織と相互に関係し，多重散乱（multiple scattering），飛程の動揺（range straggling），ビームの破砕現象（beam fragmentation）が起こる．陽子は炭素イオンより軽いため多重散乱や粒子のエネルギーロスによる飛程の減少（動揺）を起こしやすく側方の切れが悪い．炭素イオン線は飛程終末端で核破砕現象により10％程度の余分な線量付与が認められるものの，飛程の動揺および多重散乱が少ないために側方線量分布はシャープであり，ピーク

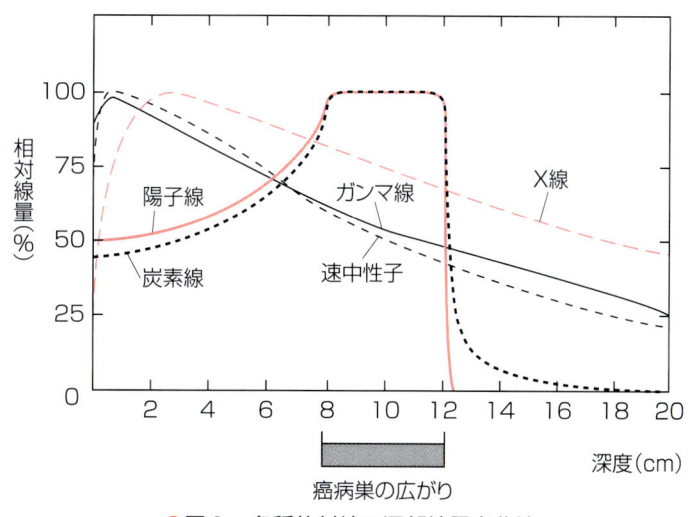

●図2　各種放射線の深部線量率曲線

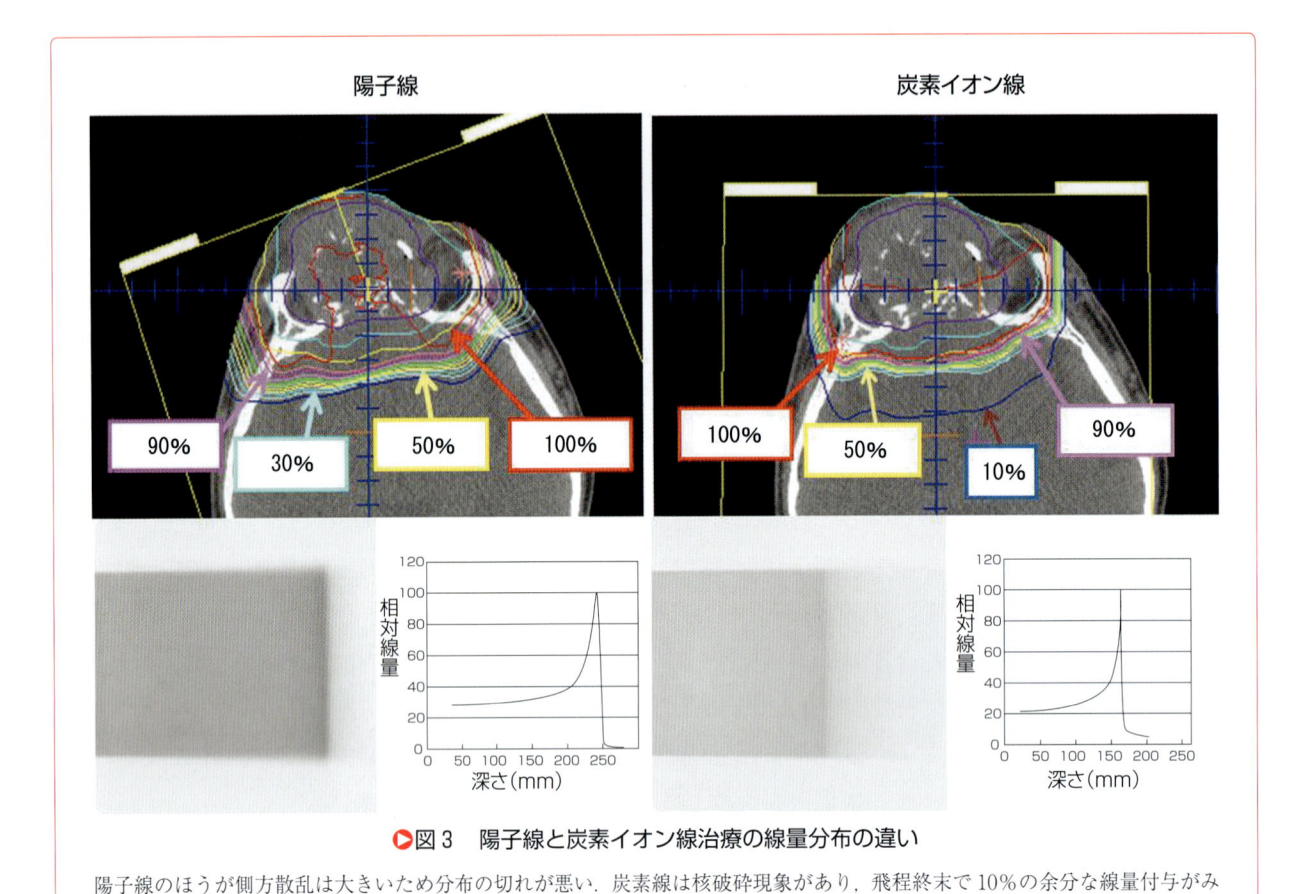

●図3　陽子線と炭素イオン線治療の線量分布の違い

陽子線のほうが側方散乱は大きいため分布の切れが悪い．炭素線は核破砕現象があり，飛程終末で10％の余分な線量付与がみられるが，多門照射にすることにより臨床的には問題とならない．

/プラトー比が高いため，癌に集中した線量を与えることが可能である（図3）．

　X線は単位長さあたりに与える平均エネルギーが低い放射線（低LET放射線）といわれている．陽子線治療（中LET放射線）や炭素イオン線（高LET放射線）はX線より単位長さあたりに与える平均エネルギーが高い．そのため，粒子線はX線に比べ放射線損傷が回復しにくく，組織内酸素濃度や細胞周期の影響を受けにくいという特長がある．X線を1とした場合に対する陽子線，炭素イオン線の相対的生物学的効果比（RBE：relative biological effectiveness）はそれぞれ1.1，3.0と見積もられており，いわゆる放射線抵抗性腫瘍にも効果が期待できる[2]．

　これら粒子線のもつ物理学的あるいは生物学的な特徴を利用することで，人体内にある固形癌に対して周囲の正常組織への障害を極力抑えた治療ができる．

section 2　粒子線治療の方法

　粒子線加速器はサイクロトロンとシンクロトロンの2種類がある．加速した粒子はビーム輸送系を通じて照射室に運ばれ，腫瘍の大きさや形状に見合うように形成され照射される．図4に示す兵庫県立粒子線医療センターは，世界に先駆け陽子線と炭素イオン線の両者を使用できる医療機関である．

　ビームモデュレーションには大きく分けてブロードビーム法（静的ビームモデュレーション）と次世代のスキャニング法（動的ビームモデュレーション）の2種類がある．わが国の大多数の施設は

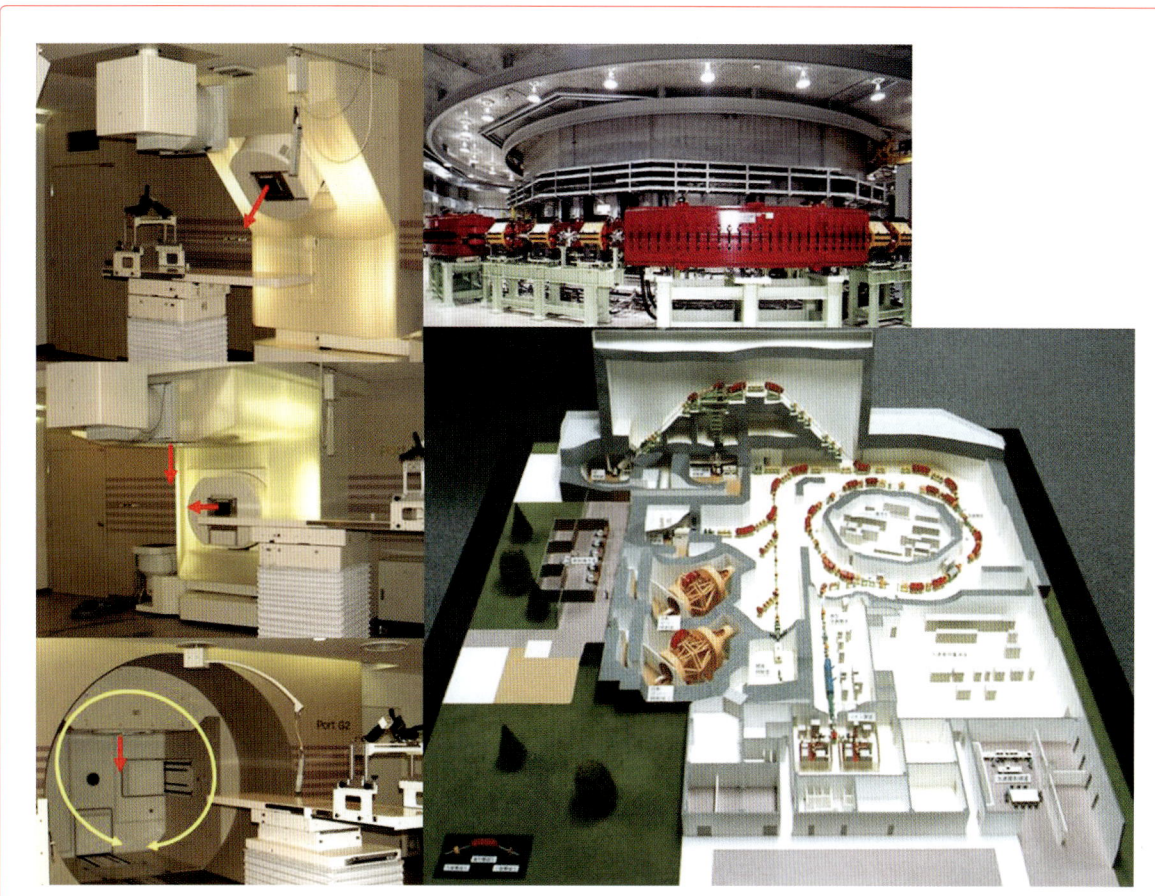

▶図4　兵庫県立粒子線医療センターの照射装置

イオン源で水素イオン（陽子線）あるいは炭素イオンが生成され，直線加速器（ライナック）で前段加速され，主加速器のシンクロトロンで光速の80％程度まで加速される．加速された粒子は5室ある照射室（水平・垂直固定照射室，45度固定照射室，水平照射室，ガントリ2室）に輸送される．

現時点において前者を採用している．照射門数は2～4門，ノンコプラナー照射，ボーラスコリメータを用いることが多い．

治療の準備には固定具作成，CT，MRI撮影，治療計画装置を用いた線量計画，ボーラスコリメータ作成，リハーサル，線量測定のために約1週間を要する．治療計画は，腫瘍の発生部位，大きさ，広がり，隣接臓器との関係，組織型，臨床病期，年齢，前治療の有無に応じて，個別に考慮して行う．基本方針として腫瘍には十分制御できる線量を投与し，隣接するリスク臓器は耐容線量内に抑える必要がある．物理的な側面からみると，頭頸部領域では陽子線2～3門のコプラナー照射でもX線の3次元原体照射以上の標的包括性向上とリスク臓器への線量軽減効果が得られており，X線に比し粒子線のもつブラッグピークの優位性が証明されている[3]．

粒子線治療は通常の放射線治療とは異なり，ビーム停止の位置・形状を任意に形成することができる．線量計算値と実測値が一致しているかどうか，患者ごとにすべての門の線量分布を事前に水ファントムを用い実測検証を行う．自己放射化現象を利用した線量分布の確認も有用である．陽子が照射されると体を構成する酸素原子，炭素原子はそれぞれ $^{16}O(p, pn)^{15}O$，$^{12}C(p, pn)^{11}C$ の反応でポジトロン核種を生じる．炭素イオン線照射の場合は照射する炭素イオン自身がprojectile fragmentationをきたし ^{11}C を生じる．^{15}O は半減期が2分，^{11}C は半減期が20分であるため，照射直後のPET撮影で，照射域を確認できる[4,5]（図5）．

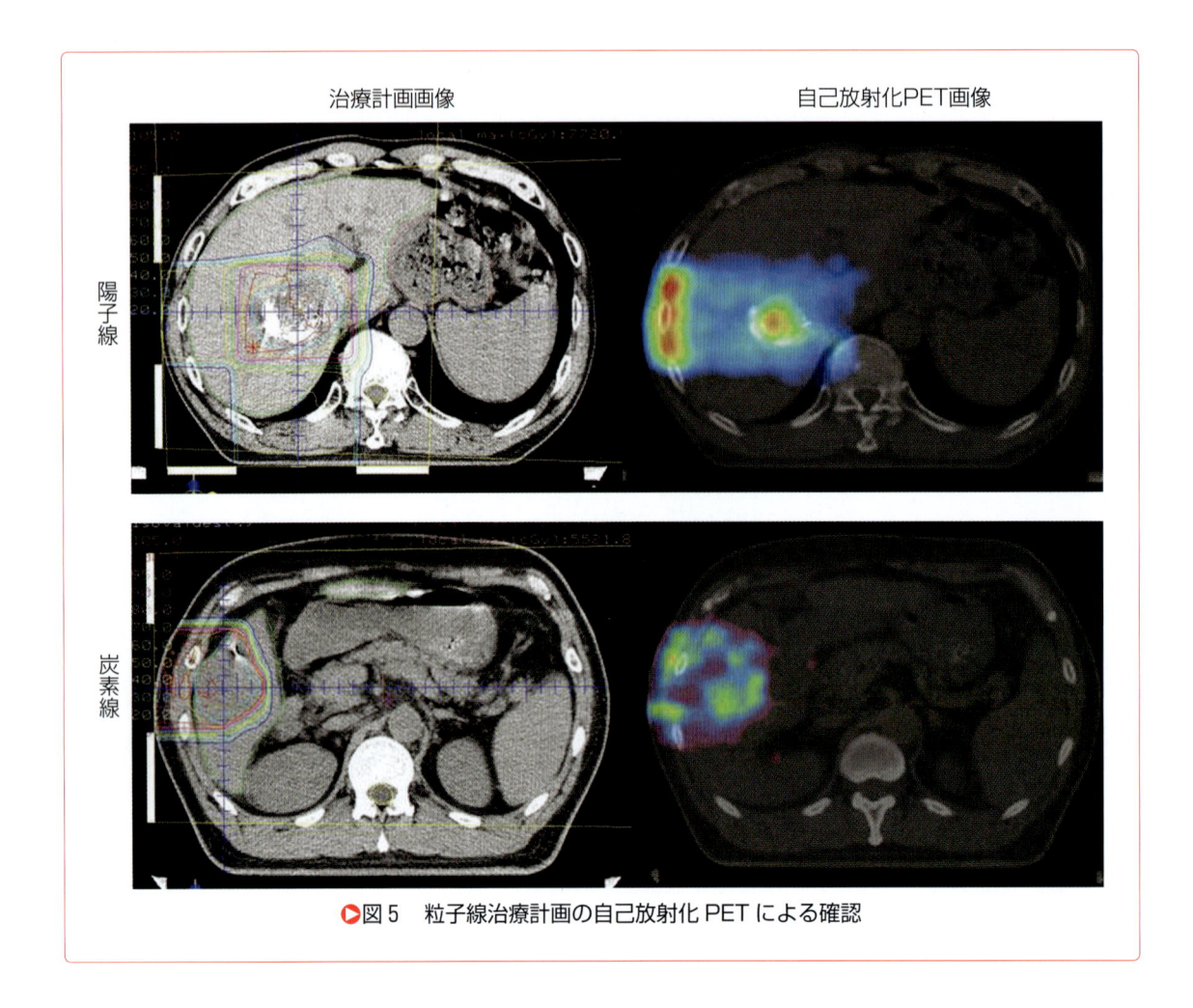

治療計画画像　　　　　　　　　自己放射化PET画像

陽子線

炭素線

▶図5　粒子線治療計画の自己放射化PETによる確認

section 3　粒子線治療の適応疾患と治療成績

　欧米における陽子線治療は頭蓋底腫瘍（脊索腫や軟骨肉腫）と眼球悪性黒色腫というきわめて適応疾患を限定させた治療が行われ，他の治療法に取って代わる地位を獲得することに成功した．筑波大学では高エネルギー加速器研究機構の高エネルギー陽子線を利用し，世界で先駆けて肝臓癌など体深部に存在する腫瘍に対する陽子線治療を行った．1990年に病院設置型の陽子線治療装置がロマリンダ大学に設置されて以後，急速に医療専用の加速器が普及し，210 MeV 程度の陽子線エネルギーにガントリ装置とマルチリーフコリメータが装備され，リニアックX線と同様に粒子線治療が行われるようになった．対象疾患も頭蓋底，頭頸部，肺，肝，前立腺領域などに拡大しつつある．

　一方，炭素イオン線治療は1994年から放射線医学総合研究所において世界で初めて臨床試験が行われ，陽子線よりすぐれた線量分布と高LET放射線の特性を生かし，短期間照射の有用性が示されつつある．対象疾患は基本的に陽子線治療と同様，頭蓋底，頭頸部，肺，肝，前立腺領域に適用可能であるが，切除不能の難治性の骨軟部腫瘍においても根治的な治療が可能となっている[6]．兵庫県立粒子線医療センターにおける対象疾患を図6に示す．

疾患内訳 2001〜2011.3：3,960例

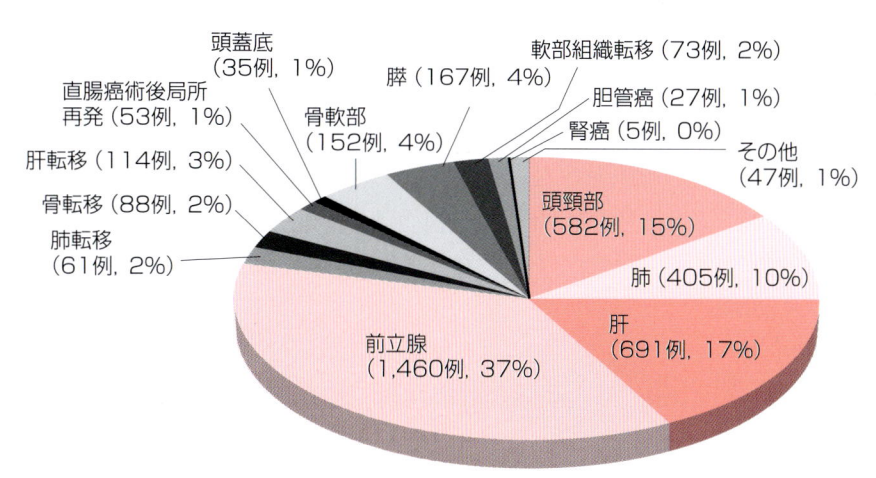

● 図6　兵庫県立粒子線医療センターにおける粒子線治療の対象疾患

1　頭頸部腫瘍

　喉頭癌のように小さな扁平上皮癌や悪性リンパ腫はX線治療や化学療法の感受性が高いので，粒子線治療の適用とならない．副鼻腔などから発生した切除困難な大きな扁平上皮癌，悪性黒色腫，腺癌，腺様嚢胞癌，嗅神経芽細胞腫，頭蓋底脊索腫や軟骨肉腫など，X線治療や化学療法に抵抗性を示す腫瘍に対して用いられることが多い．Schulzは54 GyのX線と18 GyEの炭素線ブーストで29例のT3-4腺様嚢胞癌を治療し2年全生存率87％，2年局所制御率76％でgrade 3以上の晩期有害事象はなかったと報告している[7]．同じくSchulzは96例の頭蓋底脊索腫に対する60〜70 GyE/20回の炭素線治療で3年全生存率92％，3年局所制御率81％という成績を報告している[8]．西村は嗅神経芽細胞腫14例に65 GyE/26回の陽子線治療を行い5年全生存率93％，5年局所制御率84％という成績を報じた[9]．Yanagiは72例の悪性黒色腫に対して炭素線52.8〜64 GyE/16 frで治療し5年全生存率27％，5年局所制御率84％という成績を示した[10]．いずれも局所制御率は80％以上と粒子線治療による腫瘍制御は良好であることが示された．晩期有害事象に関して出水は視神経に隣接した腫瘍に陽子線または炭素イオン線治療を行ったのちの視力障害を検討したところ，線種間に発生頻度の差はなく1/4に失明を認めるのみであったと報告した[11]．

2　肺　癌

　わが国の粒子線治療はⅠ期非小細胞肺癌をターゲットとして行われてきた．Miyamotoは79例のⅠ期肺癌（IA42, IB37例）に対して炭素線52.8 GyE/4回（IA）または60 GyE/4回（IB）の治療で5年全生存率62％（IA），25％（IB），5年制御率98％（IA），80％（IB）であったと述べている[12]．Iwataは陽子線80 GyE/20回（20例）60 GyE/10回（37例），炭素線52.8 GyE/4回（23例）を行い，3年全生存率74％（IA），76％（IB），3年局所制御率87％（IA），77％（IB）でプロトコール間に差はなかったと述べた[13]．いずれも良好な局所制御率が得られており，定位放射線治療に比べて重篤な肺臓炎（grade 3以上）が少ないのが特徴である．

3 肝臓癌

　肝細胞癌に対する粒子線治療はわが国で開発され発展してきた治療法である．腫瘍径が3cm以内なら95％，3～5cmでは90％，5cm以上でも80％の高い局所制御率が得られる．これは粒子線のもつブラッグピークの特長を生かして2～3門の方向から呼吸同期照射を行うことで確実に腫瘍に高線量を投与できるからである．正常肝に対するダメージは定位放射線治療に比べて低いため，大きな腫瘍，血管内腫瘍栓でも確実な治療が可能であることが特長である．

　Katoは24例の肝機能良好な肝癌に対して，炭素線の15回照射で49.5 GyEから79.5 yEまでのI-II相線量増加試験を行ったところ3.5年全生存率50％，25％，3.5年局所制御率81％，81％でGrade3以上の晩期障害は認めなかった[14]．Nakayamaは318例の肝細胞癌に対する陽子線治療で3.5年全生存率65％，45％という成績を報告した[15]．Komatsuは150例の肝癌（Child-Pugh A：125例，B：25例）に対して陽子線52.8～76 GyE/4～20回（105例），炭素線52.8 GyE/4～8回（45例）治療を行い3.5年全生存率76％，51％，3.5年局所制御率92％，92％という良好な成績期を報告している[16]．

4 前立腺癌

　現局性前立腺癌に対する粒子線治療は，良好な治療成績と有害事象が少ないことから普及しつつある．X線を用いた強度変調放射線治療（intensity modulated radiotherapy：IMRT）でも良好な治療成績が報告されつつあるが，ともに10年以上経過した長期予後からの検討はできておらず，今後の検討を待つ必要はある．

　治療計画上は陽子線2門照射でもX線の3次元原体照射以上の標的包括性向上とリスク臓器への線量軽減効果，低線量被曝域の軽減効果が得られるのが特長である[17]．IMRTでは照射体積が大きく，直接低線量被曝する体積が大きいこと以外に，照射時間が長いため照射装置から発生する中性子線被曝も問題となっている．Schneiderらは線量増加した場合に，3D-CRT，IMRT，陽子線の各プランから2次癌発生確率を比較し，陽子線治療の優位性を報告している[18]．また，Yoonらの報告ではIMRTは陽子線より胃，肺など照射野外臓器への被曝が5倍高いことを示した[19]．

　当センターの前立腺癌に対する治療は，左右対向2門の陽子線単独照射（74 GyE/37回）またはホルモン療法との併用療法を行っており，2011年3月時点で1,461名に達する．初期の287例の急性期有害事象を検討した馬屋原の報告では，grade 2腸管有害事象は通常の放射線（14～64％）と異なり陽子線（0％）では認められず，きわめて安全な治療が実現できると述べている[20]．国内陽子線治療3施設（国立がんセンター東病院，静岡県立静岡がんセンター，兵庫県立粒子線医療センター）において151例のT1-2N0M0癌を対象とした2相試験では，grade 2以上の晩期有害事象は直腸2％，尿路系4.1％であり，陽子線治療は安全性が確認された[21]．

　Slaterは1,255例の陽子線治療を行ったT1-T3前立腺癌の報告では，grade 3消化管・尿路有害事象は1％未満と安全な治療法であり，PSA初期値，グリソンスコア，治療後のPSA最低値が生物化学無病生存率に深く影響することが再確認された．PSA初期値が4.0 ng/ml以下の場合，5年生物化学無病生存率90％，4.1～10.0 ng/mlの場合84％，10.1～20.0 ng/mlの場合65％，20.1 ng/ml以上の場合48％という結果が報告されている[22]．

　TalcottはPSA＜15 ng/mlのT1b-T2b前立腺癌に対してX線と陽子線ブーストとを用いた70.2 GyE

と 79.2 GyE の比較試験を行い，PSA 再発率は高線量群 14％，低線量群 38％と高線量群が良好であり，しかも，長期経過後の QOL は性機能，腸機能，尿路機能ともに両者に差を認めなかったことから，高線量投与の有用性を述べている[23]．炭素線治療については Ishikawa が 66 GyE/20 回の低分割照射で 4 年生物化学無病生存率 88％と述べている[24]．

5 骨軟部腫瘍

DeLaney は脊椎領域の肉腫 50 例（脊索腫：29 例，軟骨肉腫：14 例，その他：7 例）に対して術後残存に対して X 線と陽子線を併用（77.4 GyE/43 回）した複合治療を行っている．晩期障害として grade 3 の仙骨神経症 2 例，勃起障害 1 例，対側仙骨不全骨折 1 例，直腸出血 1 例を認めるものの 5 年全生存率 87％，5 年局所制御率 78％という良好な成績を示している[25]．Kamada は 57 例の骨軟部肉腫（骨肉腫：15 例，脊索腫：11 例，軟骨肉腫：6 例，悪性末梢神経鞘腫：6 例，その他：19 例）に対して炭素線治療を行い 3 年全生存率 46％，3 年局所制御率 73％，grade 3 の晩期皮膚/軟部組織障害 6 例と報告し，切除困難な骨軟部腫瘍に対する炭素線治療単独療法の有用性を示した[26]．

section 4　粒子線治療の問題点と将来展望

1 第一世代から第二世代粒子線治療に向かって

拡大ブラッグピーク（SOBP）を形成して腫瘍全体を一度に均等に照射するブロードビーム法は腫瘍の手前で高線領域を作り皮膚などの障害発生の原因となっている．宮脇の検討では頭蓋底腫瘍などで脳に一部照射される場合の脳壊死について検討している[27]．これらの晩期有害事象は次世代のスキャンニング法を用いることにより改善が期待されると同時に腫瘍内の線量勾配を容易に制御できるので，強度変調粒子線治療（intensity-modulated particle radiotherapy：IMPT）も可能となり，さらに安全で腫瘍制御にすぐれた粒子線治療が可能となると期待される．

2 適用疾患の拡大

現時点では早期の肺癌や前立腺癌など，局所に限局した腫瘍が粒子線治療の基本的な適用となっているが，正常組織に対する線量を抑えることが容易で，局所制御にすぐれた特徴をもつ粒子線治療は，装置の普及とともに現在，通常の放射線治療が担当している局所や領域に進行した肺癌や食道癌，脳腫瘍などにも，手術療法や化学療法との併用療法の一環として適用されていくと考えられる．その際，消化管と隣接した腫瘍に対して安全に治療を行うためスペーサー留置術などの工夫も有効である[28]．また，放射線治療後の再発など，従来の治療法では制御困難である腫瘍にも適用される（図 7）．

3 高額医療から保険診療へ

粒子線治療は大規模な設備が必要で，以前は物理研究所における医学利用にかぎられていたが，

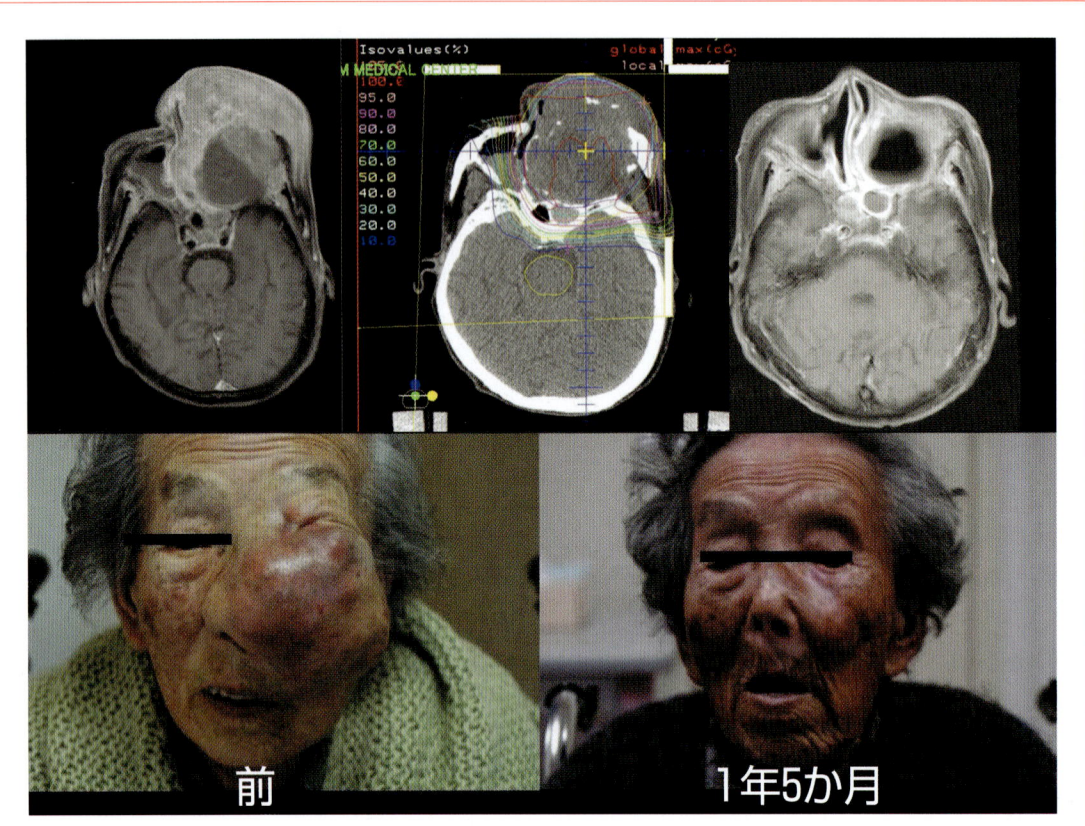

● 図7　右上顎癌放射線治療後の左上顎再発（$T_4N_0M_0$）（85歳，女性）
右上顎癌に対してX線治療を行い，左上顎に再発をきたしたが，前医では治療法がないためホスピスに入っていた．娘さんが粒子線治療の存在を調べ来院．陽子線治療が奏効した．上段中央：陽子線　65 GyE/26 Fr

1990年米国Loma Linda大学の陽子線治療施設以来，病院設置型装置が導入されるようになり，急速に普及しつつある．わが国の粒子線治療は先進医療で行われているが，入院費・検査費などの保険診療以外に粒子線治療費として240〜314万円を要する高額な医療である．民間保険業界の先進医療特約などの商品を購入した患者は安価に治療を受けられるが，多くの患者は高額の医療費の負担を強いられる．厚生労働省では一部の疾患で保険診療化を検討中である．

4　線種の使い分け

　陽子線と炭素イオン線の使い分けについては放射線生物学的，臨床的，さらに医療経済学的にも研究課題である．当センターは両者を使用できる世界初の機関であり，2011年3月現在，陽子線2,895例，炭素イオン線1,065例の照射実績がある．たとえばレトロスペクティブにみた肝細胞癌の臨床成績は，全生存率，局所制御率に陽子線と炭素イオン線の差を認めなかった．そのため現在，肝癌に関して線量分割を66 GyE/10 Frに限定した非劣性臨床試験を実施中である．もし，肝細胞癌に対して差がないことが証明されると，HSG細胞を基にしてRBEを求め，その結果を利用して陽子線，炭素イオン線の生物線量を求めた方法が，細胞の種類は違えども等価であったことが臨床的に証明される．
　物理学的には明らかに炭素線の線量集中性は陽子線のそれを上回るため，腫瘍周囲の正常組織への被曝線量は炭素イオン線のほうが少なくできる．したがって同じ耐容線量内では炭素イオン線治療の

ほうが高線量を腫瘍に投与できることとなるため，線量・効果関係が明らかな腫瘍においては，炭素イオン線治療の優位性が証明されると予想される．しかし線量・効果関係が明白ではない腫瘍においては陽子線治療でも差はないこととなる．炭素イオン線は建設コストが陽子線治療装置より数十億高額である現状では，医療経済学的にも検討が必要である．

5 新たな線種

現在臨床で使用できる線種は陽子線と炭素イオン線であるが，海外では酸素イオン線や窒素イオン線の加速可能な装置も販売されつつある．一方，ヘリウムイオンは陽子より重く炭素イオンより軽いため，線量分布について陽子線を上回り，RBE も 1.26〜1.56 程度と陽子線を上回る[29]．ヘリウム線治療は 1985 年に 500 例以上の臨床実績はある[30]．

6 小型加速器の開発

普及を阻む最大の要因は建設コストが高額（70〜130 億円）となるためである．しかし技術革新により 25 億円程度の加速器も建設されつつある．また従来型の加速器であるシンクロトロンやサイクロトロンを用いないレーザー駆動型加速器は 1979 年田島らにより提唱され，今後の発展が期待される[31]．

文 献

1) PTCOG : Particle Therapy Co-Operative Group, http://ptcog.web.psi.ch/
2) Kagawa K, Murakami M, Hishikawa Y, et al : Preclinical biological assessment of proton and carbon ion beams at hyogo ion beam medical center. Int. J. Radiation Oncology Biol Phys 54 : 928-938, 2002.
3) Cozzia L, et al : A treatment planning comparison of 3D conformal therapy, intensity modulated photon therapy and proton therapy for treatment of advanced head and neck tumours. Radiother Oncol 61 : 287-297, 2001.
4) Hishikawa Y, Kagawa K, Murakami M, et al : Usefulness of positron-emission tomographic images after proton therapy. Int J Radiat Oncol Biol Phys 53 : 1388-1391, 2002.
5) Shimizu M, Sasaki R, Miyawaki D, et al : Int J Radiat Oncol Biol Phys 75 : 580-586, 2009.
6) Schulz-Ertner D and Tsujii H : Particle radiation therapy using proton and heavier ion beams. J Clin Oncol 25 : 953-964, 2007.
7) Schulz-Ertner D, Nikoghosyan A, Didinger B, Münter M, Jäkel O, Karger CP, Debus J : Therapy strategies for locally advanced adenoid cystic carcinomas using modern radiation therapy techniques. Cancer 104 : 338-344, 2005.
8) Schulz-Ertner D, Karger CP, Feuerhake A, Nikoghosyan A, Combs SE, Jakel O, Edler L, Scholz M, Debus J : Effectiveness of carbon ion radiotherapy in the treatment of skull-base chordomas. Int J Radiat Oncol Biol Phys 68 : 449-457, 2007.
9) Nishimura H, Ogino T, Kawashima M, Nihei K, Arahira S, Onozawa M, Katsuta S, Nishio T : Proton-beam therapy for olfactory neuroblastoma. Int J Radiat Oncol Biol Phys 68 : 758-762, 2007.
10) Yanagi T, Mizoe JE, Hasegawa A, Takagi R, Bessho H, Onda T, Kamada T, Okamoto Y, Tsujii H : Mucosal malignant melanoma of the head and neck treated by carbon ion radiotherapy. Int J Radiat Oncol Biol Phys 74 : 15-20, 2009.
11) Demizu Y, Murakami M, Miyawaki D, et al : Analysis of vision loss caused by radiation-induced optic neuropathyafter particle therapy for head-and-neck and skull-base tumors adjacent to optic nerves. Int J Radiat Oncol Biol Phys 75 : 1487-1492, 2009.
12) Miyamoto T, Baba M, Sugane T, Nakajima M, Yashiro T, Kagei K, Hirasawa N, Sugawara T, Yamamoto N, Koto M, Ezawa H, Kadono K, Tsujii H, Mizoe JE, Yoshikawa K, Kandatsu S, Fujisawa T : Working Group for Lung Cancer.

Carbon ion radiotherapy for stage I non-small cell lung cancer using a regimen of four fractions during 1 week. J Thorac Oncol 2 : 916-926, 2007.

13) Iwata H, Murakami M, Demizu Y, Miyawaki D, Terashima K, Niwa Y, Mima M, Akagi T, Hishikawa Y, Shibamoto Y : High-dose proton therapy and carbon-ion therapy for stage I nonsmall cell lung cancer. Cancer 116 : 2476-2485, 2010.

14) Kato H, Tsujii H, Miyamoto T, Mizoe JE, Kamada T, Tsuji H, Yamada S, Kandatsu S, Yoshikawa K, Obata T, Ezawa H, Morita S, Tomizawa M, Morimoto N, Fujita J, Ohto M : Liver Cancer Working Group. Results of the first prospective study of carbon ion radiotherapy for hepatocellular carcinoma with liver cirrhosis. Int J Radiat Oncol Biol Phys 59 : 1468-1476, 2004.

15) Nakayama H, Sugahara S, Tokita M, Fukuda K, Mizumoto M, Abei M, Shoda J, Sakurai H, Tsuboi K, Tokuuye K : Proton beam therapy for hepatocellular carcinoma : the University of Tsukuba experience. Cancer 115 : 5499-5506, 2009.

16) Komatsu S, Murakami M, Fukumoto T, Hori Y, Hishikawa Y, Ku Y : Risk factors for survival and local recurrence after particle radiotherapy for single small hepatocellular carcinoma. Br J Surg 98 : 558-564, 2011.

17) Cella L, Lomax A and Miralbell R : Potential role of intensity modulated proton beams in prostate cancer radiotherapy. Int J Radiat Oncol Biol Phys 49 : 217-223, 2001.

18) Schneider U, Lomax A, Besserer J, et al : The impact of dose escalation on secondary cancer risk after radiotherapy of prostate cancer. Int J Radiat Oncol Biol Phys 68 : 892-897, 2007.

19) Yoon M, Ahn SH, Kim J, et al : Radiation-induced cancers from modern radiotherapy techniques : intensity-modulated radiotherapy versus proton therapy. Int J Radiat Oncol Biol Phys 77 : 1477-1485, 2010.

20) Mayahara H, Murakami M, Kagawa K, et al : Acute morbidity of proton therapy for prostate cancer : the Hyogo Ion Beam Medical Center experience. Int J Radiat Oncol Biol Phys 69 : 434-443, 2007.

21) Nihei K, Ogino T, Onozawa M, et al : Multi-institutional phase ii study of proton beam therapy for organ-confined prostate cancer focusing on the incidence of late rectal toxicities. Int J Radiat Oncol Biol Phys 81 : 390-396, 2011.

22) Slater JD, Rossi CJ Jr, Yonemoto LT, Bush DA, Jabola BR, Levy RP, Grove RI, Preston W, Slater JM : Proton therapy for prostate cancer : the initial Loma Linda University experience. Int J Radiat Oncol Biol Phys 59 : 348-352, 2004.

23) Talcott JA, Rossi C, Shipley WU, et al : Patient-reported long-term outcomes after conventional and high-dose combined proton and photon radiation for early prostate cancer. JAMA 303(11) : 1046-1053, 2010.

24) Ishikawa H, Tsuji H, Kamada T, Yanagi T, Mizoe JE, Kanai T, Morita S, Wakatsuki M, Shimazaki J, Tsujii H : Working Group for Genitourinary Tumors. Carbon ion radiation therapy for prostate cancer : results of a prospective phase II study. Radiother Oncol 81, 57-64, 2006.

25) DeLaney TF, Liebsch NJ, Pedlow FX, Adams J, Dean S, Yeap BY, McManus P, Rosenberg AE, Nielsen GP, Harmon DC, Spiro IJ, Raskin KA, Suit HD, Yoon SS, Hornicek FJ : Phase II study of high-dose photon/proton radiotherapy in the management of spine sarcomas. Int J Radiat Oncol Biol Phys 74 : 732-739, 2009.

26) Kamada T, Tsujii H, Tsuji H, Yanagi T, Mizoe JE, Miyamoto T, Kato H, Yamada S, Morita S, Yoshikawa K, Kandatsu S, Tateishi A : Working Group for the Bone and Soft Tissue Sarcomas. Efficacy and safety of carbon ion radiotherapy in bone and soft tissue sarcomas. J Clin Oncol 20 : 4466-4471, 2002.

27) Miyawaki D, Murakami M, Demizu Y, et al : Brain Injury After Proton Therapy or Carbon Ion Therapy for Head and Neck Cancers and Skull Base Tumors. Int J Radiat Oncol Biol Phys 75 : 378-384, 2009.

28) Fukumoto T, Komatsu S, Hori Y, et al : Particle beam radiotherapy with a surgical spacer placement for advanced abdominal leiomyosarcoma results in a significant clinical benefit. Journal of Surgical Oncology 101 : 97-99, 2010.

29) 河内清光 : 陽子線と重イオンによる治療の可能性. 臨床ME 4 : 479-488, 1980.

30) Saunders W, Castro JR, Chen GTY, et al : Helium-ion radiation therapy at the Lawrence Berkeley Laboratory : recent results of a Northern California Oncology Group Clinical Trial. Radiat Res Suppl 8 : S227-234, 1985.

31) Murakami M, Hishikawa Y, Miyajima S, Okazaki Y, Sutherland KL, Abe M, Bulanov SV, Daido H, Esirkepov TZ, Koga J, Yamagiwa M, Tajima T : Radiotherapy using a laser proton accelerator. Laser-Driven Relativistic Plasmas Applied for Science, Industry, and Medicine. In : Bulanov SV, Daido H eds., AIP Conference Proceedings : pp275-300, 2008.

6 ホウ素中性子捕捉療法

　現在の放射線治療はX線治療を中心に，これを応用した強度変調放射線治療（IMRT），サイバーナイフ，小線源治療さらに粒子線治療へと発展，普及している．しかし，これらX線治療，粒子線治療は，照射技術が高度化，精密化したとはいえ，放射線の空間的な制御レベルはCT，MRIなど医療画像上で確認できるレベル（ミリ単位）に留まり，細胞レベル（ミクロン単位）の治療を行うことはできない．したがって悪性脳腫瘍などの浸潤傾向の強い癌では，照射範囲を決定することが困難で十分な治療効果を得ることができない．現在の「画像限局性治療」の限界を打ち破る次世代の放射線治療として期待されているのがホウ素中性子捕捉療法（boron neutron capture therapy：BNCT）である[1]．これまでのBNCTで唯一かつ最大の問題点は，熱中性子線が医療用原子炉でしか取り出せなかったことである．原子炉は安定した中性子源として十分な実績があるものの，特有の規制，設置場所選択の不自由性のために臨床利用する場合，非常に大きな制約要因になってきた．BNCTがこの制約から解放されて，真の意味での承認治療として発展していくためには，小型加速器中性子源の開発が重要な課題であった．これまでさまざまなアイデアが提出され検討されてきたが，現在，京都大学原子炉実験所施設内にBNCT専用の加速器中性子源が設置され，医療用具・医薬品の申請承認を目標に準備が開始されている[2]．

section 1　BNCTの原理

　BNCTは，ホウ素（^{10}B）と熱中性子との核反応で生じる高LET放射線のα粒子（ヘリウムイオン）を用いて癌細胞のみを破壊する放射線治療である．発生するα粒子の組織内での飛程が約10〜14 μmで，癌細胞1個の直径にほぼ相当することから，癌細胞に特異的に集積するホウ素化合物を用い，同部位に原子炉から取り出した熱中性子線を照射すれば癌細胞のみにエネルギーを集中させて殺傷する癌細胞選択的治療が可能となる（図1）．癌細胞にのみホウ素が取り込まれ，周囲の正常細胞にはホウ素が取り込まれなければ，熱中性子照射によりホウ素が存在する癌細胞のところでのみ核分裂反応が生じ，その影響は隣の正常細胞には届かないことになる．すなわち癌細胞の中だけですべてのイベントは完結する．

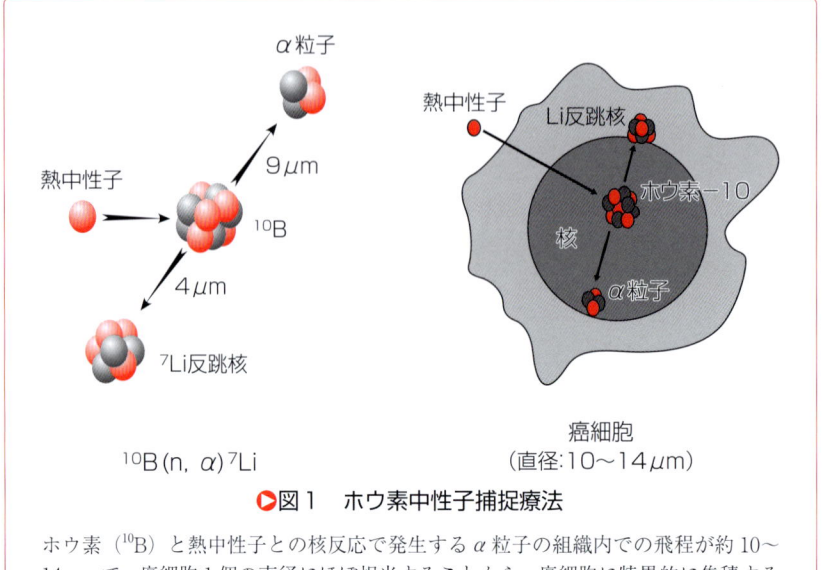

▶図1　ホウ素中性子捕捉療法

ホウ素（${}^{10}B$）と熱中性子との核反応で発生するα粒子の組織内での飛程が約10〜14μmで，癌細胞1個の直径にほぼ相当することから，癌細胞に特異的に集積するホウ素化合物を用い，同部位に熱中性子線を照射すれば癌細胞のみにエネルギーを集中して殺傷する癌細胞選択的治療が可能となる．

section 2 いかにしてホウ素を癌細胞に集めるか

　現在，癌細胞へのホウ素キャリアとして用いられているホウ素化合物は2種類である（図2）．BSHはホウ素原子がカゴ型に配列した化合物で脳腫瘍の治療に用いられてきた．これは脳腫瘍では血液―脳関門が破壊されていることより正常脳細胞には集積しないBSHが，脳腫瘍に相対的に集積することを利用している．脳腫瘍が能動的にBSHを取り込んでいるわけではない．BPAは必須アミノ酸のチロシンにホウ素原子が結合したもので癌細胞のアミノ酸取り込み亢進を利用したものである．悪性黒色腫では，前述のアミノ酸取り込み亢進に加え，チロシンがメラニン合成の前駆物質であることから，より以上の集積性を認めている．

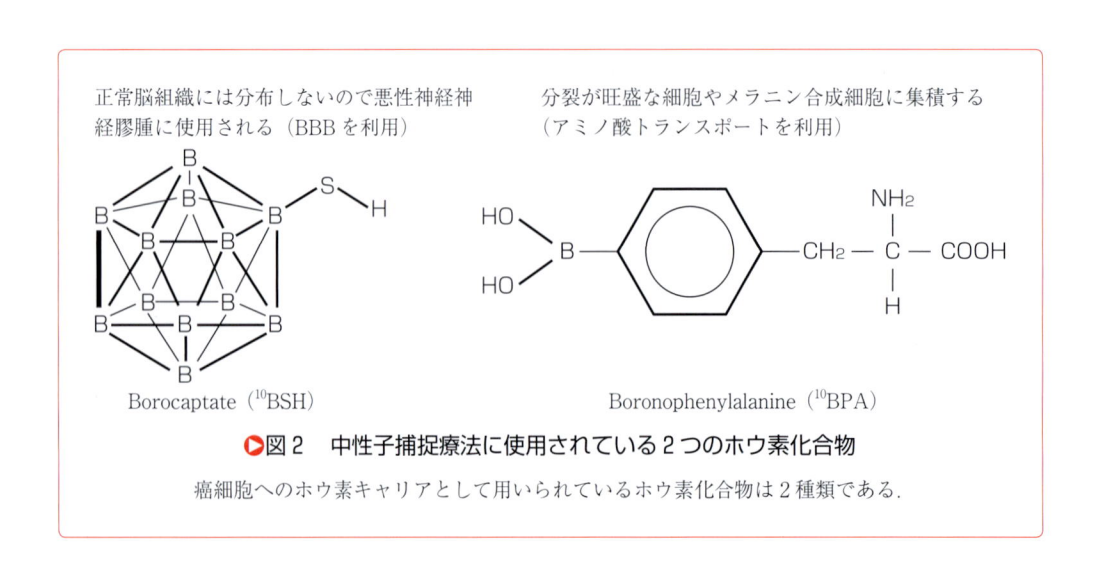

▶図2　中性子捕捉療法に使用されている2つのホウ素化合物

癌細胞へのホウ素キャリアとして用いられているホウ素化合物は2種類である．

section 3　治療スケジュール

　患者の本治療への同意が得られた後，病巣部へのホウ素集積濃度を調べなければならない．^{18}F-BPAを用いたPET検査を行い，病巣部のホウ素濃度が周辺正常組織の2.5倍以上あることが必須条件である（川崎医科大学での基準）．上記条件を満たせば，治療実施日を決定する．照射前日あるいは当日に患者は主治医団とともに京都大学原子炉実験所（大阪府）に移動する．照射当日は，照射開始2時間前よりホウ素化合物BPA 500 mg/kgを2時間かけて点滴投与し患者を最適な照射体位にセッティングした状態で照射を開始する．照射時間は30〜60分である．本治療は原則1回照射で終了する（図3）．なお，治療スケジュールの細部は，対象疾患，各研究グループのプロトコールにより異なる．

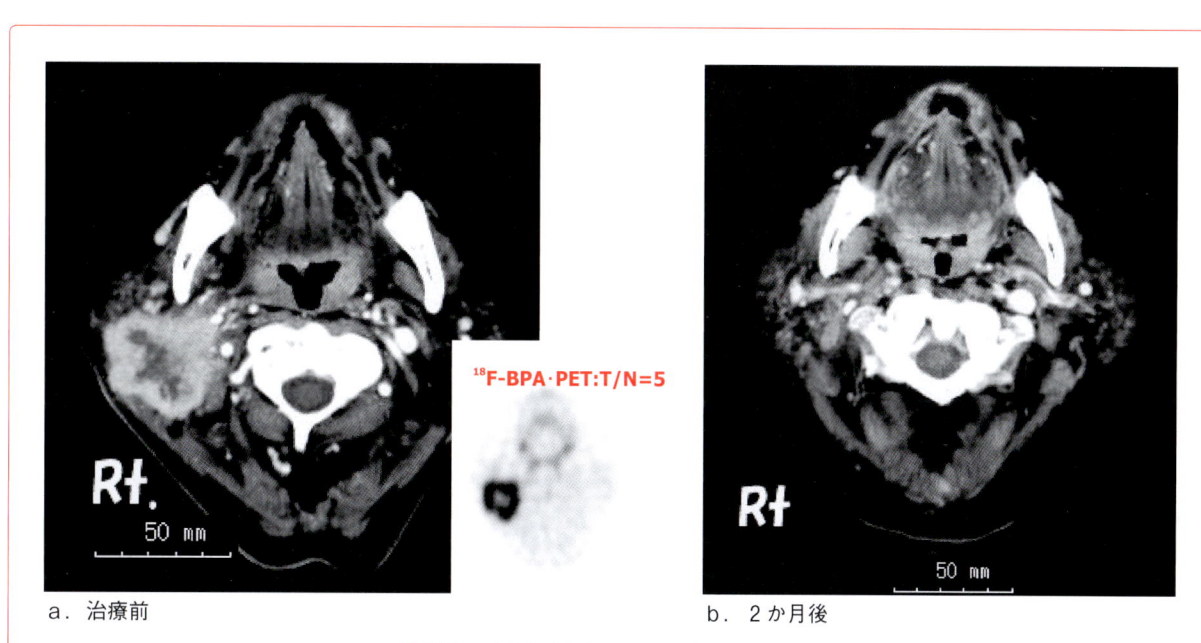

a．治療前　　　　　　　　　　　　　　b．2か月後

●図3　右耳下腺癌 $T_4N_0M_0$（74歳，女性）

外科的切除を前提とした術前治療としてBNCT（25分間の照射）を施行した．BNCT直前（a）と2か月後（b）のCT写真を示す．癌組織/正常組織のホウ素濃度比は，事前の^{18}F-BPA・PETで5.0と高い値を示していた．本症例は，BNCT後の生検で癌細胞を認めなかったため，外科治療は行わず経過観察とした（3.5年経過）．

section 4　BNCTの利点

❶ **治療効果が予測できること**：BPAに^{18}Fをラベルした化合物（^{18}F-BPA）を用いてPET検査を行うことで癌病巣へのホウ素取り込み量を事前に把握できる．川崎医科大学では，このPET検査で癌組織/正常組織のホウ素濃度比が2.5以上あることを本治療実施の必須条件としている．言い換えれば，2.5以上であれば効果が期待でき，2.5以下であれば本治療は行わない（癌組織/正常組織のホウ素濃度比が大きければ大きいほど効果は期待できる）．

❷ **照射範囲（治療範囲）が広く取れること**：従来の放射線治療では腫瘍の浸潤範囲と周辺正常組織

の有害事象とのバランスのうえに照射範囲を決定している．一方，BNCT では比較的広い照射野設定が可能で癌細胞を照射野外に逃がさなくてすむ．なぜなら，照射範囲に含まれても正常細胞にホウ素が取り込まれていなければ，中性子照射により核分裂反応は生じないので正常組織はほとんどダメージを受けないからである．

❸ **生物学的効果比が非常に高いこと**：ホウ素と熱中性子との核反応で生じる α 粒子の飛程は極端に短く，その間に有している全運動エネルギーを周囲に付与する（高 LET 放射線）．そのため X 線（低 LET 放射線）照射が効くかどうかは腫瘍側の放射線感受性に大きく左右されるが，高 LET 放射線の α 粒子は放射線感受性に左右されず，放射線抵抗性癌にも効果を発揮する．

❹ **原則 1 回の照射で完了できる**：手術，放射線治療，抗癌剤治療では，1～2 か月間の入院・外来治療が必要であるが，BNCT の実質治療期間は 1 日である．

section 5 　将来展望

　BNCT の適応疾患として①悪性脳腫瘍，②難治性頭頸部癌，③悪性黒色腫にかぎらず肺癌，肝臓癌，悪性中皮腫などに対する治療研究[3-7]も始まっており，EU 諸国では，各国の協力体制の下で肝臓癌に対する治療に成功したとの報告があり注目を浴びている．また，前述したように日本をはじめとして世界中で原子炉に代わり都市部の医療施設にも設置可能な加速器の研究開発が始まっており，わが国でも医療用具・医薬品の申請承認を目標に準備が開始されている．

　また，BNCT が今後発展するためには，この治療が研究段階を脱却して医療として認定されることである．すでに経験を積み有効性が確認されている部位・癌腫に対しては先進医療としての承認を受けるべく進められる必要がある．先進医療の承認が得られれば，さらなる発展，普及に弾みがつくと予想される．近い将来，多くの悪性腫瘍に対する第一選択治療の一つとして加速器を用いた BNCT が大学病院などで行われることが期待される．

文　献

1) 平塚純一：放射線治療技術の最前線「ホウ素中性子捕捉療法が拓く癌の最新治療」．新医療 33(12)：74-77, 2006.
2) 平塚純一，他：ホウ素中性子捕捉療法（BNCT）の現状と可能性―さらなる展開に向けた課題はなにか―．Digital Medicin 7(6)：28-30, 2009.
3) Miyatake S, et al：Survival benefit of boron neutron capture therapy for recurrent malignant gliomas. J Neuro-Oncol 91(2)：199-206, 2009.
4) Yamamoto T, et al：Boron neutron capture therapy for newly diagnosed glioblastoma. Radiother Oncol 91：80-84, 2009.
5) Aihara T, et al：First clinical case of boron neutron capture therapy for head and neck malignancies using 18F-BPA PET. Head and Neck 28：850-855, 2006.
6) Suzuki M, et al：Impact of intra-arterial administration of boron compaunds on dose-volume histograms in boron neutron capture therapy for recurrent head-and-neck tumors. Int J Radiat Oncol Biol Phys 66(5)：1523-1527, 2006.
7) Hiratsuka J, et al：First clinical trial of boron neutron capture therapy for thyroid cancer Advances in Neutron Capture Therapy 2006（edited by Nakagawa Y, Kobayashi T and Fukuda H）：7-9, 2006.

7 放射線治療における医療事故防止

　放射線治療は，手術，化学療法と並んで癌治療の3本柱といわれている．手術と同様に局所治療ではあるが形態，機能を温存できるのが大きな特徴である．放射線治療は近年の技術的進歩により腫瘍への高線量の集中が可能となっている．また同時に正常組織への線量の低減化も可能になっており，良好な治療成績とともにその需要は増加の一途をたどると考えられている．しかし，放射線治療は高精度化に伴い治療機器のコンピュータ化も進んでおり，そのため高度な専門的知識が要求される場合が増加し，現場の医師，技師では対応困難な場合も多くなっている．

　日本におけるこのような放射線治療の高精度化は1990年代後半に始まり，以降10年間急速に拡大し，現在もさらに複雑化しつつある．そしてそれに合わせるように2000年以降，特に2005年までに誤照射事故が頻発した．これらの事故は十分に検証され，その原因が明らかになっているものが多い．治療機器の高精度化と複雑化もその要因の一つであるとされているが，さまざまな背景が絡み合って生じたといえるものがほとんどである．また，それらには今後さらに複雑化する治療機器を取り扱ううえで，再度繰り返されうる事象が多数内包されており，放射線治療に携わる人間はこれらを常に心に留め置き常に万全の注意をはらうべきである．そこで本稿では，これまでのわが国での誤照射事故について再検討を行い，現状の問題点，今後の課題などを検討する．

section 1　わが国における放射線治療事故

　近年のわが国での公表された誤照射事故のうち，対象患者が複数に上るものを公表日順に**表1**に示した[1-3]．最大人数で276人，期間は最長で5年半に及ぶ．過剰照射が5件，過小照射が2件であった．いずれも公表日は2004年までであり，その後は大規模な照射事故は報告されていない．さらにその事故の原因を**表2**に示した[1-3]．事例1，2，7については，ウェッジファクタ（wedge factor）の入力ミス，4は照射野係数の入力ミス，5はシャドウトレーを使用しない照射で，シャドウトレーを入れたMU値を計算し照射したというものであった．事例5の直接の原因は線量測定におけるミスであった．事例3に関しては長期間にわたり多くの患者に過剰照射が行われたことから注目を集め，テレビなどでも取り上げられたが，医師と技師との間の線量評価の相違が事故の直接の原因であり，それを長い間お互いに気が付いていなかったことが事故を大きくした．

● 表1　近年の日本における大規模誤照射事故

事例	施　設	公表日	誤照射の期間	内　容	対象人数
1	東京都T病院	2001年4月	1998年7月〜2000年12月	過剰照射	23
2	北陸K大学病院	2002年7月	2000年6月〜2002年7月	過剰照射	12
3	国立H病院	2003年10月	1995年4月〜1999年10月	過剰照射	276
4	Y大学病院	2004年2月	1999年4月〜2003年11月	過少照射	32
5	Y市立病院	2004年3月	2003年2月〜2004年3月	過剰照射	25
6	T総合病院	2004年4月	1999年3月〜2004年4月	過少照射	256
7	I医科大学病院	2004年5月	1998年9月〜2004年5月	過剰照射	111

● 表2　誤照射事故の原因

事例	施　設	事故の原因
1	東京都T病院	ウェッジファクタの入力ミス
2	北陸K大学病院	ウェッジファクタの入力ミス
3	国立H病院	医師と技師の線量評価の相違
4	Y大学病院	照射野係数の入力ミス
5	Y市立病院	シャドウトレーがないのにあるとして計算
6	T総合病院	線量測定における測定器の取り扱いミス
7	I医科大学病院	ウェッジファクタの入力ミス

　これらの事例を振り返ると，多くの誤照射は入力および設定のミスなどの技術的な面が原因であることがわかる．その背景として日本原子力産業会議放射線利用研究会では，治療現場での人手不足，医師・技師の人員不足，医師と技師のコミュニケーション不足，治療に関する品質保証の専門家の欠如の4点を指摘している．

　これらの事象を語るうえでの大きなポイントとなるのは，新規リニアック，治療計画装置の導入時の発生が目立つという点である．

　事例1の施設では1998年に2台のリニアックのうち1台を更新し，治療計画装置も導入した．よって1台の治療計画装置で，新旧リニアックの治療を受けもつことになった．この時に，両者のウェッジファクタが異なっていたにもかかわらず，旧リニアックに対して新リニアックのウェッジファクタのデータが使用されたため，特に30度ウェッジで照射線量が1.35倍の過剰照射となってしまっていた．この事例は2000年12月現場の技師が線量に疑問をもったことから発覚した．調査報告書によると，治療計画装置を導入する際，旧リニアックもこの治療計画装置の対象とすることが明確にされていなかったが，その後変更があり旧リニアックの治療も担当することになった．また，工事は予定より遅れていたため，治療計画装置へのデータの投入は製造者側が引き受けることになった．このような予定していたのとは異なる状況に過密スケジュールなども加わって，結果的にビームデータの授受が使用者と製造者の間で円滑に行われていなかったことが大きな要因としているが，さらに，これに加えてデータ検証システムの不在などもあげられている[4]．

　事例3に関しても詳細な報告がなされている．この事例では治療担当医師が，アイソセンターの線量を指示する方法に加え，最大線量を100%となるように正規化した線量分布図において，90%（または70%，80%）領域の線量を指示する方法の2つの方法を用いていたことが大きな要因であったと

報告されている．すなわち，後者の場合に治療担当医師と，技師の間で解釈に相違が生じていた．90%/2 Gy（90%領域に2 Gy）と表記したものを，技師の方ではアイソセンターを100%と考え，その90%を2 Gyと解釈したのである．その結果，過剰照射が生じてしまった．この事例の直接の原因は医師と技師の線量表示に対する解釈の違いであるが，これに加え両者の間のコミュニケーションの欠如も原因の一つであった．さらにこの事例に関係した医師と技師はともに放射線治療についての十分な研修を受けていないにもかかわらず，現場の治療を任されていたという現実もあった[5]．

事例4では1999年に治療計画装置を導入した際，データを入力した業者が，本来4 MVのX線に対し，15×15 cmの出力係数として1.032と登録すべきところを1.320と登録していた．この作業は過密スケジュールの昼夜を徹して行われていたということであった．それから約4年半が経過した2003年，技師は治療計画装置が算出した全頸部原体照射に対するMU値が異常に低いことに気づいたことから誤照射が発覚した．すなわちこの事例は業者側の出力係数の入力ミスが直接の原因であった．しかし，使用者側も長期にわたり治療計画装置のデータの確認を行っていなかった．もっと早い段階で確認を行い入力ミスがわかっていれば影響が最小にとどめられた可能性があると報告されている[6]．

表1に複数患者が係る事故を表示した．これら以外にも数件の誤照射事故の事例が報告されている．W県立医大で発生した事例で，2003年9月，治療担当医は下咽頭癌患者への照射の際，2.5 Gy×25回=62.5 Gyの照射を行った後，さらに2.5 Gy×4回=10 Gyのブースト照射を行う予定で治療計画を行った．治療計画装置へは，総線量10 Gy，照射回数を4回と入力すべきであったが，回数がデフォルトの1のままであった．そのため，リニアックには1回10 Gyで計算されたMU値が転送された．治療計画書には2.5 Gy×4回と記されており，技師のほうでもそれを確認したが，送られてきたMU値と治療計画の整合性を確認せずに治療を行った．よって1回10 Gyが照射されることとなった．3回目の照射時にほかの技師が気づいて治療を中止したが，患者は9か月後に過剰照射部位の壊死・局所感染，動脈性の出血などで死亡している．この事例は医師の治療計画装置へのパラメータの入力ミスに加え，装置側にも問題があった．加えて，治療担当技師の体制にも問題があったと報告されている．同院では専任技師は1人であり，その他2人がローテーションしている．そのような体制であったため，専門性が十分に確保されていなかったというのも背景にあったと推測される[7]．

このほかにも関西K大病院では2003年に全脳全脊髄照射を施行した患者に関して，腰椎の数が1つ少なかったことに気がつかなかったため照射野に重なりが生じ，結果晩期放射線脊髄炎を発症したと発表している．

これらの事例が発生した年代は，放射線治療において3次元治療計画が一般化しつつある時代であり，それに伴い治療の複雑化が急激に進んだ時期であった．よって新しいリニアックや治療計画装置の導入が盛んに行われていた．製造者側は過酷なスケジュールでの納入を迫られており，これに人手不足も加わって技術的なミスが非常に生じやすい状態であったと考えられる．さらに使用する側も，新規のリニアック，治療計画装置の受け入れ態勢が十分に整っていなかった場合が多かった．臨床の現場では増加する患者数に対して医師，技師ともに常に人員不足であり，専門性の確保が困難な場合もあった．加えて新規の装置への対応が要求されていたため非常に過酷な状況での業務となり，それが判断力を低下させる要因となり慢性的にミスが生じやすい状態であったといえる．

section 2 　誤照射事故に対する対策

　これらの多発する誤照射事故を受けて，厚生労働省では平成16年4月9日に「診療用放射線の過剰照射の防止等の徹底について」という緊急要請を発表している[8]．同文書はその中で，最近新たにリニアック装置を備えた医療機関（更新したものも含む）においては，照射量の設定等を含め自主点検やダブルチェックの体制等適切な管理が行われるよう特段の配慮をお願いすると強調している．加えて放射線治療分科会からも喚起文が発表された[9]．また，放射線治療関連学会・団体（日本医学物理学会，日本医学放射線学会，日本放射線技師会，日本放射線技術学会，日本放射線腫瘍学会）では，各学会・団体から任命された委員で構成された「放射線治療の品質管理に関する委員会」によって事故防止に関して集中的に検討が行われ，その結果が「放射線治療における医療事故防止のための安全管理体制の確立に向けて」として報告された[10]．

　その中で強調されているのは，各病院内の品質管理に関する組織体制の整備，教育・研修，第三者機関によるチェック，情報の開示である．具体的には放射線治療を専らとする医師を委員長とする放射線治療品質管理委員会の整備，放射線治療品質管理を専らの業務とする者と放射線治療品質管理に関わる者とからなる放射線治療品質管理部の設置があげられている．これらの組織において，放射線治療の品質管理のための具体的措置や作業マニュアルの作成など，一切のことを検討して作成し，臨床の現場で実行する．また同文書では，各病院は放射線治療に関わる者に対して品質管理に関する計画的な教育・研修を行い，学会などによる初期研修や定期的な教育・研修コースを利用できるように配慮すべきであると強調している．こういった委員会の設置や教育の充実は非常に重要で品質管理には欠かせないが，それだけでなく放射線治療における品質管理を充実させるには十分な人材の確保が非常に重要であるのはいうまでもない．現在日本でも放射線腫瘍医をはじめ，医学物理士，品質管理士などを増やす努力が続けられており実際，増加傾向にある．しかしアメリカと比べると依然として少なく，現状多くの病院では放射線治療の品質管理に対して人手不足であり，人材確保に関しては非常に厳しい状況であるといわざるを得ない．しかし，今後も人材の確保，教育は弛まずに続けていかなければならない．

　今回取り上げた事例以降，大規模な誤照射事故というのはこれらに関する詳細な検証が生かされたためか報告されていない．しかし今後，強度変調放射線治療（intensity modulated radiotherapy：IMRT）などが多くの施設で求められる状況にあっては誤照射事故が再度発生する可能性は十分に考えられる．こういった状況の中で人材確保に最大限の努力をしつつ，品質管理委員会を組織しquality assurance（QA；品質保証，精度保証），quality control（QC；質的管理）のシステム化，マニュアル化，および定期的な検証，またスタッフの啓蒙，教育，現場で放射線治療に関わる職種間でコミュニケーションなどを怠りなく実践していくことが重要である．特に新規リニアック・治療計画装置の導入時に事故が最も発生しやすいという過去の事例を忘れてはならない．

　欧米と比較してわが国は機器導入の際の受け入れ試験とコミッショニングを納入業者に委託する傾向が強かった．この原因は前述したがマンパワー不足，特に専門の品質管理責任者が不在であることが大きな原因であった．それ故にダブルチェック機構などを欠き，簡単な初期設定のミスでさえ見過ごされている場合が事故につながった．現在この状況は改善されつつあるものの，新規装置導入の時が最も注意が必要であることを各施設が自覚し，最大限の注意を払うことが重要であろう．

文　献

1) 渡辺良晴：誤照射事故から得られた教訓．日本放射線技術学会誌　62巻（5号）：657-660, 2006.
2) 保科正夫, 他：放射線治療における事故事例と事故防止対策―誤照射事故の立入り調査の教訓―．放射線治療分科会誌　18巻（2号）：8-13, 2004.
3) 池田恢：放射線照射事故とその背景―現状と展望―．原子力委員会．2006年4月11日．
4) 医学放射線物理連絡協議会：東京都内某病院における過線量照射事故の原因及び再発防止策に関する医学放射線物理連絡協議会による調査報告書．2001年11月24日．
5) 医学放射線物理国連絡協議会：国立弘前病院における過剰照射事故の原因及び再発防止に関する調査報告書．2004年7月1日．
6) 医学放射線物理連絡協議会：山形大学病院における過小照射事故の原因及び再発防止に関する調査報告書．2004年11月19日．
7) 医学放射線物理連絡協議会：和歌山県立医科大学附属病院における過剰照射事故の原因及び再発防止に関する調査報告書．2006年6月28日．
8) 厚生労働省医政局指導課長：診療放射線の過剰照射の防止等の徹底について．医政指発第0409001号．2004年4月9日．
9) 熊谷幸三：(喚起文) 放射線治療における誤照射事故防止の徹底を！．放射線治療分科会誌　18巻（2号）：3-4, 2004.
10) 放射線治療の品質管理に関する委員会：放射線治療における医療事故防止のための安全管理体制の確立に向けて（提言）最終報告．2005年9月10日．

8 放射線治療の副作用と対策

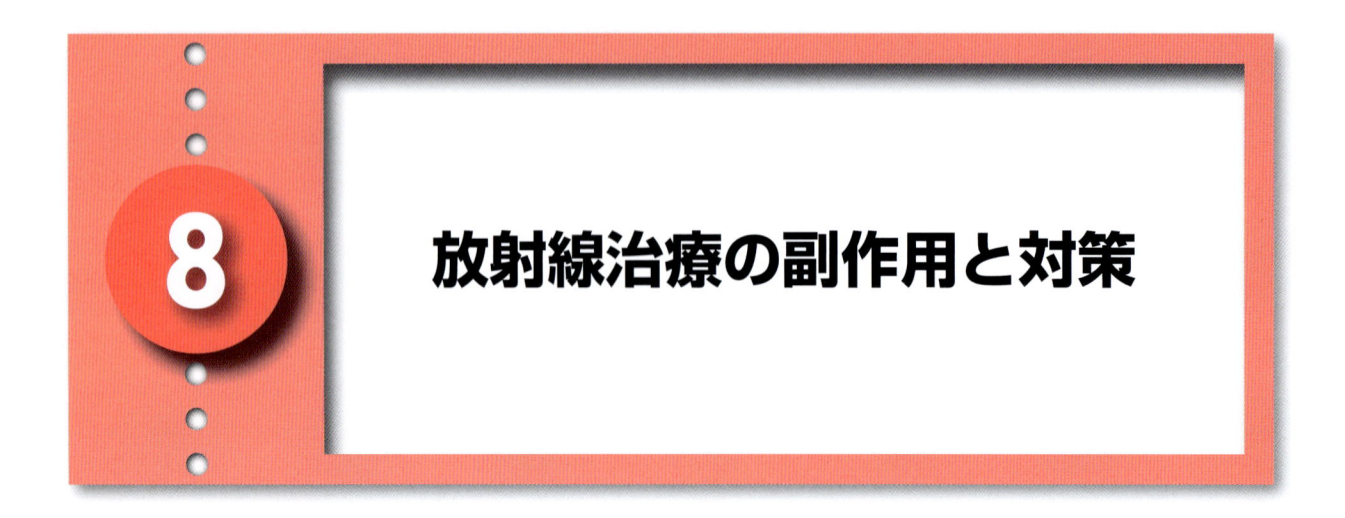

section 1 副作用について知っておくべき基本的事項

　副作用（side effect, adverse effect）は正式には有害事象（sequela，複数形は sequelae）と呼称する．期待される効果とは相反する好ましくない反応の総称である．英文では sequela 以外に toxicity もよく用いられる．放射線による治療効果と有害事象は写真のポジとネガの関係である．要するに障害（damage）が腫瘍組織に生じるか正常組織に生じるかの違いであり本質的には同じものである．

1 腫瘍組織障害と正常組織障害の関係

　図1で横軸は累積線量，縦軸は障害発生頻度を示す．腫瘍組織（曲線a）のほうが正常組織（曲線b）よりも少ない線量でより障害を生じる可能性が高くなる．一般的には曲線aのほうが曲線bよりも左に位置するので，正常組織障害の可能性と程度とを腫瘍組織障害よりも小さく許容範囲に押さえることができる．曲線aと曲線bとの位置関係はそのままで両者が離れているほど有害事象を起こすことなく腫瘍を制御することが容易となる．もしも逆に正常組織（曲線b'（破線））のほうが腫瘍組

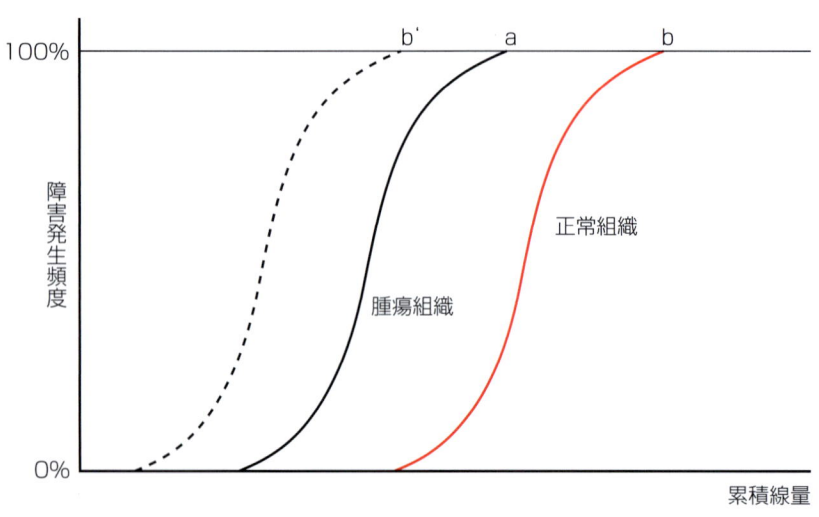

図1　腫瘍組織障害と正常組織障害の関係

織（曲線 a）よりも少ない線量で障害が生じる場合には，正常組織障害が腫瘍組織障害を上回ってしまうので放射線治療を行うことは困難となる．

2 確定的影響・確率的影響と耐容線量

確定的影響と確率的影響を生じる線量と障害発生頻度の関係を図2に示す．放射線治療で臨床上問題となる有害事象の大半は確定的影響であり，障害が発生する線量に明確な閾値（threshold）がある．臓器や組織毎に閾値の線量は大きく異なる．耐容線量は5年以内に有害事象を生じる頻度が5％以下となる上限の線量と定義されており，確定的影響では閾値の線量がほぼ耐容線量に該当する．

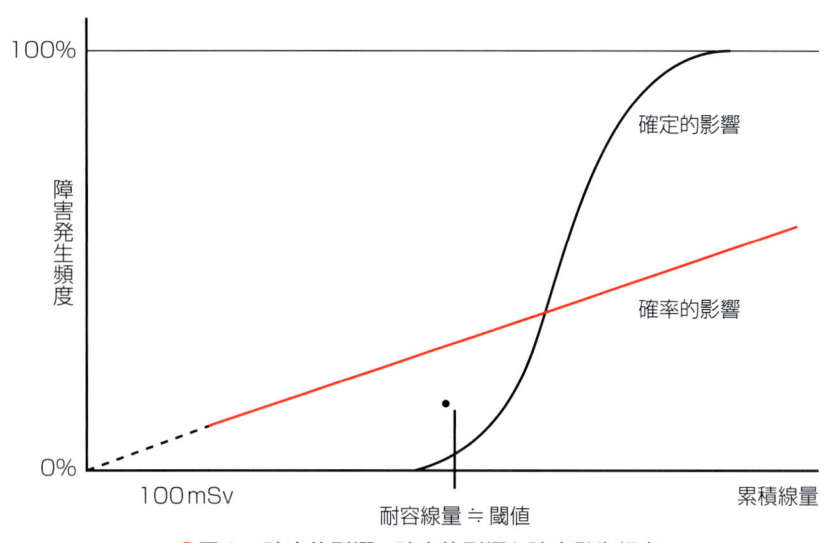

図2 確定的影響・確率的影響と障害発生頻度

照射容積の大小によって耐容線量が変動する臓器がある一方，耐容線量が照射容積に依存しない臓器もある．一般的には照射容積が大きくなるほど臓器・組織の耐容線量は低下する．さらに総線量が同じでも1回線量が大きくなるほど耐容線量は低下する．

発癌や遺伝的影響のような確率的影響は線量に比例して発生頻度が増加する．確率的影響に明確な閾値はない．100 mSv（10 cGy）程度の低線領域に閾値があるとする考えもある．実際に白血病の発現が「統計学的に有意に」増加するのは50〜100 mSv以上であるとされている．しかし，50〜100 mSv以下のレベルでは生活習慣，環境因子・遺伝的因子などによる影響がいわゆるバックグラウンドノイズとして放射線の影響に加わる．このために一見，低線領域で閾値があるようにみえているだけであるとする考えが現在は主流である．確率的影響が問題となるのは主として小児や若年者である．放射線治療の対象となる患者の多くは中・高年齢者であり，この場合には確率的影響はおおむね無視しうる．

放射線治療に伴って起こりうる有害事象は障害の出現する時期により急性期有害事象と晩期（晩発性）有害事象に分けられる．

主要臓器の耐容線量を表1に列記する[1]．特に断らないかぎり1回2 Gy，週5回照射（月曜日から金曜日まで）で治療した場合での晩期有害事象に対する線量である．耐容線量が小さい臓器では急性期に有害事象が出現することがあり，しかもその多くは不可逆性の変化である．

● 表1　正常臓器・組織の耐容線量（晩期有害事象）

領　域	部　位	耐容線量	照射容積	有害事象	再生・修復	備　考
皮　膚	皮　膚	55	100 cm² 程度	潰　瘍	可	最大 70 Gy
脳・神経	脳	45	全　脳	壊　死	不　可	容積 30%では 60 Gy
	脳幹部	50	全　部	壊　死	不　可	容積 30%では 60 Gy
	脊　髄	50	5〜10 cm	変性・壊死	不　可	20 cm では 47 Gy
	馬尾神経	60	体積効果なし	末梢神経障害	不　可	
	腕神経叢	60	体積効果なし	末梢神経障害	不　可	
眼球・視神経	視神経	50	体積効果なし	失　明	不　可	
	網　膜	45	体積効果なし	失　明	不　可	
	水晶体	10	体積効果なし	白内障	手術により可	
頸　部	中　耳	55	全　部	滲出性中耳炎	手術により可	容積 50%以下では無症状
	耳下腺	32	全　部	口腔内乾燥	一部可	容積 50%以下では無症状
	喉　頭	70	全　部	軟骨壊死	不　可	
		45	全　部	喉頭浮腫	可	
胸　部	肺	17.5	全　部	肺臓炎	一部可	容積 30%では 45 Gy
	心　臓	40	全　部	心外膜炎	一部可	容積 30%では 60 Gy
	食　道	55	全　部	線維化	不　可	容積 30%では 60 Gy
腹　部	胃	50	全　部	潰瘍・穿孔	一部可	容積 30%では 60 Gy
	小　腸	40	全　部	腸閉塞・穿孔	一部可	容積 30%では 50 Gy
	大　腸	45	全　部	腸閉塞・穿孔・潰瘍	一部可	容積 30%では 55 Gy
	直　腸	60	全　部	潰瘍・瘻孔	一部可	
	肝　臓	30	全　部	肝機能障害	不　可	容積 30%では 50 Gy
	腎　臓	23	全　部	腎萎縮・腎機能障害	不　可	容積 30%では 50 Gy
	膀　胱	65	全　部	膀胱萎縮・線維化	不　可	
生殖腺	精　巣	1	体積効果なし	不妊症	不　可	
	卵　巣	2	体積効果なし	不妊症	不　可	
骨　髄	骨　髄	2	体積効果なし	骨髄機能抑制	不　可	

3　有害事象の評価法

　Common Terminology Criteria for Adverse Events（CTCAE version 4.0）が国際的に用いられている．現在の癌治療は手術，放射線療法，化学療法などを組み合わせて行う集学的治療が主流であるので特定の治療に基づいた評価法ではない．放射線治療による晩期有害事象の評価法にはLENT, SOMA scale があるが，上述の CTCAE に統合された．

section 2　急性期有害事象

1　総　論

　放射線治療開始直後から治療終了後3か月以内に生じる．基本的に以下の述べる変化が組織レベルで経時的に生じる．

❶ 炎症反応に基づく有害事象

　　a．浮腫：毛細血管の透過性亢進と血漿成分の血管外への漏出により生じる．早ければ照射開始

後数時間以内に出現する．浮腫が特に問題となるのは全脳照射の場合である．脳に浮腫が生じると脳圧が上昇する．最悪の場合は脳ヘルニアを起こす可能性がある．

b．**紅斑・発赤・充血**：1回線量1.8～2.0 Gyで週5回照射する場合，照射開始後2週間頃に毛細血管の拡張が生じる．その結果，組織内の血液量が増加して紅斑などの臨床症状がみられる．放射線皮膚炎の典型的な症状である．4 MVのX線や電子線を用いた場合には皮膚の表面線量が高くなる（☞1章　放射線治療装置と照射方法，線量特性の項）ので好発する．累積線量の増加とともにその程度は増強するが個人差が大きい．

c．**炎症**：1回線量1.8～2.0 Gyで週5回照射する場合，照射開始後3～4週間程度経過すると照射部位に単核球が浸潤してきてさまざまな種類のサイトカインを放出する．その結果，炎症を生じる．便宜的に三段階に分けて説明したが，急性障害の本態は炎症に向かう一連の連続した変化である．照射を中断ないし終了すれば1週間から10日後に炎症は終息に向かう．通常は治療終了後1～2か月以内に治療前の状態に回復する．

　炎症を主体とする急性期有害事象は可逆性である．このことはきわめて重要である．なぜならば最終的には治癒するので治療後のquality of life（QOL）を恒久的に低下させることがないからである．

❷ 炎症反応以外の有害事象

代表的なものに放射線宿酔（radiation sickness）がある．悪心，嘔吐，食欲不振，全身倦怠などの症状を主体とする．通常は照射開始後の早い時期に出現する．体幹部の広い範囲（およそ10 cm×10 cm以上）に照射する場合に生じやすい．治療回数が進むに連れて自然に軽減・消失する場合も多くみられる．おそらく体が放射線の照射に順応するためではないかと考えられる．

そのほかには耐容線量が小さいために組織障害に起因する有害事象が治療期間内に生じる場合がある．代表的なものでは骨髄の造血能抑制による末梢血中の白血球減少がある．

2　各論

臨床上，特に問題となりやすい臓器・組織の有害事象とその対策について列記する．

❶ 皮膚（含付属器）

皮膚炎・粘膜炎を生じる．最も多く遭遇する有害事象の一つである．紅斑，熱感，疼痛などのいわゆる「日焼け」に類似した症状を呈する．4～6 MV X線や電子線，ボーラス（☞1章　放射線治療装置と照射方法）を使用する場合には皮膚線量が高くなるので起こりやすい．頭頸部腫瘍，乳房温存療法における接線照射，皮膚・リンパ節転移に対する照射などで好発する．症状が増強すればステロイド外用剤を処方する．

脱毛は必発である．頭部に照射する場合には患者の心理的負担に配慮する必要がある．時間がかかり，完全に元の状態に戻らない場合も多いが毛髪は再生する．汗腺の機能低下が持続すると発汗が低下して乾燥肌になる．乳房温存療法の放射線治療では15～18％に生じる[2]．対症的にローションを使用する．

❷ 脳

転移性脳腫瘍などに対して全脳照射を行う場合，脳圧の上昇に伴う頭痛，悪心，嘔吐が起こりうる．脳圧の上昇を防止するためにグリセオールとステロイド剤を併用することが大切である．

❸ 肺

　肺臓炎が出現して咳嗽，微熱が起こりうる．通常の肺臓炎は照射範囲内に限局して照射終了後平均6週間頃に生じる．症状が強ければステロイド剤の内服が有効である．特に肺癌では照射線量・照射容積ともに大きくなりがちであるうえに，肺気腫などによる肺機能の低下がベースにあることも多いので注意が必要である．有害事象を予防する指標としてV 20（20 Gy以上照射される肺容積の全肺容積に対する割合）が有用であるとされ[3]，これが30％を超えないように治療計画を行う．

　通常みられる肺臓炎は比較的緩徐に進行し，照射完了後6か月頃には徐々に線維化に移行してそのまま終息する．稀ではあるが「劇症型」の肺臓炎がある．これは照射期間中の20 Gy程度照射した頃から発症し，照射範囲を超えて広汎に炎症が広がり致命的となることがある．ステロイドパルス療法が行われる．好中球エラスターゼ阻害剤が有効である可能性も報告されている[4]．

　なお，わが国では「放射線肺炎」が一般的に用いられているが正確には「放射線肺臓炎」である．英語ではradiation pneumoniaとはいわずradiation pneumonitisと呼称する．

❹ 消化管

　上部消化管では食道炎が臨床上問題となりやすい．食道癌はもとより肺癌で縦隔リンパ節を含めて照射する場合や，骨転移で胸椎へ照射する場合に起こりうる．軽度であれば胸やけ，症状が強くなれば嚥下時疼痛を生じる．アルギン酸ナトリウムの投与により食道粘膜を防護する方法がよく用いられている．疼痛が強ければNSAID鎮痛剤を併用する．

　下部消化管では子宮頸癌や膀胱癌などで骨盤内に広汎に照射する場合に下痢が起こりうる．対症的に整腸剤や止痢剤を投与する．

❺ 尿路系

　膀胱癌や前立腺癌では膀胱粘膜・尿道に浮腫・炎症が起こり，頻尿，尿意切迫，尿勢の低下，排尿時痛など，排尿に関する症状が起こりうる．症状が強ければ対症的に塩酸フラボキサートやα1ブロッカーなどを投与する．

❻ 骨　髄

　広範囲に照射する場合には骨髄抑制による末梢血中の血球成分の減少が起こりうる．白血球の低下が最初に出現するのはターンオーバーが数日間と短いからである．放射線治療単独の場合は白血球の減少による治療中断の機会は少ない．しかし，抗癌剤を放射線治療直前に投与されていたり，放射線治療と同時に併用する場合には白血球（好中球）の減少により治療の休止を余儀なくされることがある．休止の目安は白血球数が1,500〜2,000/mm^{3}である．抗癌剤を併用している場合，好中球の減少に対してはG-CSF製剤を投与する．

section 3　晩期有害事象

1　総　論

　治療終了後12週（3か月）以降に生じる．すなわち急性期の反応が終息した後に生じる変化である．臨床上は治療終了後5〜6か月以上経過してから出現することが多い．晩期有害事象で留意すべき点は出現時期の終わりが明確でないことである．

晩期有害事象は組織学的レベルでは毛細血管に生じる障害を基礎として起こりうる．大きく3つの病態に分けられる．

1）萎縮：脳や腎臓が萎縮を起こしやすい代表的臓器である．
2）線維化：線維化が生じれば皮膚や筋肉などが硬化する．肺にもよくみられる．
3）変性・壊死：消化管に生じれば潰瘍を形成する．中枢神経系に生じれば重篤な症状をもたらしうるので特に注意が必要である．

これら3つの変化は単独でも起こるがしばしば複合して生じる．急性期有害事象でみられる炎症反応などとは異なり，いったん生じると元の状態に回復しない場合が多い．すなわち，晩期有害事象は基本的に不可逆性の変化である．

毛細血管に障害を生じる基礎疾患を有する場合には晩期有害事象に対する耐容線量が低下しうる．代表的な疾患は糖尿病と膠原病である．ただし，これらの疾患を有すればどの程度，耐容線量が低下するかの定量的評価は困難である．

過去に放射線治療を受けていた場合，照射部位に含まれる臓器の耐容線量は低下する．どの程度低下するかは過去の照射時期と照射線量によって変わる．これも定量的評価は大変に困難であるが，再照射の際には常に考慮すべき問題である．

晩期有害事象の対策は照射範囲内に含まれる正常臓器の線量を耐容線量以下に抑えることである．しかし，さまざまな情況と不確定要素により晩期有害事象を完全になくすことは大変むずかしい．

2 各 論

❶ 皮 膚

現在の放射線治療で正常な皮膚に潰瘍・壊死を起こす可能性はきわめて小さい．なぜならば深部の病巣には通常，10 MV X線を使用するので皮膚線量が半分程度となるからである．しかも多門照射を用いることも多いので皮膚の総線量は耐容線量を下回る．

❷ 脳・脊髄

脳壊死はstereotactic radiosurgery（SRS）で治療した場合に生じることがある．ただし壊死の範囲は限定的であり，保存的にあるいは手術により機能障害を残さずに治療することが可能である．通常の外部照射では1回線量2〜3 Gy，総線量20〜30 Gy程度で壊死を起こすことはない．しかし，3〜5年以上経ってから知能低下や脳萎縮を生じることがある．

脊髄の変性・壊死による症状は日常生活に与える影響が大きいのでとりわけ注意が必要である．最初の治療計画で脊髄を照射範囲に含む場合，治療の途中で脊髄が照射範囲外となるように照射の方向を変更することが一般に行われている．通常は1回線量1.8〜2.0 Gyの場合40 Gy前後で変更する．複数の照射部位がある場合，個々の照射部位が脊髄で重なると簡単に耐容線量を超えてしまう．過去に放射線治療歴がある場合にはとりわけ注意を要する．

❸ 肺

ほかの多くの臓器と異なり臨床上は急性障害のほうが問題となることが多い．50 Gy以上では照射範囲に含まれる肺の多くの部分が照射後3〜6か月には徐々に線維化に移行する．食道癌で縦隔を中心に照射すると，照射後3〜5年頃から縦隔側肺の線維化とともに胸水の貯留が出現することがある．

❹ 心　臓

　放射線誘発心疾患の病態として①びまん性心筋線維化，②遅発性心外膜炎，③冠動脈疾患，④刺激伝導障害，⑤弁膜疾患，⑥遅発性心嚢液の6つが知られている．

　食道癌で縦隔に60 Gy照射すれば数年後に心嚢液が貯留することが多い（⑥）．通常は経過観察でよい．心筋の血流低下も心筋シンチグラフィで認められることがある（①）．

　今後問題となり得るものに③があげられる．左側乳癌の乳房温存療法で接線照射後10年以上経ってから，冠動脈疾患による心臓死のリスクが右側乳癌で同様の治療を受けた場合よりも1.3～1.5倍高くなることが知られている[5]．

❺ 消化管

　食道では食道癌の放射線治療後5年以上経過して線維化・肥厚を生じることがある．

　小腸・大腸では腸管の癒着によるイレウスを生じることがある．子宮頸癌などで(全)骨盤照射を行った数年後に起こりうる．特に手術後の照射では頻度が高くなる．多くは保存的治療で軽快する．

　直腸では潰瘍が前立腺癌や子宮頸癌（腔内照射併用）の放射線治療に際して起こりうる．特に前立腺癌では照射線量が多くなるので直腸線量に十分配慮する必要がある．現在ではIMRT（☞1章　放射線治療装置と照射方法，4章　定位放射線治療強度変調放射線治療（IMRT））や一時刺入・永久刺入密封小線源治療（☞3章　密封小線源治療）などの普及により，直腸線量を耐容線量以下に抑えつつ前立腺に十分な線量を安全に投与することが可能となった．子宮頸癌では腔内照射で直腸・S状結腸が過線量とならないように注意する必要がある．

❻ 骨　髄

　骨髄の耐容線量は2 Gyと非常に小さいので，照射範囲に含まれる骨髄の多くは脂肪変性して黄色骨髄となり骨髄機能は廃絶する．ただし，照射範囲外の骨髄はほぼ正常に保たれる．正常な骨髄は代償性に機能を増強するので，通常の治療では骨髄障害が臨床上問題となることは少ない．

　ただし，半身照射では骨髄抑制が遷延することがある．なお，全身照射は骨髄の廃絶を目的とした照射であり骨髄移植を前提としている．抗癌剤を併用する場合では抗癌剤による強力な骨髄抑制作用のために放射線治療の続行が困難となることがある．

❼ 水晶体

　水晶体の耐容線量は10 Gyと小さい．上顎癌・篩骨洞癌・鼻腔癌などでは照射範囲に水晶体を含まざるを得ない場合がある．数年後に白内障を発症する．発症した場合でも手術により視力の回復が可能である．

❽ 生殖腺

　精巣の耐容線量は1 Gy，卵巣の耐容線量は2 Gyと非常に小さい．照射範囲に生殖腺を含む場合は不妊症が必発である．妊娠を望む場合には治療開始前に卵巣をあらかじめ照射範囲外の場所へ外科的に移設することも行われる．

❾ 骨・軟部組織

　乳房温存療法の接線照射後や肺癌に対する定位放射線治療後に肋骨骨折を生じることがある．比較的稀である．バストバンドによる保存的治療で軽快する．骨盤への照射では仙骨骨折を生じることがある．疼痛を主訴としCTやMRIで診断される．保存的治療で軽快する．

　軟部組織では線維化による硬化がある．リンパ腫では線量が36～40 Gy程度であるにもかかわらず頸部・鎖骨上窩に照射後5年以上経過して高頻度に出現する．

おわりに

晩期有害事象には発症時期に終わりがない．したがって観察期間が長期に及ぶほど晩期有害事象の発症頻度は上昇する可能性がある．論文を読む際に晩期有害事象が極端に少ない場合，経過観察期間に注意する必要がある．さらに詳しく知りたい読者のためにいくつか参考書をあげておく[6-8]．

文 献

1) Emami B, Lyman J, Brown A, et al: Tolerance of normal tissue to therapeutic irradiation. Int J Radiat Oncol Biol Phys 21: 109-122, 1991.
2) Inomata T, Narabayashi I, Inada Y, Shimbo T, Takahashi M, Uesugi Y, Kariya S, Nishioka A, Ogawa Y: Patients' subjective evaluation of early and late sequelae in patients with breast cancer irradiated with short fractionation for breast conservation therapy: comparison with conventional fractionation. Breast cancer 15: 93-100, 2008.
3) Rosen GD, Dube DS: Radiation-induced pulmonary disease, Encyclopedia of Respiratory Medicine. pp 601-609, 2006.
4) Shimbo T, Inomata T, Takahashi M, Tatsumi T, Uesugi Y, Narabayashi I, Sonobe H: Effects of sivelestat sodium hydrate on the reduction of radiation pneumonitis. International Journal of Molecular Medicine 20: 817-822, 2007.
5) Darby SC, McGale P, Taylor CW, et al: Long-term mortality from heart disease and lung cancer after radiotherapy for early breast cancer: Prospective study of about 300,000 women in US SEER cancer registries. Lancet Oncology 6: 557-565, 2005.
6) Hall, EJ: Radiobiology for the radiologist 6th ed, Lippincott Williams & Wilkins, 2005.
7) Fajardo FF, Berthrong M, Anderson RE: Radiation Pathology, Oxford University Press, 2001.
8) Dörr W, Engenhart-Cabilic R, Zimmermann JS: Normal tissue reactions in radiotherapy and oncology. Karger, 2002.

9 脳・脊髄腫瘍の放射線治療

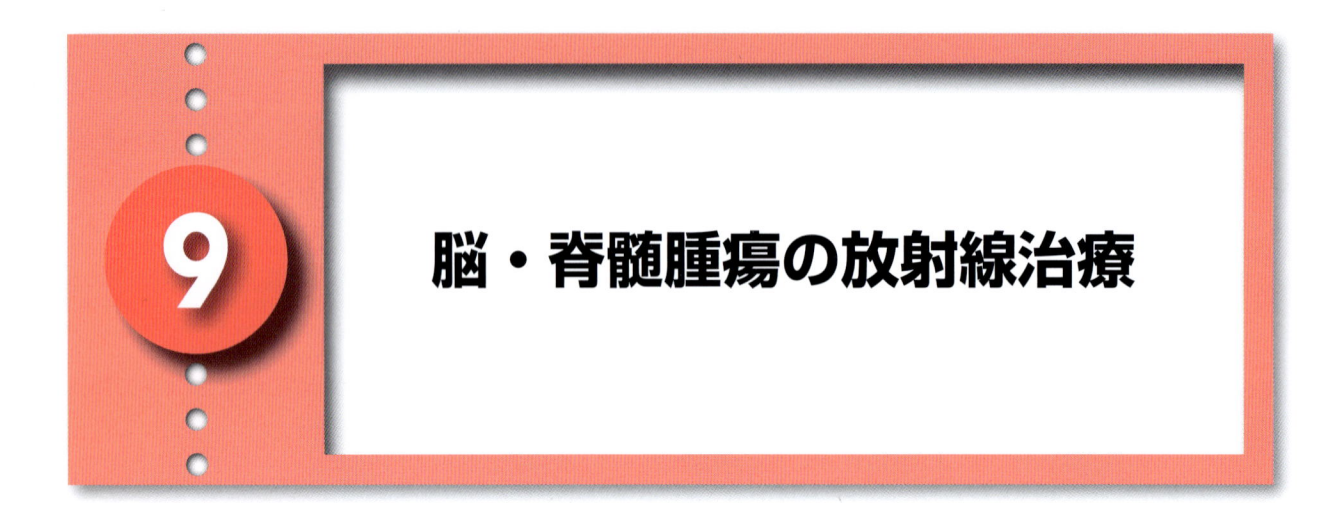

section 1 低悪性度神経膠腫

「神経膠腫（glioma）」は本来，星状膠細胞由来のastrocytic tumorに用いられる用語であるが，広義にはすべての神経膠細胞由来の腫瘍の総称として用いられることが多い．一般に，世界保健機関（WHO）の病理分類において，グレード I とグレード II に分類されるものを「低悪性度」と呼んでいる．

1 治療方針

❶ 術後照射

低悪性度神経膠腫の治療の主体は手術である．原則として全摘出を目指すべきであるが，浸潤性に広がる腫瘍においては術後顕微鏡レベルの腫瘍残存の可能性が高く，その制御を目的として放射線治療が行われる．術後照射により，中間無増悪生存期間と腫瘍制御されている症例の1年後のてんかん発症率を低減できる[1,2]．

❷ 化学療法

プロカルバジン＋ロムスチン＋ビンクリスチン（PVC療法）は無増悪生存率を有意に改善させる．高悪性度神経膠腫において標準的化学療法剤となったテモゾロミドは，現在，欧米や中国でランダム化比較試験が進行中である．

2 放射線治療

❶ 標的体積

GTV	MRIやCTで同定される腫瘍．全摘出されている場合は規定できない．
CTV	腫瘍周囲の浮腫領域から1cm程度までの脳組織．
PTV	CTVに5mmほどのマージンを加える．

❷ 照射線量：現時点では，通常分割照射の45〜55 Gy/25〜30回/5〜6週（1.8〜2.0 Gy/回）が標準と考えられる．

3 標準的な治療成績

5年生存率は，びまん性星細胞腫で50〜60％，乏突起膠腫で70〜80％程度である．

4 有害事象

急性期有害事象としては，放射線宿酔，照射野に一致した脱毛，放射線皮膚炎，中耳炎などがみられる．晩期有害事象としては，放射線脳壊死が問題となるが，グレード3以上となるのは数％である．認知機能に関しては，MMSE（Mini-Mental State Examination）を用いた評価で，約5％の患者に有意な低下を認めたとする報告がある．

section 2 高悪性度神経膠腫

ここでは，WHOの組織分類グレードIIIおよびグレードIVの膠芽腫，退形成性星細胞腫，退形成性乏突起膠腫を主に扱う．

1 治療方針

高悪性度神経膠腫の治療の主体はやはり手術であり，可及的に摘出量を多くすることが予後に寄与する．しかし，浸潤性に増殖する腫瘍の性質上，術後残存する頻度は高く，このため，補助療法として放射線治療や化学療法が行われている．術後照射は，術後に支持療法のみを行う場合と比較して有意に予後を改善する．また，テモゾロミドの併用が予後に寄与することが証明されている[3]．以上より，標準治療としては，可及的な腫瘍摘出術後に放射線治療とテモゾロミドによる化学療法の併用が推奨される．

2 放射線治療

❶ 標的体積

GTV	MRIやCTで同定される腫瘍．全摘出されている場合は規定できない．
CTV	拡大局所照射では腫瘍周囲の浮腫領域から1.5〜2cm程度までの脳組織．局所照射として，残存腫瘍＋腫瘍床から1.5〜2cmまでの脳組織とする場合もある．
PTV	CTVに5mm程のマージンをつける．

❷ 照射線量：過分割照射による高線量照射を支持するデータは示されていない．また，60 Gy以上のブースト照射による有意性も示されていない．このため，現時点では通常分割照射の60 Gy/30回/6週（2 Gy/回）程度が推奨される．40〜50 Gyまで拡大局所照射を行い，その後，必要に応じて局所照射に縮小する方法もある．

3 特殊な放射線治療

❶ 粒子線治療

放射線医学総合研究所では，第 I/II 相試験として高悪性度神経膠腫を対象に 50 Gy/25 回の X 線照射と ACNU 化学療法併用で 16.8〜24.8 GyE の炭素イオン線治療を行い，膠芽腫で 17 か月，退形成性星細胞腫で 35 か月の中間生存期間を報告している[4]．筑波大学では，第 I/II 相試験として X 線治療と ACNU 併用に陽子線治療による加速過分割照射を行い，21.7 か月の中間生存期間を得ている[5]．

❷ 強度変調放射線治療（IMRT）

高悪性度神経膠腫に対する IMRT の治療成績の報告はまだ十分ではないが，浸潤性に広がる腫瘍の，再発率の高い部位とそうでない部位とで照射線量を変えることができるこの方法は理にかなっており，今後の治療成績の向上が期待されている．

❸ ホウ素中性子捕捉療法（BNCT）

ホウ素化合物の合成および精製技術の進歩，熱外中性子の使用などにより，膠芽腫の中間生存期間が 23 か月程度と治療成績の向上がみられる[6]．中性子源として加速器の開発が進められており，今後，治療可能な施設が広がる可能性もある．

4 標準的な治療成績

膠芽腫では，中間生存期間は 12 か月前後，1 年，2 年，5 年生存率はそれぞれ約 50％，10〜20％，5％程度である．退形成性星細胞腫では中間生存期間 18〜24 か月，1 年，2 年，5 年生存率はそれぞれ約 70％，40〜50％，20％である．

5 有害事象

低悪性度神経膠腫と同様である．ただし，線量が高くなる分，特に，晩期有害事象として放射線脳壊死の発現率が増加する．稀に開頭術が必要となる場合もある．また，高圧酸素療法やステロイド療法のほか，ベバシズマブによる治療の有用性が検討されている．

section 3　髄芽腫

1 治療方針

全脳・全脊髄腔に対し，術後照射を行う．放射線治療による有害事象の軽減や，治療開始時期を 3 歳以降に引き延ばす目的で術後化学療法が用いられることがある．

2 放射線治療

❶ 照射方法：全脳全脊髄照射が標準である．全脳から第2頸髄下縁までを左右対向2門照射で，それ以下の脊髄を後方1門照射で行うことが多い．つなぎ目は一定の線量ごとに1 cm程度移動させる．全脳脊髄照射の後，後頭蓋窩にブースト照射を行う．

❷ 線量分割：通常分割法で全脳全脊髄に36 Gy/20回/4週（1.8 Gy/回），ブースト照射として後頭蓋窩に18 Gy/9回/2週（2 Gy/回）が標準である．しかし，有害事象を考慮し，標準リスク症例に化学療法を併用する場合は全脳脊髄照射の線量を23～25 Gy程度に引き下げることが可能である．

3 標準的な治療成績

5年生存率は60％程度である．

4 有害事象

内分泌障害，脊椎骨の発育障害，学習能力の低下などが問題となる．内分泌障害では，成長ホルモンの分泌障害が最も高頻度で起こり，補充療法が必要となる．5歳以下では，程度の差はあるが，脊椎骨の発育障害と学習能力の低下はほぼ必発である．

section 4 脳室上衣腫

1 治療方針

手術摘出量が最も重要な予後因子と考えられ，全摘出術が望まれる．放射線治療使用の有無が手術摘出量とともに有意因子であったとの報告[7]があり，無作為割り付け試験に基づいたエビデンスは存在しないが，一般的には術後照射が行われている．

2 放射線治療

❶ 治療方法：播種の危険性を考え，全脳全脊髄照射が行われてきたが，髄液播種の可能性は比較的低く，照射後再発のほとんどが局所再発であることから，播種のない症例ではGTVを残存腫瘍と手術腔に限局した局所照射が主流となっている．

❷ 標的体積

GTV	MRIによる術後残存病巣と手術腔.
CTV	GTVに1～2 cm程度までの脳組織.
PTV	CTVに5 mm程度のマージンをつける.

❸ 線量分割：通常分割法で45～55 Gy/25～30回/5～6週（1.8 Gy/回）程度

3 標準的な治療成績

5年，10年生存率はそれぞれ55〜75％，45〜55％程度である．

4 有害事象

テント上の腫瘍では白質脳症による認知機能障害や放射線脳壊死が問題となる．テント下では，脳幹部の機能障害，内分泌障害などがあげられる．

section 5 頭蓋内胚腫

1 治療方針

化学療法単独では高率に再発することが明らかになっており，放射線治療を中心とした治療法が必要である．

2 放射線治療

❶ **治療方法**：他の胚細胞成分の混入がある場合，予後不良となり，照射法も異なってくることから，生検や手術摘出標本による組織型の決定が重要である．また，髄膜播種の有無により，照射野が異なるため，治療前に脊髄造影MRIと髄液細胞診を行う．
❷ **標的体積**：髄膜播種がない場合は全脳室照射を行う．原発巣が4cm以上，または多発性の腫瘍の場合，全脳全脊髄照射が行われることもある．髄膜播種がある場合は，全脳全脊髄照射が推奨される．
❸ **線量分割**：原発巣には40〜50 Gy/20〜25回（1.8〜2.0 Gy/回）を用いる．全脳脊髄照射は，髄膜播種がある場合には24〜30 Gy程度が一般的である．

3 標準的な治療成績

10年生存率で90〜95％程度が望める．長期のフォローが大切である．

4 有害事象

髄芽腫と同様，内分泌障害と学習能力の低下が問題となる．発病年齢が髄芽腫より高く，学習能力低下の頻度は髄芽腫よりも低いとされている．

section 6 聴神経鞘腫

1 放射線治療の意義

　従来は手術による全摘出が第一選択と考えられてきたが，聴力温存率が低いことなどから近年では，侵襲性が低い治療法として定位放射線照射（stereotactic irradiation：STI）が選択される機会が増えてきている．聴力温存や晩期有害事象の低減などの理由により，分割照射である定位放射線治療（stereotactic radiotherapy：SRT）のほうが定位手術的照射（stereotactic radiosurgery：SRS）よりも望ましいという意見も多くなりつつある．

2 放射線治療

❶ 標的体積

GTV	造影 CT や MRI で同定される病変．
CTV	GTV と同一．
PTV	SRS の場合は CTV に 1 mm を加える．SRT の場合は CTV に 2～4 mm を加える．

❷ 線量分割：SRS では辺縁線量 12 Gy 程度が用いられる．SRT の線量分割についてはさまざまな報告があり，標準的な線量は定まっていない．

3 標準的な治療成績

❶ 局所制御率：SRS で 95％以上，SRT では 97～100％．ただし，照射後 3～12 か月ごろに腫瘍径が一時的に増大する場合があることが知られている．

❷ 聴力温存率：SRS は辺縁線量 12～13 Gy で 40～70％程度，SRT では 80～85％程度である．

4 有害事象

　晩期有害事象として，顔面神経障害，三叉神経障害が 0～5％程度起こりうる．また，腫瘍内壊死を起こしている場合に，水頭症が生じることがある．

section 7 髄膜腫

　髄膜腫はクモ膜細胞から発生する腫瘍で，原発性脳腫瘍の約 1/4 を占め，glioma とともに最も頻度が高い脳腫瘍である．ほとんどが WHO の組織学的悪性度分類上 grade I に相当する良性髄膜腫であるが，5～10％は grade II，grade III に属する atypical meningioma や anaplastic meningioma が含まれる．

　腫瘍の部位，大きさによっては，症状の出現のリスクが低い場合は，経過観察が選択される場合も

多い．治療の中心は手術による全摘出である．良性髄膜腫では，残存腫瘍の再発防止や術後再発病変に対し，放射線治療が考慮される．一方，atypical meningioma や anaplastic meningioma では，局所再発のリスクが高く，局所再発は予後に影響することから，術後補助療法として放射線照射が考慮されるべきである．近年では，STI がよく用いられる．

1 放射線治療

❶ 標的体積

GTV	造影 CT や MRI で同定される病変．
CTV	GTV と同様．
PTV	SRS では CTV＋1 mm，SRT では CTV＋2〜4 mm 程度とする．通常照射の場合には CTV に 5〜10 mm のマージンを加える．

❷ 線量分割

良性髄膜腫に対する SRS では辺縁線量 12〜16 Gy が用いられることが多い．ただし，ガンマナイフでは，辺縁線量として最低線量（D_{100}）を用いている報告が多く，LINAC による SRS でよく用いられる D_{95} や D_{90} とは線量が異なるので注意を要する．

Grade II，III の髄膜腫に対してはさらに高線量の照射が必要である．20〜24 Gy の報告が多い．

通常照射法では，良性髄膜腫では 50〜55 Gy/25〜30 回，grade II，III の髄膜腫に対しては 60 Gy/30 回程度の照射が行われる．

2 標準的な治療成績

良性髄膜腫における SRS の 5 年局所制御率は 90％前後である．

3 有害事象

テント上髄膜腫に対する SRS では晩期有害事象として高頻度に脳浮腫をきたすことが知られており，注意を要する．一方，頭蓋底髄膜腫では，視神経や三叉神経などの脳神経に高線量が照射された場合，神経障害をきたすことがある[8]．

section 8　脊髄腫瘍

1 分類，治療方針と放射線治療の意義

脊髄はいわゆる直列臓器であり，容積効果がないと考えられる．放射線脊髄症に対する耐容線量は 40〜46 Gy/20〜25 回/4〜5 週と考えられ，悪性リンパ腫などの放射線感受性の高い腫瘍を除く通常の腫瘍の場合は，放射線治療単独で根治を目指すことは困難なことが多い．したがって，脊髄腫瘍では，可及的に手術で摘出し，その後，放射線治療の適否について考慮することになる．

髄内腫瘍としては上衣腫が60%，星細胞腫が30%を占める．成人では上衣腫が，小児では星細胞腫が多い．低悪性度の場合，全摘出術が可能なことが多く，この場合は，基本的には術後照射の必要性は低い．高悪性度の場合には，術後照射を考慮することを検討する．

2 放射線治療

前述のとおり，脊髄の耐容線量が治療法を制限することになる．局所照射が一般的である．

3 標準的な治療成績

まとまった報告は少ない．上衣腫の5年，10年生存率はそれぞれ70～95%，60～90%程度，低悪性度星細胞腫の5年，10年生存率はそれぞれ60～90%，40～90%程度である．

4 有害事象

放射線治療による脊髄の有害事象としては，亜急性期に起こる放射線脊髄炎と晩期有害事象としての放射線脊髄症とがある．放射線脊髄炎は可逆性の反応であり，問題となることは少ない．頸髄の放射線脊髄炎をLhermitte症候群と呼び，頸部の前屈により背部や下肢，手指に電撃様のしびれ感を生じる．一方，晩期有害事象である放射線脊髄症は不可逆的であり，障害された脊髄の永続的な横断症状が起こり，QOLを著しく低下させる．

文 献

1) van den Bent MJ, Afra D, de Witte O, et al: Long-term efficacy of early versus delayed radiotherapy for low-grade astrocytoma and oligodendroglioma in adults: the EORTC 22845 randomized trial. Lancet 366: 985-990, 2005.
2) Karim ABMF, Afra D, Cornu P, et al: Randomized trial on the efficacy of radiotherapy for cerebral low-grade glioma in the adult: European Organization for Research and Treatment of Cancer 22845 with the Medical Research Council study BR04: an interim analysis. Int J Radiat Oncol Biol Phys 52: 316-324, 2002.
3) Stupp R, Mason WP, van den Bent MJ, et al: Radiotherapy plus concomitant and adjuvant temozolomide for glioblastoma. N Engl J Med 352: 987-996, 2005.
4) Mizoe JE, Tsuji H, Hasegawa A, et al: Phase I/II clinical trial of carbon ion radiotherapy for malignant gliomas: combined X-ray radiotherapy, chemotherapy, and carbon ion radiotherapy. Int J Radiat Oncol Biol Phys 69: 390-396, 2007.
5) Mizumoto M, Tsuboi K, Igaki H, et al: Phase I/II trial of hyperfractionated concomitant boost proton radiotherapy for supratentorial glioblastoma multiforme. Int J Radiat Oncol Biol Phys 77: 98-105, 2010.
6) Kawabata S, Miyatake S, kuroiwa T, et al: Boron neutron capture therapy for newly diagnosed glioblastoma. J Radiat Res (Tokyo) 50: 51-60, 2009.
7) Rodriguez D, Cheung MC, Housri N, et al: Outcomes of malignant CNS Ependymomas: An examination of 2408 cases through the surveillance, epidemiology, and end results (SEED) database (1973-2005). J Surg Res 156: 340-351, 2009.
8) Morita A, Coffey RJ, Foote RL, et al: Risk of injury to cranial nerves after gamma knife radiosurgery for skull base meningiomas: Experience in 88 patients. J Neurosurg 90: 42-49, 1999.

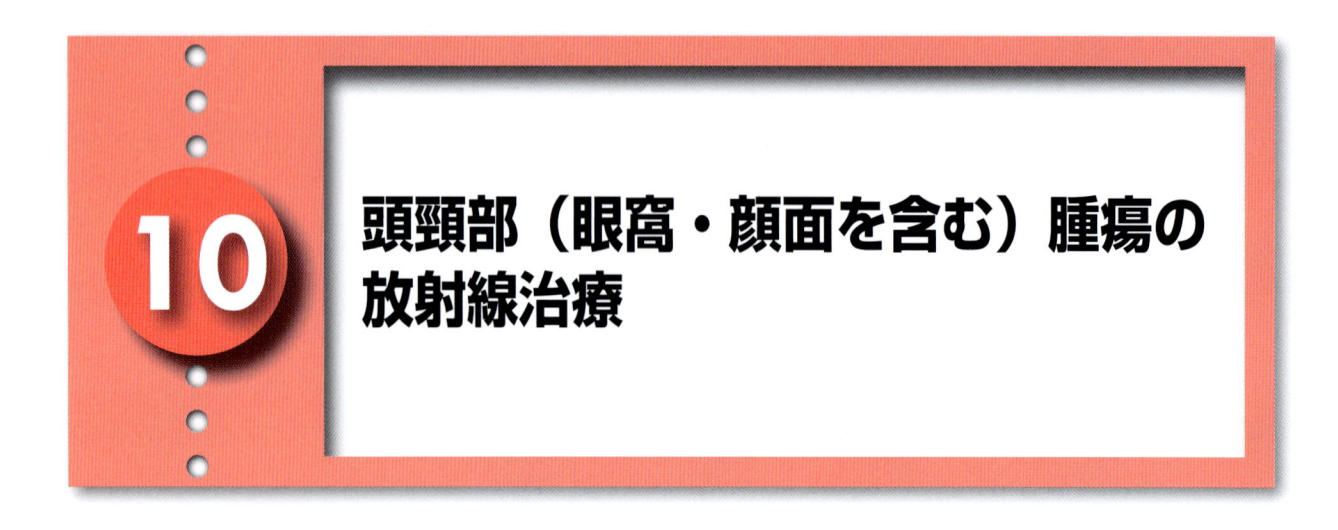

10 頭頸部（眼窩・顔面を含む）腫瘍の放射線治療

頭頸部腫瘍は全癌の数％にしかすぎないが，大部分が扁平上皮癌で，放射線治療の比重は高い．

section 1 喉頭癌

声門癌が最も多く70％を占める．声門上癌がこれに続き30％を占める．声門下癌は稀で1～3％を占める．扁平上皮癌がほとんどである．早期癌は治癒率が高い．

1 治療方針

T1～T2N0の早期症例では放射線療法で根治をめざす．

T3症例の多くは喉頭全摘を従来受けているが，化学放射線療法や喉頭温存手術と術後照射を加えた治療も実施されている．

T4症例については，喉摘が行われ術後照射も加えられる．喉摘が不可能であれば，化学放射線療法が行われる[1,2]．

2 放射線治療

❶ 声門癌（T1N0, T2N0）

T1N0では喉頭に限局してウェッジフィルタ（wedge filter）を使用した5×5 cm程度の左右対向2門照射野で60～70 Gyの線量を照射（図1）．T2N0では病変の進展方向に1～2 cm照射野を拡大し6×6から7×7 cmで照射を行う．

❷ 声門上癌（T1N0, T2N0）

頸部リンパ節転移が多いため，予防的に同リンパ節も含めウェッジフィルタを使用した左右対向2門で照射されることが多い．40～45 Gy以後は脊髄を避けて照射を行う．

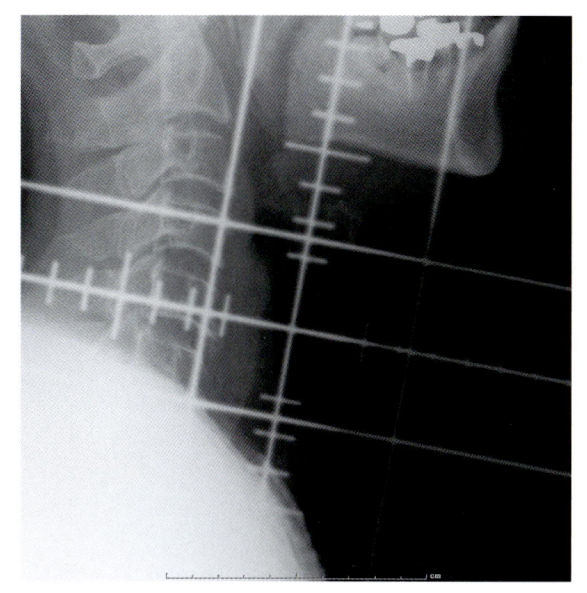

◯図1　声門癌 T1N0M0 症例の照射野

3 標準的な治療成績

5年局所制御率は声門部 T1N0 では 80〜95％，T2N0 では 70〜85％，声門上部 T1N0 では 70〜80％，T2N0 では 60〜80％である．声門部 T3N0 では症例の選択が行われているが 40〜60％程度である．T4 では 20〜30％と報告されている[3]．

4 有害事象

急性期では，一過性に嗄声の増悪，粘膜炎やそれに伴う咽喉頭痛，嚥下困難，皮膚炎がある．
晩期では披裂部や喉頭蓋の浮腫がある．甲状腺機能低下をきたすことがある．重篤なものとしては喉頭の軟骨壊死があり，喉頭摘出が必要となることもあるので，注意を要する[4]．

section 2　上咽頭癌

初期では症状に乏しく早期例で見つかる例は少ない．頸部リンパ節転移をきたした例が多い．上咽頭は頭蓋底に近接し手術は困難であり，放射線治療が第一選択である．上咽頭癌は中国東南部から東南アジアに多発する．多くの症例で EB ウイルス抗体価が高い[5]．

1 治療方針

放射線感受性が高いので病期によらず根治照射の適応となる．また化学療法にも感受性があり放射線治療との併用が基本である．照射野は頭蓋底やリンパ節領域を広汎に含めるのが原則である．

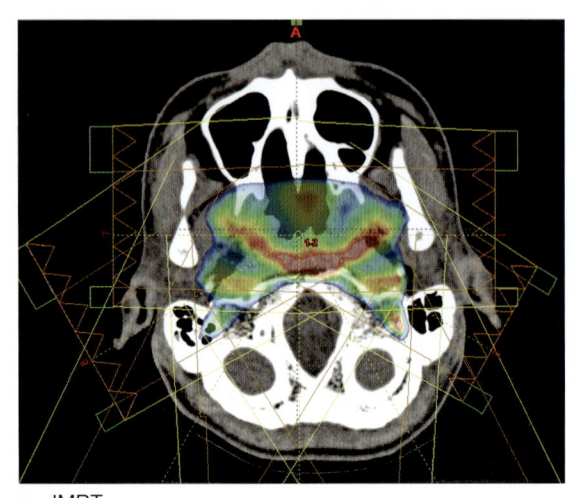

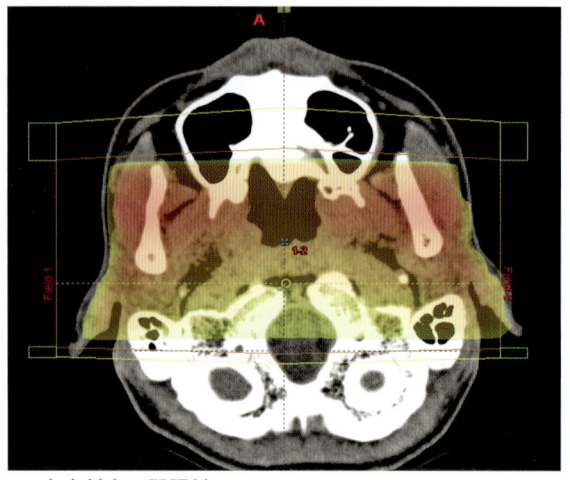

a. IMRT　　　　　　　　　　　　　　b. 左右対向2門照射

図2　上咽頭癌の IMRT と左右対向 2 門照射の線量分

IMRT では左右対向 2 門照射に比して耳下腺・脊髄の線量が軽減されている．

2 放射線治療

　1 回線量は 1.8～2 Gy，総線量は 66～70 Gy が基本である．4～6 MV の X 線を用いる．40～50 Gy 以降の上咽頭への照射は，10～14 MV X 線が汎用されている．腫瘍の反応が乏しい場合は 70 Gy 以上の線量が必要となる場合がある．

　照射方法として治療開始時から 40～50 Gy まで

　　a．GTV：原発腫瘍本体と腫大リンパ節とする．
　　b．CTV：腫瘍浸潤やリンパ節転移の可能性が考えられる領域として蝶形骨洞，海綿静脈洞，卵円孔，頸動脈管，頸静脈孔，傍咽頭腔，椎前筋，鼻腔後部，上顎洞後部，中咽頭，全頸部リンパ節領域（頤下リンパ節を除く）を加える．
　　c．PTV：シェル固定を原則として CTV に 5 mm 程度のマージンを加える．

　40～50 Gy 以降は，変更時に画像診断を加味して原発腫瘍と腫大リンパ節を含んで GTV（＝ CTV）として再設定する．脊髄の過線量を防ぐために後頸部の腫大リンパ節には電子線で照射をする[6]．

　なお，線量分布の向上と有害事象の低減が期待される IMRT もよい適応である（図 2）．

3 標準的な治療成績

　放射線治療単独での 5 年生存率は Ⅰ 期，Ⅱ 期では 70％ 以上である．Ⅲ 期，Ⅳ 期では 50～60％ である．化学放射線療法では Ⅲ 期，Ⅳ（M0）期においても 5 年生存率は 60～70％ である．化学療法と放射線治療を交互に施行する交替療法による（83 例）の Ⅲ～Ⅳ（M0）期 5 年生存率は 83％ と報告されている[7]．

4 有害事象

急性期では放射性皮膚炎，放射性粘膜炎がある．

晩期で最も頻度が高い有害事象は口腔乾燥症である．ほかには，中耳炎，頸部軟部組織硬化，視床下部・下垂体機能障害，網膜症・視神経障害，第IX〜XII脳神経症状，脊髄症などがあげられる．またプラチナ製剤との複合作用での蝸牛障害もある．

section 3　中咽頭癌

放射線治療は手術よりも形態や機能上の変化が少なくその役割は大きい．

1 治療方針

I〜II期症例は小線源治療を含む放射線単独療法が選択される．特に，手術で大きな機能欠損が予想される扁桃，舌根癌などは，放射線療法が選択されることが多い．切除可能なIII期症例では，手術と術後照射が標準となっている．

2 放射線治療

外部照射には4〜6 MV X線が適している．通常X線左右対向2門照射を中心に大照射野を設定し，途中40〜45 Gyで脊髄をX線照射野からはずしてX線のみもしくは電子線を加えた追加照射を行う．脊髄線量を40〜45 Gy程度におさえる．

❶ **扁桃・口蓋弓癌**：I〜II期例では，前縁は原発巣より2 cm以上マージンを取り，上縁は蝶形骨洞底部まで，後縁は乳様突起後方2 cmまで，下縁は甲状切痕を含める．III〜IV期例では後頸部リンパ節を十分含み，前方から下顎部・鎖骨上窩も含め照射する．

❷ **軟口蓋癌**：I〜II期例では，前縁は原発巣から2 cm以上，上縁は1.5 cm以上のマージンを取り，扁桃窩に浸潤がある場合上縁は蝶形骨洞底部とする．後縁は乳様突起を，下縁は甲状切痕を含める．III〜IV期例では下顎部，鎖骨上窩も含め照射する．

❸ **舌根癌**：I〜II期例では，前縁は原発巣より2 cm以上マージンを取り，上縁は頭蓋底-舌背1.5 cm上方，後縁は後頸部リンパ節まで十分含み，下縁は甲状切痕を含める．III〜IV期例では下顎部・鎖骨上窩も含め照射する．

❹ **後壁癌**：前縁は原発巣より2 cm以上マージンを取り，上縁は頭蓋底，後縁は後頸部リンパ節まで含み，下縁は下咽頭全体を含める．進行例では下顎部・鎖骨上窩も含め照射する．

40〜45 Gy後の追加照射では脊髄を外して照射する．このため縮小したX線照射野から外した頸部リンパ節の照射には電子線を用いる．

3 標準的な治療成績

代表的な部位別の局所制御率および生存率を表1に示す[8]．中咽頭癌全体で5年原病生存率は，58％，I期67％，II期63％，III期50％，IV期37％であると報告されている．

▶表1 中咽頭癌の部位別の標準的治療成績

原発部位	進行期	5年局所制御率	5年生存率	原発部位	進行期	5年局所制御率
扁桃癌	I期	94〜100％	70％	軟口蓋癌	I期	90〜100％
	II期	88〜95％	50％		II期	80〜100％
	III期	48〜80％	30％		III期	28〜82％
	IV期	22〜37％	14％		IV期	25〜83％
舌根癌	I期	75〜94％	60％	後壁癌	I期	77〜100％
	II期	73〜89％	50％		II期	58〜80％
	III期	68〜81％	20％		III期	70〜75％
	IV期	17〜50％	20％		IV期	41〜50％

（文献8より）

4 有害事象

急性期では粘膜炎，唾液分泌障害，味覚障害，嚥下障害，皮膚炎などがある．

晩期では慢性唾液分泌障害と歯牙齲触，皮膚線維化，顎骨壊死，軟部組織壊死，開口障害，甲状腺機能低下症がある．

section 4　下咽頭癌

下咽頭は輪状後部，梨状陥凹，咽頭後壁の3亜部位からなる．輪状後部癌はPlummer-Vinson症候群との関連が高いとされている．重複癌として食道癌が多く，overall survivalを低下させている．

1 治療方針

T1-2N0では，根治的放射線治療あるいは根治的化学放射線療法が第一選択になる．T1-2で頸部リンパ節転移がある場合には，頸部リンパ節廓清と原発巣への根治照射の併用で治療されることがある．一方，進行癌では手術が標準で，断端陽性，節外浸潤のあるリンパ節転移などがある時には術後照射が行われる．

▶▶▶ Side Memo　●Plummer-Vinson症候群

鉄欠乏性貧血に嚥下困難，口角炎，舌異常を合併したもの．萎縮による炎症（舌炎，咽頭炎）が症状の原因とされる．

2 放射線治療

a．GTV：ファイバースコープ，CT，MRI などで確認できる原発腫瘍および転移リンパ節とする．
b．CTV：頭蓋底から頸部食道縦隔入口部までの咽頭粘膜，および咽頭後リンパ節（ルビエールリンパ節），上中下内深頸リンパ節，鎖骨上リンパ節とし，治療前に N2c の場合では副神経リンパ節，顎下リンパ節も含める．
c．PTV：上記 CTV に 0.5〜1 cm 程度のマージンをつける[9]．

原発巣と上中頸部までは左右対向2門で，また下頸部および鎖骨上窩は前方1門あるいは前後対向2門にて照射を開始する．

根治照射の場合 40〜46 Gy 後，脊髄を外して GTV に少なくとも上下 2 cm のマージンをつけ 66〜70 Gy まで治療を行う．

3 標準的な治療成績

Stage I で5年生存率 30〜65％，局所制御率 70〜90％．Stage II で5年生存率 30〜55％，局所制御率 50〜70％．Stage III で5年生存率 10〜40％，局所制御率 40〜60％．Stage IVA〜B で，5年生存率 5〜30％，局所制御率 0〜40％[9]．

4 有害事象

急性期では粘膜炎があげられる．

晩期では喉頭浮腫，食道・咽頭，口腔乾燥の狭窄があり，手術操作が加わった場合での創傷治癒遅延，瘻孔形成があげられる．

section 5 上顎癌

上顎癌はリンパ節転移・遠隔転移の頻度は少なく，局所制御が重要である．

1 治療方針

ほぼ全例で放射線治療が必要とされる．わが国では三者併用療法が行われている．しかし本療法は手術の程度，放射線量と照射時期，使用薬剤などはコンセンサスが得られていない[10]．

頸部リンパ節転移陽性例では，頸部郭清術・頸部照射ともに推奨される．

2 放射線治療

患者固定はシェルを使用する．マウスピースを用いて舌を下方に圧排し照射野外とする．
a．GTV：原発腫瘍とする．転移リンパ節がある場合はそれも含める．

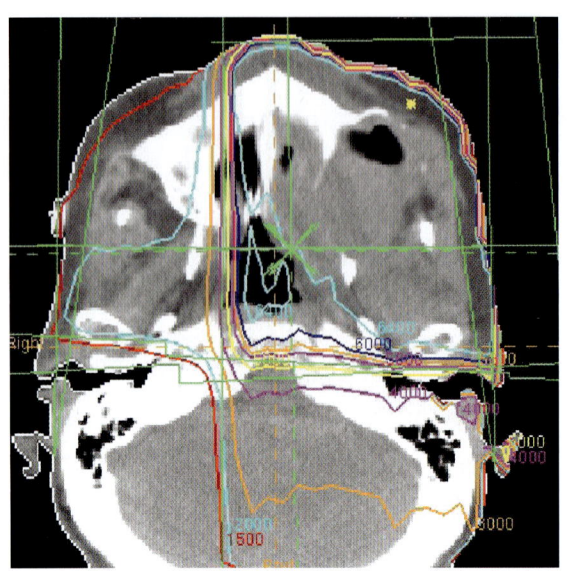

図3　上顎癌での前方と左右側方の三門照射の例

b．CTV：GTVおよび腫瘍と微視的浸潤方向を考慮したうえでGTVに1～2cmマージンとする施設が多い．

c．PTV：上顎洞は呼吸や嚥下の影響は少なく，PTVは固定具を用いたうえでCTV＋0.5から1.0cmマージンとする．

　上部構造から発生した上顎腫瘍や篩骨洞腫瘍では前方と左右側方の3門照射が，下部構造の腫瘍では前方と側方からの直交2門照射が用いられる（図3）．3次元的な線量分布の確認が望ましい．照射角度の調節と適切なウェッジフィルタの使用により，水晶体，視神経，視交叉，涙腺，唾液腺，脳脊髄などの保護を図る．1回線量は1.8～2.0 Gyが一般的である．三者併用療法では，総線量は50 Gyの施設が多いが，施設により16～70 Gy前後までとバラツキがある．手術と併用であっても，残存腫瘍が大きな場合には66～70 Gyが必要とされる．

3　標準的な治療成績

　三者併用療法での5年生存率あるいは5年制御率は，40～70％である．上顎洞全摘術や頭蓋底手術を用いた三者併用療法での5年局所制御率T3：86％，T4：67％[11]，それ以外での三者併用療法の成績は5年局所制御率T1-2：80％，T3：64％，T4：52％，また5年原病生存率T1-2：94％，T3：73％，T4：46％である[12]．

▶▶▶ **Side Memo**　●**三者併用療法**　three combined therapy

　浅側頭動脈に挿入した動脈カテーテルから抗癌剤を注入し，上顎洞の局所化学療法を行うと同時に放射線療法を併用し，さらに開洞による減量手術を行う．佐藤靖雄（東大・耳鼻咽喉科）が始めた．

4 有害事象

急性期では放射線皮膚炎と口腔粘膜炎が主である．

晩期では白内障，緑内障，放射線網膜症，角膜炎，視神経障害，脳壊死，骨壊死，dry eye などがある．

section 6 舌　癌

病理組織は大半（80％）が扁平上皮癌である．しかし，早期からの頸部リンパ節に転移する症例がみられる．治療は原発巣と頸部リンパ節転移との関係を判断したうえで検討される．

1 治療方針

I期（T1N0），II期（T2N0）においては放射線治療単独にて比較的高い局所制御が期待でき，根治的放射線治療の対象となる[13,14]．T3・T4の局所進行癌に対しては手術療法が優先される．T4例は外部照射または化学放射線療法が主となる．

リンパ節転移陽性例では原発巣を含めた外科切除が標準治療であるが，原発巣が放射線治療単独で制御できると判断された症例では原発巣は放射線治療，頸部リンパ節転移は郭清手術が行われることがある．

2 放射線治療

❶ 外部照射

主にT3・T4例，リンパ節転移陽性例が外部照射の対象となる．外部照射は4～6 MVのX線を用いる．シェルで固定する．なお口腔内にマウスピースなどを挿入させて，舌を固定する．

a．GTV：口腔の視診・触診で腫瘍の進展範囲を確認し，周囲組織の進展や骨内部への浸潤の状態については画像診断を行い確認し決定する．頸部リンパ節への転移についても同様とする．

b．CTV：GTVとその周囲の腫瘍の進展が予想される領域とする．頸部予防照射の必要性についてはコンセンサスが得られていない．また頸部予防照射を行うとしても下頸部はCTVに含める必要はないとされている．

c．PTV：舌を含めた口腔領域を標的として，CTVに0.5～1 cmのセットアップマージンを付与する範囲をPTVとする．シェルで固定する場合は0.5 cm程度でもよい．

左右対向2門照射法で前縁は下顎骨前内側，後縁は胸鎖乳突筋上端後縁，上縁は胸鎖乳突筋上縁，下縁は頸部リンパ節転移を含めた範囲とする．進行癌N0例では中頸部領域（目安は甲状切痕）とする．1回線量は1.8～2.0 Gyとし40～45 Gyで脊髄を照射野外として縮小する．舌原発巣に追加照射する場合は，多門照射で発巣に限局して，総線量は60～70 Gyを目標とする．脊髄より背側に腫大リンパ節がある場合には脊髄の過線量を防ぐために電子線で照射をする．

❷ 小線源治療

^{137}CS 針による場合は，Paterson-Parker の原則[15]による線源配置で 60〜65 Gy/5〜7 日の連続照射を行う．低線量率 ^{192}Ir 線源（シングルピン，ヘアピン）では，50〜70 Gy/4〜8 日の照射が行われる．高線量率の ^{192}Ir 線源の場合は，60 Gy/10 分割/5 日を原則として 1 日 2 回の分割照射を行う[16]．表在性の小病変の場合は ^{198}Au grain を永久刺入する方法も行われるが，この場合は累積線量として 85〜90 Gy 照射する．

CTV は GTV とその外側周囲 0.5 mm までを CTV として小線源留置を行う．PTV は線源を留置した範囲より外側周囲 5 mm を線量評価点として計算する．

外部照射と小線源治療を組み合わせて治療する場合は，外部照射 20〜40 Gy，小線源照射 50〜60 Gy とし，合計した総投与線量は腫瘍の性状，大きさ，外部照射線量の多寡により調整するが，合計線量は 80〜90 Gy とする[17]．

3 標準的な治療成績

T1 の局所制御率 87〜97％，5 年生存率は 85〜90％，T2 では各々 77〜94％，71〜76％である．初診時よりリンパ節転移を有する症例の場合では生存率は低くなる．T3 以上の症例は手術療法が行われることが多いが，III 期でも 60〜70％前後の 5 年生存率である．

4 有害事象

❶ **外部照射**：急性期では口腔・咽頭の粘膜炎，口腔乾燥症，味覚障害などがみられる．晩期では難治性粘膜潰瘍，下顎骨の骨髄炎や壊死がある．

❷ **小線源治療**：急性期では線源を留置した範囲の周辺の粘膜炎である．晩期では外部照射同様難治性粘膜潰瘍，下顎骨の骨髄炎や壊死などが生じることがある．

section 7　口腔癌（舌癌を除く口腔底，頬粘膜，歯肉・歯槽，硬口蓋の癌）

口腔癌全体の半数を舌癌が占め，残りの上/下顎歯肉癌と口蓋癌が約 1/4，口腔底癌と頬粘膜癌が各々約 1/8 を占める．

1 治療方針

いずれの部位も I 期（T1N0），II 期（T2N0）においては放射線治療単独で比較的高い局所制御が期待できる．

頸部リンパ節転移を認める例は原発巣を含めた外科切除が標準治療であるが，原発巣が放射線治療で制御できる例では原発巣に対する放射線治療と頸部リンパ節郭清術が併用されることがある．

口腔底癌と頬粘膜癌の多くは，術前や術後照射が行われ，手術適応外の症例を中心に化学放射線治療も数多く選択されている．歯肉/口蓋癌は骨破壊が早期より起こるため，そのほとんどが術前/術後

照射か化学放射線治療の適応となる．口腔底癌と頬粘膜癌のⅠ・Ⅱ期は^{198}Au grain 直接刺入による放射線単独治療での根治治療対象となる．

2 放射線治療

❶ 外部照射

シェルで固定する．口腔内にマウスピースなどを挿入させることが望ましい．4～6 MV のX線を使用する．

　a．GTV：口腔の視診・触診で腫瘍の進展範囲を確認し，周囲組織の進展や骨内部への浸潤の状態については画像診断を参考にする．頸部リンパ節への転移についても同様にする．

　b．CTV：GTV とその周囲の腫瘍の進展が予想される領域とする．頸部予防照射の意義についてはまだ明らかではない．

　c．PTV：1～2 cm のマージンを GTV の前縁と上縁にとり設定する．Set-up margin は CTV に 0.5 cm 程度を加える．

❷ T1N0，T2N 例の基本的な照射方法

　左右対向2門照射法で後縁は頸椎の椎体（C2～C3 あたり）の後縁とする．下縁は口腔底癌，下顎歯肉・歯槽癌，頬粘膜癌では甲状切痕とする．硬口蓋癌，上顎歯肉・歯槽癌での下縁は GTV より1～2 cm 下方とする．転移リンパ節がないかぎり照射野に入れる必要はないが，口腔底癌の場合はオトガイ下リンパ節を照射野に含める．その他の領域では頬粘膜癌，歯肉・歯槽癌では健側口腔内の線量軽減を目的に下顎に沿った方向の斜入対向2門照射，あるいは正側直交2門照射も採られる．また頬粘膜癌では口唇粘膜癌あるいは口唇に近い例では直接電子線を照射する方法も行われる[18]．

　40～45 Gy 後の縮小照射野の PTV は GTV より1 cm 程度のマージンをとり脊髄を照射野外として設定しなおす．口腔底癌，硬口蓋癌の場合は左右対向2門照射が基本であるが，歯肉・歯槽癌，頬粘膜癌では下顎に沿った方向の斜入対向2門照射，あるいは正側直交2門照射が行われることが多い[19]．

　リンパ節転移陽性例に対しては現時点では手術が標準治療である．

　1回線量は 1.8～2.0 Gy とし 40 Gy 前後で縮小し，総線量は 66 Gy 前後が標準である．

❸ 小線源治療

密封小線源を用いた組織内照射，モールド照射がある．適応例は表在性の T1-T2 例が対象である．組織内照射の適応領域は口腔底，頬粘膜で，モールド照射の適応領域は口腔底，歯肉・歯槽，硬口蓋である．線源としては ^{198}Au grain が一般的である．線量評価点は線源中心より 5 mm の面で評価することが一般的であり，小線源単独では 70 Gy，外部照射併用の場合は外部照射 30 Gy 前後，小線源 50 Gy 前後での治療が行われることが多いが，この場合再発が多く小線源 60～65 Gy での治療がよいという意見もある．

3 標準的な治療成績

口腔底癌，頬粘膜癌の局所制御は T1：90％，T2-3：70～80％前後と高く生存率も良好である[20,21]．

歯肉・歯槽癌はT1例では80％近い局所制御率が報告されているが，T2例では30％程度に低下する．硬口蓋癌は早期例で75％の生存率が報告されている．

4 有害事象

急性では口腔・咽頭の粘膜炎，口腔乾燥症，味覚障害などがみられる．晩期では顎骨骨髄炎や顎骨壊死，難治性粘膜潰瘍形成がみられる．

文 献

1）井上武宏：VII. 喉頭癌．日本放射線科専門医会・医会他編：放射線治療計画ガイドライン 2008．メディカル教育研究社，pp100-105, 2008.
2）茶谷正史：喉頭．大西洋，他編：がん・放射線療法 2010．篠原出版新社，706-714, 2010.
3）Yamazaki H, et al：Radiotherapy for early glottic carcinoma (T1N0M0)：Results of prospective randomized study of radiation fraction size and over all treatment time. Int J Radiat Oncol Biol Phys 64：77-82, 2006.
4）Inoue T, et al：Irradiated volume and arytenoid edema after radiotherapy for T1 glottic carcinoma. Strahlenther Onkol 168：23-26, 1992.
5）Wang DC, et al：Longterm sulrvival of 1035 cases of nasopharyngeal carcinoma, cancer 61：2328-2341, 1988.
6）大西洋：IV. 上咽頭癌．日本放射線科専門医会・医会他編：放射線治療計画ガイドライン 2008．メディカル教育研究社，pp80-87, 2008.
7）Cooper JS, et al：A comparison of staging systems for nasopharyngeal carcinoma. Cancer 83：213-219, 1998.
8）福原昇，他：V. 中咽頭癌．日本放射線科専門医会・医会他編：放射線治療計画ガイドライン 2008．メディカル教育研究社，pp88-93, 2008.
9）西岡健：VI. 下咽頭癌．日本放射線科専門医会・医会他編：放射線治療計画ガイドライン 2008．メディカル教育研究社，pp94-99, 2008.
10）柴山千秋，他：II. 上顎癌．日本放射線科専門医会・医会他編：放射線治療計画ガイドライン 2008．メディカル教育研究社，pp70-73, 2008.
11）Nibu K, et al：Results of multimodality therapy for squamous cell carcinoma of maxillary sinus. Cancer 94：1476-1482, 2002.
12）Yoshimura R, et al：Trimodal combination therapy for maxillary sinus carcinoma. Int J Radiat Oncol Biol Phys 53：656-663, 2002.
13）Shibuya H, et al：Brachytherapy for stage I & II oral tongue cancer：an analysis of past cases focusing on control and complications. Int J Radiat Oncol Biol Phys 26：51-58, 1993.
14）西尾正道，他：舌癌頸部リンパ節転移の問題．頭頸部腫瘍 24：304-310, 1998.
15）Paterson R, et al：Interstitial treatment. In Radium Dosage：The Manchester system, Meredith WJ ed, 2nd edition. Edinbergh and London, E & S Livingstone LTD, pp31-41, 1967.
16）Inoue T, et al：Phase III trial of high-vs. low-dose-rate interstitial radiotherapy for early mobile tongue cancer. Int. J Radiat Oncol Biol Phys 51：171-175, 2001.
17）西尾正道：X. 舌癌．日本放射線科専門医会・医会他編：放射線治療計画ガイドライン 2008．メディカル教育研究社，pp114-118, 2008.
18）Chao KS, et al：Determination and delineation of nodal target volumes for head-and-neck cancer based on patterns of failure in patients receiving definitive and postoperative IMRT. Int J Radiat Oncol Biol Phys 53：1174-1184, 2002.
19）不破信和：III. 口腔癌（口腔底，頬粘膜，歯肉・歯槽，硬口蓋の癌）．日本放射線科専門医会・医会他編：放射線治療計画ガイドライン 2008．メディカル教育研究社，pp74-79, 2008.
20）Marcus RB Jr, et al：A preloaded, custom-designedimplantation device for stage T1-T2 carcinoma of the floor of mouth. Int J Radiat Oncol Biol Phys 6：111-123, 1980.
21）Urist MM, et al：Squamous cell carcinoma of buccal mucosa；Analysis of prognostic factors. Am J Surg 154：411-414, 1987.

11 肺癌の放射線治療

section 1　肺癌の特徴

1　疫学・危険因子

　わが国において肺癌による癌死亡率は男性では圧倒的に高く第1位，女性では大腸癌に次いで第2位である（2009年度）．罹患率においても男性で第3位，女性で第4位と頻度が高く（2005年度），罹患率と死亡率の差が少ない難治性の癌である．70歳以上の高齢者に多く，年々増加傾向にある．発癌危険因子としては喫煙の影響が大きいが，石綿曝露など職業性の因子や大気汚染なども指摘されている．

2　診断法

❶ 問診・理学的所見：咳，痰，血痰，呼吸困難，胸痛，発熱，嗄声，体重減少，上大静脈症候群など多彩な初発症状．喫煙歴，職業歴，リンパ節腫大，呼吸音など．
❷ 検査：血液・生化学検査，腫瘍マーカー，喀痰細胞診，呼吸機能，胸部X線，気管支鏡，胸部CT，腹部CT/US，脳MRI，骨シンチ．近年ではFDG-PETが原発腫瘍の範囲，所属リンパ節転移，遠隔転移の診断に有用なことが示されており，無気肺との鑑別など放射線治療計画にも有用であり，可能なかぎり施行することを推奨する．

3　分　類

❶ 組織分類：肺癌の組織型は多岐にわたるが，生物学的特徴と治療戦略の違いから小細胞肺癌と非小細胞肺癌に大別される．小細胞肺癌は肺癌全体の約10〜15％を占め増殖が速く早期にリンパ行性および血行性に全身転移しやすいという特徴があり，化学療法・放射線療法に対する感受性が高い．一方，非小細胞肺癌は肺癌の約80〜85％を占め腺癌，扁平上皮癌，大細胞癌などからなり，わが国では腺癌が多く半数以上を占め，次いで扁平上皮癌が多い．

●表1　肺癌のTNM分類（第7版，2010）の要約

TNM	規　　定
Tx	潜伏癌：細胞診陽性
Tis	上皮内癌（CIS）
T1	腫瘍最大径≦3cm
T1a	腫瘍最大径≦2cm
T1b	2cm<腫瘍最大径≦3cm
T2	腫瘍最大径≦7cm，主気管支≧2cm気管分岐部，臓側胸膜，部分的無気肺
T2a	3cm<腫瘍最大径≦5cm
T2b	5cm<腫瘍最大径≦7cm
T3	腫瘍最大径>7cm，胸壁，横隔膜，縦隔胸膜，主気管支<2cm気管分岐部，一側全肺の無気肺，同一肺葉内の副腫瘍結節
T4	縦隔，心臓，大血管，気管分岐部，気管，食道，椎体，同側別肺葉に副腫瘍結節
N1	同側気管支周囲，同側肺門リンパ節
N2	同側縦隔，気管支分岐部下リンパ節
N3	対側縦隔，対側肺門，前斜角筋または鎖骨上リンパ節
M1	遠隔転移
M1a	対側肺に副腫瘍結節，胸膜結節，悪性胸水，悪性心嚢水
M1b	多臓器への遠隔転移

●表2　肺癌の病期分類（2010）

病　期	T	N	M
潜伏期	Tx	N0	M0
0期	Tis	N0	M0
IA期	T1a, T1b	N0	M0
IB期	T2a	N0	M0
IIA期	T1a, T1b, T2a	N1	M0
	T2b	N0	M0
IIB期	T2b	N1	M0
	T3	N0	M0
IIIA期	T1a, T1b, T2a, T2b, T3	N2	M0
	T3	N1	M0
	T4	N0, N1	M0
IIIB期	Any T	N3	M0
	T4	N2	M0
IV期	Any T	Any N	M1a, M1b

❷ **TNM・病期分類**：UICCのTNM分類が用いられわが国の"肺癌取り扱い規約"にも採用されている．2010年から第7版に改訂された（表1，2）．第6版との変更点は，T因子の腫瘍径による細分化，肺内結節・胸膜播種・悪性胸水・悪性心嚢水のT因子の変更，M因子の細分化などである．N因子には変更はないが，リンパ節マップに少し変更があった．伴って病期にも変更があり，過去の治療成績などと比較する際に注意を要する．

　小細胞肺癌は一般に限局型（limited disease：LD）と進展型（extensive disease：ED）に分類される．限局型は病変が片肺と縦隔・鎖骨上リンパ節に限局するもので根治的放射線照射野が設定可能な症例と定義され，小細胞肺癌の約20～30％が相当する．進展型は限局型以上に進展した症例で小細胞肺癌の70～80％を占める．新TNM分類では，小細胞肺癌においてもTNM分類を使用するように推奨されている．

section 2　治療方針と放射線治療の適応

1　小細胞肺癌

小細胞肺癌の標準的治療法の概要を表3に示す．I期では全身状態が良好であれば手術が勧められ，術後に化学療法を行う．術後病理的縦隔リンパ節転移陽性症例には術後化学療法に加えて術後胸部放射線療法も考慮されることがある．

▶表3　小細胞肺癌の病期別標準治療法

病期		治療法
TNM 分類（7th ed.）	VA 分類	
IA	限局型（LD）	外科療法＋術後化学療法＋PCI（予防的全脳照射）
IB		
IIA		化学療法＋胸部放射線療法＋PCI（CR/nearCR 例）
IIB		
IIIA		
IIIB		
IIIB（肺内転移）	進展型（ED）	化学療法±PCI（化学療法奏効例）
IV		

II～III期のLD症例では化学療法と胸部放射線療法の併用が現在の標準である．1970年代には化学療法単独治療が行われていたが80年代に化学放射線療法との比較試験が行われ，2つのメタアナリシスにより胸部放射線治療追加の意義が確立した[1,2]．両者の併用順序，併用時期についても複数の比較試験・メタアナリシスが行われ，全身状態が良好で可能な症例には化学療法開始後なるべく早期に放射線療法を同時に併用する早期同時併用の有用性が示されている[3]．線量分割については後述する．併用化学療法としては，シスプラチンとエトポシド（EP療法）を4コース行うのが現在標準的である．初期治療でcomplete remission（CR）が得られた症例にはLD，EDを問わず予防的全脳照射（prophylactic cranial irradiation：PCI）が勧められる[4,5]．LD小細胞肺癌に対する放射線療法の変遷を表4にまとめた．

IV期のED症例では化学療法が選択される．化学療法の標準はEP療法であるが，わが国においてはIP療法（シスプラチンとイリノテカン）も標準治療の一つとして行われている．放射線治療は対症的治療として用いられることがある．

▶表4　限局型小細胞肺癌に対する放射線治療の変遷

報告者（年）	比較治療内容	生存率への影響	
Pignon（1992）[1] Warde（1992)[2]	化学療法 vs. 化学療法＋胸部放射線療法*	＋5.4%	＠3年
Turrsi（1999）[9]	通常分割照射 vs. 加速過分割照射*	＋10%	＠5年
Fried（2004）[3]	早期同時併用* vs. 晩期同時または順次併用	＋5%	＠2年
Auperin（1999）[4]	PCIなし vs. PCIあり*	＋5.4%	＠3年

＊生存率が改善した治療

2 非小細胞肺癌

　非小細胞肺癌の標準的治療法の概要を表5に示す．Ⅰ～Ⅱ期，ⅢA期の一部では外科療法が第一選択である．内科的切除不能例は拒否例では放射線療法または化学放射線療法の適応となる．Ⅰ期では近年定位放射線療法や粒子線治療など線量集中性を高めた照射により，良好な成績が報告されつつある．

　切除不能ⅢA期，ⅢB期のいわゆる局所進行肺癌では1980年代までは胸部放射線単独治療が標準であった．その後1980年代以降，導入化学療法後に胸部放射線治療を行う順次化学放射線療法による治療成績の向上が示された[6]．次いで1990年代後半から化学療法と胸部放射線療法の併用時期について順次併用と同時併用の比較試験が複数行われ，同時併用によりさらなる生存期間の延長が証明された[7]．用いられた併用化学療法はシスプラチン＋ビンブラスチンなどの第2世代レジメンであった．ただし，同時併用療法では有害事象の頻度も高くなるため，全身状態の良好な症例に対しては現在標準となっているが，全身状態不良や高齢者には必ずしも勧められない．

　さらに2000年代には同時併用化学療法のレジメンについて第2世代レジメンと第3世代レジメン（プラチナ製剤とビノレルビン，パクリタキセル，ドセタキセルなどの第3世代新薬）の第3相比較試験がわが国で2つ行われ，1つの試験では第3世代レジメンでの2年生存率の延長を認め，もう1つの試験では両者の生存率は同等であったが，第3世代レジメンで有害事象が少なかった[8]．現在，実地臨床では第3世代レジメンが用いられており，さらにS-1やペメトレキセド，分子標的薬剤などの新薬との併用について探索されている．局所進行非小細胞肺癌に対する放射線療法の変遷を表6にまとめた．

●表5　非小細胞肺癌の病期別標準的治療法

病期 TNM分類（7th ed.）	治療法	
IA	外科療法	内科的切除不能または拒否例：放射線療法
IB	外科療法＋術後化学療法	
IIA		
IIB		
切除可能ⅢA（T3N1, T4N0-1）	外科療法±術前化学放射線療法または化学放射線療法	
切除不適ⅢA（N2）ⅢB	化学放射線療法	
ⅢB（肺内転移，対側肺門リンパ節転移）	化学療法	
IV		

●表6　局所進行非小細胞肺癌に対する放射線治療の変遷

年代	標準治療	中央生存期間（月）
1980年代～	放射線単独療法	約10か月
1990年代～	順次化学放射線療法（第2世代レジメン）	約13か月
1990年代後半～	同時性化学放射線療法（第2世代レジメン）	約16か月
2000年代～	同時性化学放射線療法（第3世代レジメン）	約20か月

section 3　胸部放射線治療法

1　装置・照射法

　肺への照射には6〜10 MV X線を用い，治療計画はCTシミュレーターよる3次元治療計画を行い最適な線量分布が得られるよう3次元的に治療ビームの入射方向および形状など照射法を決定する（three-dimensional conformal radiotherapy：3D-CRT）．

2　3次元治療計画における標的体積とリスク臓器

❶ **肉眼的標的体積（GTV）**：診察・画像によって確認できる肺原発腫瘍および転移領域リンパ節．
❷ **臨床的標的体積（CTV）**：GTVに顕微鏡的腫瘍進展範囲として5〜10 mmを加えた体積および顕微鏡的リンパ節転移の可能性のある所属リンパ節領域を含めた体積．導入化学療法後の照射の場合は，化学療法前の容積に基づくか，後の容積に基づくかという問題があるが，後者を支持する意見が多い．
❸ **計画的標的体積（PTV）≒照射体積**：CTVに呼吸性移動と毎回の照射時の設定誤差を見込んだ体積．
❹ **リスク臓器（OAR）**：脊髄，肺，心臓，食道などが胸部放射線治療を行う際の主なリスク臓器である．

　PTVになるべく均一に照射線量を与えつつ，OARへの線量を耐容線量以内にとどめるように最適な照射計画を策定する必要がある．図1に非小細胞肺癌症例の3次元治療計画の一例を示す．
　近年特に非小細胞肺癌において，リンパ節転移の可能性のある所属リンパ節領域への照射（予防的リンパ節照射）を省略した照射野（病巣部照射野；involved field）を用いることがある．これは主に有害事象を許容範囲内に収めつつ，肉眼的病巣への線量を増加して局所制御を改善する目的である．

3　線量・分割

❶ **小細胞肺癌**：増殖の早い小細胞肺癌では加速多分割照射の有用性が期待される．通常分割照射45 Gy/25回/5週と，1回1.5 Gy 1日2回照射の加速多分割照射45 Gy/30回/3週を比較するランダム化試験（INT0096）が行われ，後者で生存率が有意に良好であったため，後者のスケジュールが現在標準とされている[9]．日常臨床では通常分割照射が用いられることもあり，その場合はわが国では45〜54 Gy/25〜30回/5〜6週で行われている．
❷ **非小細胞肺癌**：局所進行肺癌の化学放射線併用療法では，1日1回2 Gy週5回の単純分割照射で総線量60 Gy/30回/6週が一般に行われている．予防的リンパ節照射領域には40〜44 Gyが投与されることが多い．近年involved fieldを用いた線量増加の試みが多く行われ，74 Gy/37回までは安全に線量増加が可能なことが示されている．現在，米国では60 Gyと74 Gyでの比較第3相試験が行われており（RTOG0617），この結果により線量増加による治療成績の向上が得られるかが明

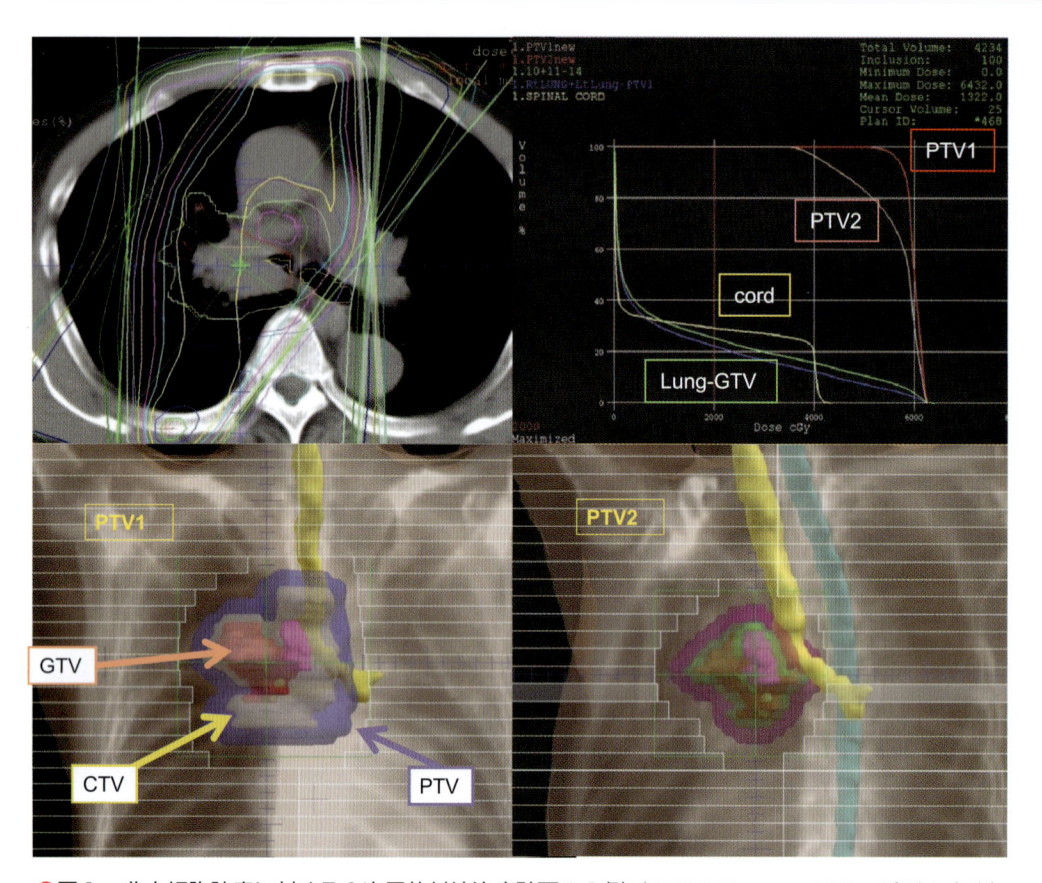

図1　非小細胞肺癌に対する3次元放射線治療計画の1例（T3N2M0，stage IIIA，扁平上皮癌）

PTV1（予防的リンパ節照射領域を含む）へ40 Gy/20 fr 後，PTV2（予防的リンパ節照射領域含まず）へ20 Gy/10 fr，計60 Gy/30 fr のプラン．OAR として，脊髄と肺を評価している．

らかとなるであろう（2011年10月の米国腫瘍放射線学会でRTOG0617の中間解析の結果が報告された．それによると74 Gy 群でむしろ治療成績が不良であり，高線量群の登録は中止になった）．

section 4　特殊な照射法

1　定位放射線療法

先述のようにⅠ期非小細胞肺癌においては近年，肺原発腫瘍のみに3次元的に多方向から高精度に集中して短期間に大線量を照射する体幹部定位放射線治療（stereotactic body radiotherapy：SBRT）が注目されている．図2に1症例を示す．適応は一般に5 cm 以下の転移のない肺野末梢型腫瘍で，患者の動きを固定し，呼吸性移動に対する対策（呼吸同期や動体追跡）を行ったうえで施行する．

最近わが国でIA期手術可能例を対象とした多施設第2相試験（JCOG0403）の結果が報告され，48 Gy/4回/4日の定位放射線治療により，3年生存率76％と手術に匹敵する良好な成績が得られた．海外においては定位放射線療法と外科療法を比較するランダム化試験も進行中である．

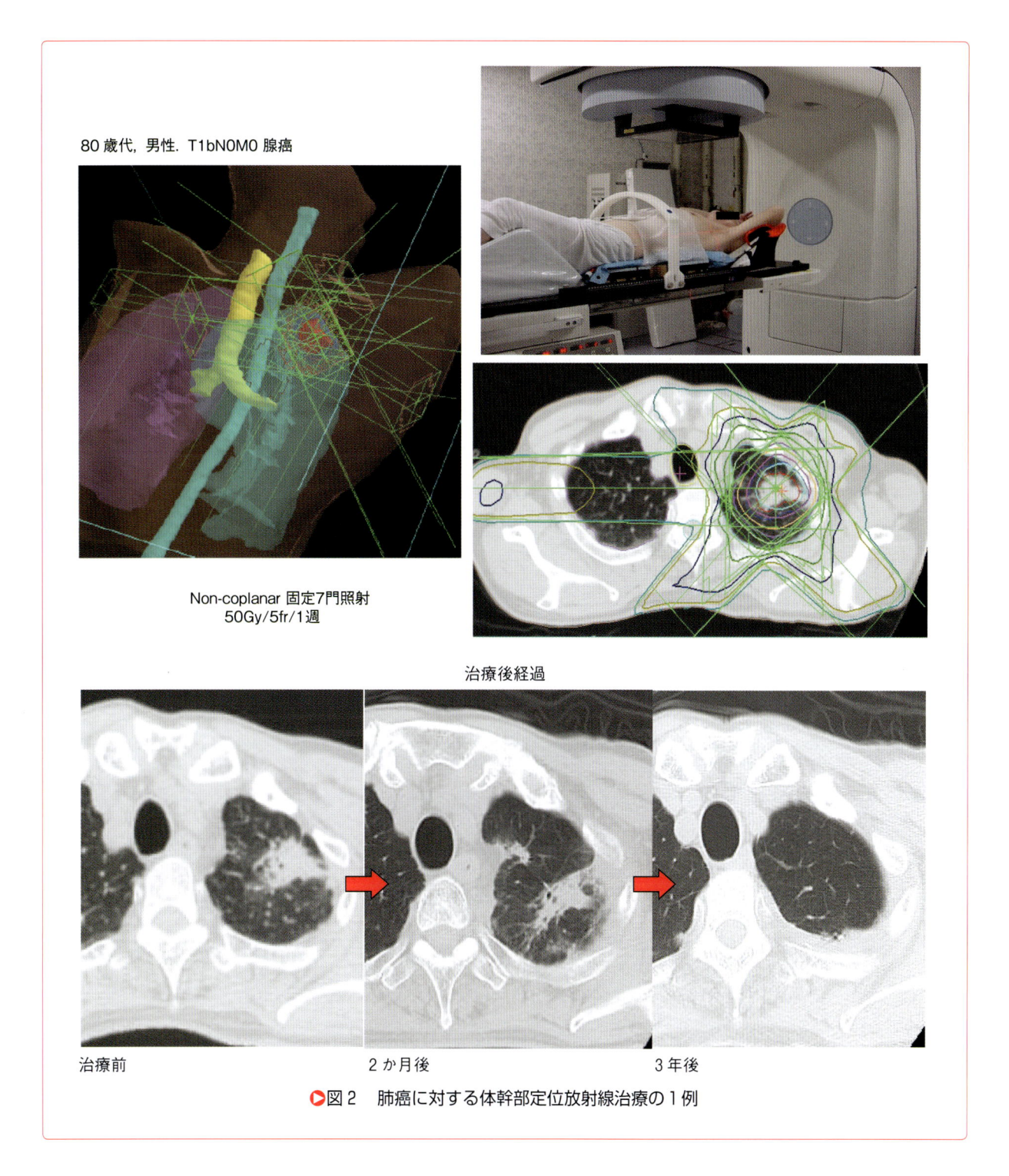

図2 肺癌に対する体幹部定位放射線治療の1例

2 粒子線治療（陽子線・炭素線）

　陽子線・炭素線など粒子線治療もブラッグピークを利用した良好な線量分布が得られ，また炭素線は生物学的効果も高く，肺癌においても有望な治療法である．

3 予防的全脳照射（PCI）

　小細胞肺癌においては，化学療法の効果が及びにくい脳への再発が多くみられる．初期治療でCRまたはCRに近い効果が得られた場合，早期にPCI（prophylactic cranial irradiation）を行うことにより，脳再発を抑えるのみならず，生存率の改善も得られることがメタアナリシスにより示されている[4]．線量分割は25 Gy/10 fr がよいことが比較試験の結果示された[10]．

4 標準的治療成績

❶ 小細胞肺癌
- a．LD-SCLC：中央生存期間（median survival time：MST）；20～28か月，3年全生存率；40％，5年生存率；23～26％（全身状態良好症例にシスプラチンを含む化学療法と加速過分割照射TRTの早期同時併用による適切な化学放射線療法が施行された場合）
- b．ED-SCLC：MST；9～14か月，3年生存率；10％

❷ 非小細胞肺癌
- a．Ⅰ～Ⅱ期：通常分割放射線単独治療；5年生存率；15～20％，Ⅰ期手術可能例に対する定位放射線治療；3年生存率；76％
- b．Ⅲ期：化学放射線同時併用療法；MST；20か月前後，5年生存率；17～20％

section 5　有害事象

1 急性期有害事象（治療中～治療終了後3か月）

　縦隔が照射野に含まれる場合，照射中20～30 Gyから，放射線食道炎が発生する．化学療法併用，加速多分割照射で頻度が高くなる．そのほか照射中には骨髄抑制や放射線皮膚炎が出現する．照射終了時頃から6か月頃には放射線肺臓炎がみられる．多くは照射範囲に一致し自然に収縮していくが，稀に照射野外に広がり重篤になる．放射線肺臓炎の発症を予測する指標として，dose-volume-histogram（DVH）から導かれる肺平均線量やV 20（20 Gy以上照射される肺容積の全肺容積に対する割合）があり，治療計画を行う際に線量制約因子として用いられている[11]．

2 晩期有害事象（治療終了後3か月以降）

　放射線肺線維症は急性期の放射線肺臓炎が収束して発症し，広範囲の場合は呼吸機能が低下する．そのほか，放射線胸膜炎，心膜炎，食道狭窄などが起こり得る．放射線脊髄症は対麻痺に至る重篤な有害事象であるが，脊髄最大線量を通常分割照射の場合50 Gy未満に抑えることにより一般に発症を予防できる．

文　献

1) Pignon JP, et al : A meta-analysis of thoracic radiotherapy for small-cell lung cancer. N Engl J Med 327 : 1618-1624, 1992.
2) Warde P & Payne D : Does thoracic irradiation improve survival and local control in limited-stage small-cell carcinoma of the lung? A meta-analysis. J Clin Oncol 10 : 890-895, 1992.
3) Fried DB, et al : Systematic review evaluating the timing of thoracic radiation therapy in combined modality therapy for limited-stage small-cell lung cancer. J Clin Oncol 22 : 4837-4845, 2004.
4) Auperin A, et al : Prophylactic cranial irradiation for patients with small-cell lung cancer in complete remission. Prophylactic Cranial Irradiation Overview Collaborative Group. N Engl J Med 341 : 476-484, 1999.
5) Slotman B, et al : Prophylactic cranial irradiation in extensive small-cell lung cancer. N Engl J Med 357 : 664-672, 2007.
6) Non-small Cell Lung Cancer Collaborative Group : Chemotherapy in non-small cell lung cancer : a meta-analysis using updated data on individual patients from 52 randomised clinical trials. BMJ 311 : 899-909, 1995.
7) Auperin A, et al : Meta-Analysis of Concomitant Versus Sequential Radiochemotherapy in Locally Advanced Non-Small-Cell Lung Cancer. J Clin Oncol 28 : 2181-2190, 2010.
8) Yamamoto N, et al : Phase III study comparing second- and third-generation regimens with concurrent thoracic radiotherapy in patients with unresectable stage III non-small-cell lung cancer : West Japan Thoracic Oncology Group WJTOG0105. J Clin Oncol 28 : 3739-3745, 2010.
9) Turrisi AT 3rd, et al : Twice-daily compared with once-daily thoracic radiotherapy in limited small-cell lung cancer treated concurrently with cisplatin and etoposide. N Engl J Med 340 : 265-271, 1999.
10) Le Pechoux C, et al : Standard-dose versus higher-dose prophylactic cranial irradiation (PCI) in patients with limited-stage small-cell lung cancer in complete remission after chemotherapy and thoracic radiotherapy (PCI 99-01, EORTC 22003-08004, RTOG 0212, and IFCT 99-01) : a randomised clinical trial. Lancet Oncol 10 : 467-474, 2009.
11) Marks LB, et al : Radiation dose-volume effects in the lung. Int J Radiat Oncol Biol Phys 76 : S70-76, 2010.

12 縦隔腫瘍の放射線治療

section 1 縦隔腫瘍の特徴

　縦隔とは下方を横隔膜，外側を壁側胸膜，前方を胸骨，後方を椎体，頭側を胸郭入口部に囲まれた範囲であり，一般に上・前・中・後の4領域に分けられる．リンパ管，血管，神経，気管，胸腺など種々の組織が存在するため，上皮性胸腺腫瘍，リンパ性腫瘍，神経原性腫瘍，先天性嚢腫，胚細胞性腫瘍，間葉性腫瘍，縦隔甲状腺腫瘍などさまざまな腫瘍が発生する．組織型によって治療法が異なるため，病理診断が重要である．縦隔腫瘍のうち頻度が高く，放射線治療が関与することがあるのは胸腺腫瘍，悪性リンパ腫，胚細胞腫などであるが，悪性リンパ腫は他部位にも発生し治療方針は基本的に同じであるため他章に譲り，本章では上皮性胸腺腫瘍，胚細胞腫について概説する．

section 2 上皮性胸腺腫瘍（胸腺腫・胸腺癌）

1 疫学・病理分類

　胸腺腫瘍は頻度の高い疾患ではないが，前縦隔腫瘍の約50％を占める．胸腺に発生する腫瘍としては胸腺腫，胸腺癌，カルチノイド，リンパ腫，胚細胞腫などがあるが，胸腺腫と胸腺癌が成人では多く，小児では胸腺リンパ腫が多い．

　胸腺腫は胸腺上皮由来の異型を示さない細胞からなり，一般に緩慢な経過をたどるが，浸潤性の性質を有し進行すると周囲組織に浸潤し主に胸膜に転移し，臨床的に悪性である．胸腺腫では遠隔転移は稀である．1999年に提案され，2004年にupdateされた，上皮性細胞の形態とリンパ球と上皮性細胞の割合に基づくWHOによる病理組織分類が広く用いられている（表1）．予後との相関が示され，Type A，B1，ABよりType B2，B3，Type C（胸腺癌）の予後が不良である[1]．

▶表1 胸腺腫のWHO病理分類抜粋（1999）

病期	定　義
Type A	異型性の乏しい紡錘形から卵円形の細胞からなる
Type AB	紡錘形から卵円形の細胞からなる部分（Type A）とリンパ球の豊富な部分（Type B）が混合
Type B1	豊富なリンパ球の中に類円形から多角細胞がわずかに認められる．
Type B2	B1より腫瘍性上皮細胞が多く，リンパ球が少ない．
Type B3	B2よりさらにリンパ球は少なく，ほとんどの上皮細胞からなる領域もみられる．
Type C	胸腺癌

2 臨床像・診断・臨床病期分類

　胸腺腫の好発年齢は40～60歳代で性差はない．偶然に胸部X線やCTで発見されることが多く，症状としては周囲の圧迫による疼痛，咳呼吸困難などである．胸腺腫の30～50％が重症筋無力症（myasthenia gravis）を合併し，眼瞼下垂などの症状で発見されることもある．約5％に赤芽球癆（red cell aplasia）を合併する．

　診断においては，広がりの診断に特にCTが重要である．胚細胞腫との鑑別のために血清AFP，β-hCGが有用な場合がある．組織診断のためにはfine needle aspiration（FNA），気管支鏡下生検，CTガイド下生検，縦隔鏡下生検，開胸生検などが行われる．臨床病期分類としては正岡臨床病期分類（表2）が国際的にも汎用されている．

▶表2 胸腺腫の正岡病期分類（1981）

病期	内　容
I	肉眼的に完全に被包性；顕微鏡的には，被膜への浸潤を認めない
II	周囲の脂肪組織または縦隔胸膜への肉眼的浸潤；被膜への顕微鏡的浸潤
III	隣接臓器への肉眼的浸潤（心膜，肺，および大血管）
IVa	胸膜播種または心膜播種
IVb	リンパ行性または血行性転移

3 治療方針と放射線治療の適応

　胸腺腫の治療としては手術可能例では外科療法が第一選択である．完全切除ができた症例は不完全切除になった症例と比較して予後が良好である．

　正岡分類I期の完全に被膜内にとどまる非浸潤性胸腺腫では完全切除後の局所制御率は100％に近く，術後補助治療は不要とされている．一方被膜を超えて浸潤するII期では外科療法単独では4～36％の再発が報告されているが，術後放射線治療が再発を低下するという報告[2,3]と予後を改善しないという報告[4]があり，議論がある．腫瘍径の大きなもの（5cm以上）や浸潤性の強いもの，WHO組織分類type B，Cなどで術後照射を推奨する報告もある．周囲臓器への浸潤のあるIII期（～IVa期）では外科療法単独での局所再発率は16～80％と高く術前導入化学療法，術後（化学）放線療法な

どの適切な集学的治療を行うことが重要である．

局所進行切除不能例，術後肉眼的残存例には（化学）放射線治療が考慮される．

4 放射線治療法

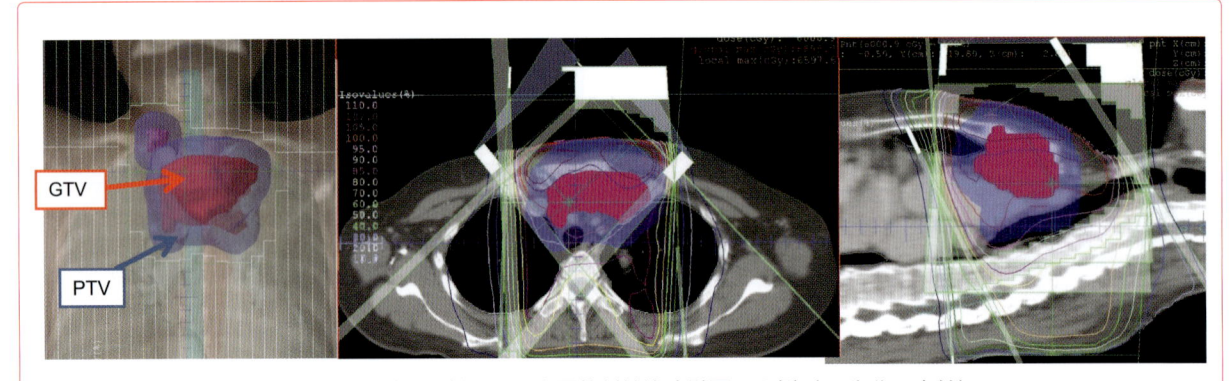

　術後照射では肉眼的標的体積（GTV）は存在しない．術後残存症例や切除不能症例では腫瘍部をGTVとする．術後照射では臨床的体積（CTV）は切除前のCTに基づく腫瘍床である．術後病理所見による腫瘍の浸潤度も参考にする．術後残存症例や切除不能例ではGTVに顕微鏡的腫瘍進展範囲を加えたものをCTVとする．縦隔および鎖骨骨上リンパ節領域に予防的照射が必要かについては議論があり，定まっていないが，リンパ球転移の頻度はそれほど高くなく，予防的リンパ節照射は省かれることが多い．計画的標的体積（PTV）はCTVに呼吸性移動と毎回の照射時の設定誤差を見込んだ体積とする．そのPTVに対し，1.8～2 Gy/fr の通常分割照射にて完全切除例で 40～45 Gy/20～25 fr，顕微鏡的切除断端陽性例では陽性部を中心にさらに 50～60 Gy まで追加照射を行う．術後肉眼的残存例や切除不能例では 50 Gy から可能であれば 60 Gy 以上の線量を投与する．縦隔という部位のため，CTを用いた3次元治療計画を行い，脊髄や肺などの正常組織への線量制約を守りつつ，PTVになるべく均一な線量分布を投与するように工夫する．切除不能浸潤性胸腺癌に対する放射線治療計画の1例を図1に示す．

図1 胸腺癌に対する3次元放射線治療計画の1例（60歳代，女性）

Masaoka III 期，胸腺癌（扁平上皮癌）
周囲組織浸潤のため手術不能と判断され，cisplatin＋etoposide による化学放射線同時併用療法を施行した．腫瘍（GTV）＋5 mm＝CTV とし，CTV＋10 mm＝PTV として non-coplanar 4 門照射で PTV へ 60 Gy/30 fr．リスク臓器として，脊髄，肺を評価し，線量制約をみたすように計画している．

5 化学療法

　胸腺腫は比較的化学療法に反応性が良好で，シスプラチンを含む多剤併用療法が用いられている．

6 標準的治療成績

　わが国の多施設調査では，胸腺腫の5年生存率は正岡I期 100%，II期 98.4%，III期 88.7%，IVA期 70.6%，IVB期 52.8%であった[4]．また，胸腺癌についての同じ調査では，正岡I・II期 88.2%，III

期 51.7％，Ⅳ期 37.6％であった[4]．

7 有害事象

急性期有害事象として皮膚炎，食道炎などがある．化学療法併用では食道炎が増強する場合があり，注意を要する．肺への照射が広範囲となることも多く，亜急性期有害事象としては，放射線肺炎が重篤となる場合がある．治療計画の際に肺平均線量やV20を線量制約因子として用いる．

晩期有害事象としては，心毒性（心膜炎，心筋症，冠動脈狭窄）や放射線脊髄症に注意する．

section 3　悪性縦隔胚細胞腫

1　特　徴

胚細胞腫のうち性腺外に発生するものは2～5％あり，そのうち約2/3が縦隔に発生する．縦隔悪性腫瘍の約5～10％を占め縦隔腫瘍全体の約2.5％の頻度である．約8割は男性であり，好発年齢は10～30歳代である．

性腺原発の悪性胚細胞腫と同様に精上皮腫（セミノーマ）と非精上皮腫（非セミノーマ：絨毛癌，卵黄嚢腫瘍，胎児性癌など）に大別される．組織型が最も予後に関与するため，組織診断は非常に重要である．セミノーマは治療に対する反応性もよく予後良好であるが，非セミノーマは遠隔転移も多く予後不良である．欧米での多施設調査では，性腺外セミノーマの5年生存率90％に対し，縦隔非セミノーマでは45％であった[5]．AFP，β-HCG，LDHが腫瘍マーカーとなることがあり，診断，治療効果判定，再発のモニターとして有用である．

2　治療方針と放射線治療の適応・方法

❶ セミノーマ

セミノーマは化学療法・放射線療法に高感受性であり，たとえ遠隔転移があっても根治的治療の対象となる．歴史的には外科的切除，放射線単独治療も行われたが，現在ではほとんどの症例で初期治療としてシスプラチンを含む多剤併用化学療法が選択される．性腺外セミノーマの多施設調査では，化学療法を施行した症例の再発率14％，5年無再発生存率87％であったのに対し，放射線治療例では再発率67％，5年無再発生存率33％であった[6]．セミノーマは放射線療法にも高感受性であり，化学療法後残存腫瘍に対する補助的治療として放射線療法が行われることもあるが，その意義は確立していない．化学療法非適応例に対しては放射線治療単独治療の適応があり，局所制御89～100％，長期生存50～80％が報告されている[7]．

放射線治療範囲としては，放射線単独治療の場合は全縦隔をCTVとし，化学療法後の場合は化学療法前の病巣範囲を含める．線量は30 Gyを全縦隔に，その後腫瘍部へ10 Gy程度の追加照射を行う．

❷ 非セミノーマ

非セミノーマでも初期治療としてシスプラチンを含む多剤併用化学療法が行われるが，残存腫瘍に対して可能であれば外科的切除を追加する．放射線治療の意義はやはり確立していないが，切除不能な残存腫瘍に対して施行される．セミノーマよりも放射線感受性は低く，総線量として 50～60 Gy が必要とされている．

文　献

1) Okumura M, et al : The World Health Organization histologic classification system reflects the oncologic behavior of thymoma : a clinical study of 273 patients. Cancer 94 : 624-632, 2002.
2) Haniuda M, et al : Adjuvant radiotherapy after complete resection of thymoma. Ann Thorac Surg 54 : 311-315, 1992.
3) Curran WJ, Jr. Kornstein MJ, Brooks JJ & Turrisi AT : 3rd. Invasive thymoma : the role of mediastinal irradiation following complete or incomplete surgical resection. J Clin Oncol 6 : 1722-1727, 1988.
4) Kondo, K. & Monden, Y : Therapy for thymic epithelial tumors : a clinical study of 1,320 patients from Japan. Ann Thorac Surg 76 : 878-884, discussion 884-875, 2003.
5) Bokemeyer C, et al : Extragonadal germ cell tumors of the mediastinum and retroperitoneum : results from an international analysis. J Clin Oncol 20 : 1864-1873, 2002.
6) Bokemeyer C, et al : Extragonadal seminoma : an international multicenter analysis of prognostic factors and long term treatment outcome. Cancer 91 : 1394-1401, 2001.
7) Uematsu M, et al : The role of radiotherapy in the treatment of primary mediastinal seminoma. Radiother Oncol 24 : 226-230, 1992.

乳癌・乳腺腫瘍の放射線治療（乳房温存療法を含む）

section 1　概　説

　わが国では1年間の乳癌の推計新規罹患者は，2005年には約50,000人となっており，2009年には約12,000人が死亡している．女性での部位別の癌罹患数では，第1位であるが，死亡数では第5位であり，適切な診療によって救命しやすい癌といえ，乳癌患者の5年相対生存率は約80％に達している．わが国の乳癌罹患年齢は50歳前後にピークがあり，欧米のそれとは異なっている．

　乳癌に対する治療としては，手術，放射線治療，抗癌化学療法，内分泌療法，分子標的治療を組み合わせた集学的治療が原則である．手術と放射線治療は局所療法であり，抗癌化学療法，内分泌療法，分子標的治療は全身療法であるが，乳癌治療においては，近年，全身療法の重要性がますます高まっている．各全身療法の適応の決定のためには，治療前の針生検による病理組織診が必須であり，ホルモンレセプタ，HER2/neu蛋白の過剰発現，組織学的悪性度の評価は特に重要である．

1　手術療法

　現在では，I，II期乳癌に対しては，乳房温存手術（乳腺部分切除術）が標準術式となってきた．ただし，温存手術のみでは，術後5年以内の再発が約25％にみられるとされ，これに放射線治療を加えることによって再発率は約3分の1に低下することが従来から示されてきた．また，約20年前までは乳癌の標準治療として行われてきた根治的乳房切除術（ハルステッド手術）は今やほぼ消滅した状態であり，乳癌治療における手術の大きさ・範囲は患者の生存率に影響しないというのが定説となっている．

　このように乳癌手術における切除範囲の縮小化が急速に進んできた一方では，腋窩リンパ節郭清はほとんどの症例に行われてきた．しかし，I，II期乳癌では腋窩リンパ節郭清施行の有無は，生存率に影響しないという欧米のエビデンスもあり，さらに，腋窩郭清の合併症として上腕浮腫・上肢挙上障害などの頻度も低くはなく，腋窩郭清を回避する手技が求められてきた．このような線に沿って，センチネル（見張り）リンパ節生検という手技が，近年，急速に普及している．センチネルリンパ節のみを摘出し，これを迅速病理にて術中に転移の有無を診断し，転移がなければ腋窩郭清を省略できることとなる．

2 放射線治療

　乳癌の浸潤成分は一般に放射線（X線）感受性が高いとされ，その一方では，乳管内進展成分の放射線感受性は低い．これは，Bergonie-Tribondeauの法則にもあるように「哺乳類の細胞では，未分化な細胞ほど，細胞分裂の活発な細胞ほど放射線感受性が高い」ことによるものであり，分化した乳管内進展成分では抗酸化酵素ペルオキシダーゼが豊富に含まれており，X線によるラジカル反応を消去してしまうことも大きな原因の一つであると思われる．

　最近では，乳房温存手術後の再発を避けるために放射線治療が行われる頻度が高くなっており，切除断端が病理学的に陰性の場合には，全乳房照射は50 Gy（2 Gy×5回/週）が標準であり，断端が陽性ないし近接（5 mm以内に癌細胞が存在）の場合には，これに電子線ブースト照射を10 Gy（2 Gy×5回）行うのが標準的である．なお，乳癌の骨転移の疼痛除去・骨折予防ならびに脳転移の制御にも，放射線治療は数多く用いられている．

section 2　Ⅰ，Ⅱ期乳癌の治療と推奨グレード（表1）

1　Ⅰ，Ⅱ期浸潤性乳癌に対する乳房温存手術後放射線治療で推奨グレードAの項目

❶ Ⅰ，Ⅱ期乳癌に対する乳房温存手術後の放射線治療は勧められるか

　これは，グレードAであり，海外での臨床試験ではすべて放射線治療併用群で乳房内再発の有意な減少を認めたという十分なエビデンスがある．最近では，乳房内再発の減少はもちろん，放射線治療が生存率の改善に寄与していることが示されている．

▶表1　日本乳癌学会診療ガイドラインにおける推奨グレード

A	十分なエビデンスがあり，推奨内容を日常診療で積極的に実践するよう推奨する．
B	エビデンスがあり，推奨内容を日常診療で実践するよう推奨する．
C	エビデンスは十分とはいえないので，日常診療で実践する際は十分な注意を必要とする．
D	患者に害悪，不利益が及ぶ可能性があるというエビデンスがあるので，日常診療では実践しないよう推奨する．

❷ 照射野として全乳房照射が勧められるか

　これもグレードAであり，これまでの乳房温存療法における放射線治療の有用性を示した臨床試験においては，すべて全乳房照射が採用されており，全乳房照射が標準治療と位置付けられている．

2　Ⅰ，Ⅱ期浸潤性乳癌に対する乳房温存手術後放射線治療で推奨グレードBの項目

❶ 全乳房照射後，全例にブースト照射は勧められるか

　これはグレードBであり，ブースト照射は，乳房内再発を減少させるというエビデンスがある．わが国では，電子線ブースト照射は，切除断端が，病理組織学的に陽性ないし近接（断端から5 mm以内に癌細胞が存在）の場合にかぎって行っている施設が多い．これは，ブースト照射によって，晩期有害事象として，皮膚の著明な線維化が増加したとの報告もあるためである．

❷ **鎖骨上窩リンパ節領域に対する予防照射は，腋窩リンパ節転移が4個以上の症例に対しては，局所制御を向上させるので勧められるか**

これもグレードBであり，予防照射による局所制御率の向上が示されてきた．

❸ **術後化学療法を施行しない患者では，術後8週以内の放射線治療開始が勧められるか**

これもグレードBであり，術後8週を超えると，局所再発率・死亡率ともに増加する可能性があるとされている．

❹ **乳房温存手術後に化学療法の必要な患者では，遠隔転移の抑制を期待して，放射線治療よりも化学療法を先行させることが勧められるか**

これもグレードBであり，化学療法の必要な患者は，遠隔転移の高リスク群であり，生命予後の観点から遠隔転移の抑制のほうが局所再発の抑制よりも優先するべきであるためである．この観点から，有効性が期待される化学療法を先行させることによる放射線治療開始の遅れは，6か月程度までは許容される．

3 I, II期浸潤性乳癌に対する乳房温存手術後放射線治療で推奨グレードCの項目

❶ **全乳房照射において寡分割照射は勧められるか**

これはグレードCとされ，通常分割の実施が困難な状況で許容し得るとされている．なお，この方法は従来から，英国やカナダで多く用いられてきた手法であり，最近では，通常分割法と比べて遜色がないとする報告がなされている．ちなみに，われわれの施設では，1989年の乳房温存療法開始時から，44 Gy/16回/22日の寡分割照射を行っており，これにおいて2001年からはField-in-field法を用いており，総症例数は1,000例以上に達している．

❷ **腋窩リンパ節領域に対する放射線治療は腋窩郭清に代わり得るものとして勧められるか**

これはグレードCであり，腋窩郭清の制御率のほうが照射よりも良好であることが示されており，腋窩照射を腋窩郭清に代わるものとして積極的には勧められないという．

❸ **胸骨傍リンパ節領域に対する予防照射は勧められるか**

これもグレードCであり，そもそも，I, II期浸潤性乳癌では胸骨傍リンパ節転移率は，0〜2％と稀であり，拡大手術を含めて胸骨傍リンパ節領域への局所治療による生存率の改善は認められていない．

❹ **乳房温存手術後に放射線治療と化学療法の同時併用が勧められるか**

これもグレードCであり，同時併用によって強い急性毒性や皮下組織の線維化，毛細血管の拡張，皮膚の色素沈着，乳房の高度な萎縮などの有害事象が増強するという報告がある．

4 I, II期浸潤性乳癌に対する乳房温存手術後放射線治療で推奨グレードDの項目

・**腋窩リンパ節郭清後の腋窩リンパ節領域に対する放射線治療は勧められるか**

これはグレードDであり，腋窩郭清が十分になされた症例に対しては，術後の腋窩照射は行うべきではない．腋窩郭清後に腋窩照射を行った場合には，上肢の浮腫・肩の可動性の制限といった有害事象が有意に増加したという報告がある．

section 3 非浸潤性乳管癌(DCIS)(0期)に対する乳房温存手術後放射線治療

- 非浸潤性乳管癌に対して乳房温存手術後に放射線治療は勧められるか

　これはグレードAであり，強く勧められる．術後放射線治療は，浸潤癌としての局所乳房内再発とともに，DCISとしての再発も有意に減少させる．DCISの患者では，もともと長期生存率が高いので，術後放射線治療が生存率に与える影響は少ない．また，現在までに，術後放射線治療を省くことのできる症例群は，明らかとはなっていない．

section 4 乳房温存手術後放射線治療でのその他の項目

❶ 妊娠中，または患側乳房，胸壁への放射線治療の既往がある患者に対して全乳房照射は勧められるか

　これはグレードDであり，妊娠中は胎児への被曝の問題があり，放射線治療は禁忌である．また，放射線治療の既往がある場合には，皮膚などの耐容線量の問題があり，過去に放射線治療を受けた部位への再度の放射線治療は危険であるとされる．

❷ 背臥位にて患側上肢を挙上できない患者や，膠原病のうち，強皮症やSLEを合併している患者に対して全乳房照射は勧められるか

　これはグレードCであり，背臥位にて患側上肢を挙上する姿勢を保持できない患者では，精度の高い再現性と十分な照射野を確保できないこととなり，乳房への接線照射は困難とされる．また，皮膚や胸壁・肋骨への晩期有害事象の増加の観点から，強皮症やSLEを合併した患者に対する乳房照射は避けたほうがよいとされる．なお，リウマチを合併した患者では，特に問題はないようである．

❸ 整容性を考慮した場合，乳房温存療法における放射線治療は勧められるか

　これはグレードBであり，全乳房照射が整容性に与える影響は軽度であり，勧められる．ブースト照射は，長期的には整容性を下げる可能性があるが，その頻度は低いとされる．

section 5 進行乳癌に対する乳房切除術後放射線治療

1 推奨グレードAの項目

❶ 腋窩リンパ節転移4個以上陽性の患者では乳房切除術後の放射線治療が勧められるか

　これはグレードAであり，術後の放射線治療は，局所・領域リンパ節再発を減少させるとともに生存率も改善させるので強く勧められる．

❷ 乳房切除術後の放射線治療では胸壁を照射野に含めることが勧められるか

　これもグレードAであり，胸壁を照射野に含めない場合には，生存率は向上しない．これは，術後照射を行わなかった場合の局所・領域リンパ節再発の部位としては，胸壁が60～80％と最も多

いためである．ちなみに鎖骨上窩への再発は15～20％である．

2 推奨グレードBの項目

❶ 腋窩リンパ節転移1～3個陽性の患者では乳房切除術後の放射線治療が勧められるか

これはグレードBであり，局所・領域リンパ節再発の減少と生存率の向上が示されているが，なお，現時点では一定の見解は得られていない．

❷ 鎖骨上窩リンパ節領域を照射野に含めることが勧められるか

これはグレードBであり，術後照射を行わなかった場合，鎖骨上窩への再発が15～20％にみられる．

❸ 術前化学療法が行われた場合に術後照射は勧められるか

これはグレードBであり，cT3以上またはリンパ節転移4個以上残存例（ypN2）で有用とされる．術前化学療法後に1～3個のリンパ節転移の残存例（ypN1）では，術後の放射線治療の有用性について判断するだけの十分な情報はない．

❹ 化学療法と放射線療法の順序では，化学療法を先行させることが勧められるか

これはグレードBであり，化学療法を先行しても局所再発は増加しない．このため遠隔転移のリスクが高い局所進行乳癌においては，化学療法を先行することが多い．

3 推奨グレードCの項目

・乳房切除術後乳房再建と術後放射線治療の併用は勧められるか

これはグレードCであり，一期的乳房再建術後の放射線治療に関して十分な根拠は揃っていないものの，ASCOの乳房切除術後照射に関するガイドラインでは，術後照射を必要とするような進行癌においては一期的再建を避け，術後の放射線治療や化学療法が終了した後に再建術を行うことを勧めている．なお，現時点では，乳房再建の方法によらず，再建乳房に対する放射線治療の安全性についての情報は十分ではなく，日常臨床で実践する場合には十分な注意を要する．

4 推奨グレードDの項目

・化学療法と放射線療法の同時併用は，グレードDであり，同時併用は肺臓炎，重篤な皮膚反応や心毒性など，重篤な有害事象を引き起こす可能性がある．腕神経叢障害や肋骨骨折の頻度も同時併用で増加するとの報告もある．

section 6　有害事象に関して

❶ 二次癌や対側乳癌の発病を考慮しても，乳癌術後の放射線治療は勧められるか

これはグレードAであり，放射線治療により二次癌や対側乳癌は増加するが絶対数はきわめて少なく，放射線治療の有用性は，二次癌や対側乳癌の発生リスクを大きく上回ると考えられている．

❷ **有害事象を考慮しても，乳癌術後の放射線治療は勧められるか**

　これもグレードAであり，乳房温存手術後の放射線治療では，ほぼ全例に軽度の皮膚炎がみられるが，ほかの有害事象の頻度は低く許容範囲内である．乳房切除術後照射の場合は，乳房温存術後照射よりも有害事象は強くなるが，やはり許容範囲内であり，左側乳癌の場合の心臓に対する有害事象などは最近の照射技術の進歩によってさらに軽減することができる．

section 7 　転移に対する放射線治療

1　推奨グレードAの項目

- **乳癌の骨転移に対して放射線治療は勧められるか**

　これはグレードAであり，疼痛の緩和を目的とする．骨融解性病変が高度で比較的長い予後が期待される場合は分割照射法が勧められる．溶骨性骨転移に対しては，放射線治療と高用量ビスホスフォネートの併用による疼痛緩和と骨硬化効果が期待される．

2　推奨グレードBの項目

❶ **乳癌脳転移に対する放射線治療は勧められるか**

　これはグレードBであり，症状の緩和と生命予後の改善も期待される．

❷ **1～3個の脳転移に対して放射線治療は勧められるか**

　これもグレードBであり，まず最初に定位放射線治療，続いて全脳照射の追加が勧められる．

❸ **4個以上の多発性脳転移に対して最初に全脳照射を行うことは勧められるか**

　これもグレードBであり，約70％で神経症状の改善が期待され，予測される生存期間が長いほど多分割照射を行う．

❹ **乳癌局所・領域再発に対して放射線治療は勧められるか**

　これもグレードBであり，放射線治療は，集学的治療の一環として勧められる．乳房切除術後の胸壁再発は，多様な病態を呈し，遠隔転移を伴うことが稀ではない．なお，乳房切除術後に短期間のうちに起こった切除不能の複数の胸壁再発や炎症性再発は，同時に遠隔転移を伴っていることが多く，最初に適切な薬物療法を行うが，照射歴がなければ放射線治療も選択肢の一つとなる．

section 8 　ザンクトガレン2009の要点

1　Ⅰ, Ⅱ期乳癌に対する治療手段の閾値

❶ Estrogen receptor（ER）の発現がわずかでもあれば内分泌療法の施行が勧められる．
❷ HER-2過剰発現や増幅があれば，リスクがきわめて低い浸潤癌を除き，抗HER-2療法が勧められる．

❸ ER, Progesteron receptor（PgR），HER-2 のすべてが陰性（トリプルネガティブ）の場合は，化学療法が主体となる．
❹ ER 陽性・HER-2 陰性では，臨床病理学的特徴（悪性度）などを考慮し，化学・内分泌療法または内分泌療法単独の相対的適応を判断する．

2 Ⅰ，Ⅱ期乳癌に対する放射線治療に関する項目

❶ **部分乳房照射**：これはまだ試行段階であるとされる．部分乳房照射の適応の例として，リンパ腫治療のため乳房の一部に以前に照射を受けた患者が考えられる．
❷ **乳房切除術後の放射線治療**：これによって 4 例の局所再発を防ぐごとに 1 例の死亡が免れることとなる．
❸ **再発リスクが非常に高い場合**：放射線治療などでの局所制御は生存率のあまり重要な決定因子ではないとされる．
❹ **低リスク群**：1 例の局所再発を防ぐごとに 1 例の死亡が免れることとなる．
❺ **加速過分割照射**：まだ臨床試験段階である．ASTRO では当該患者にガイダンスを提供している．

section 9　米国の乳房温存療法施行基準（1990 年）

これは，米国外科学会ならびに米国放射線治療学会，米国病理学会が合同で制定した．

1 絶対的禁忌

❶ **妊娠の早期・中期**：後期の場合には，早産のあと温存療法が可能．
❷ **多領域の多発病巣，びまん性悪性石灰化**：これらの病巣をすべて切除すると乳房温存にならない．
❸ **患側の乳房・胸部への過去の放射線治療歴**

2 相対的禁忌

❶ **膠原病の病歴（強皮症，SLE）**：リウマチの合併は特に問題とならない．
❷ **小さな乳房の大きな腫瘍**：現在は術前化学療法で腫瘍の縮小を図るとともにミクロの遠隔転移の制御をめざす．

section 10 放射線治療の手順（図1）

　乳癌患者に対する乳房温存療法では，仰臥位で，両腕を上げた位置で支える器具を使用してCTを撮像する（図2）．そして，そのCTイメージを放射線治療計画用コンピュータに転送して，その1枚1枚のイメージに，放射線治療医が照射すべき範囲の輪郭を精密にトレース（輪郭を描く）し，さらに各患者に1番適切な種類の放射線を選ぶ．特に，乳房温存手術後の放射線治療の場合には，患側肺や対側乳房，心臓（左側乳癌の場合）といったリスク臓器にはできるだけ放射線があたらないように方向を工夫し，さらに，放射線があたる範囲に一定のゆとりをもたせて放射線治療計画を行う．なお，Field-in-field 法（図3）を用いることによって，照射野内の線量分布を，より均一化することができ

照射部位の明確化
CTシミュレータ撮像

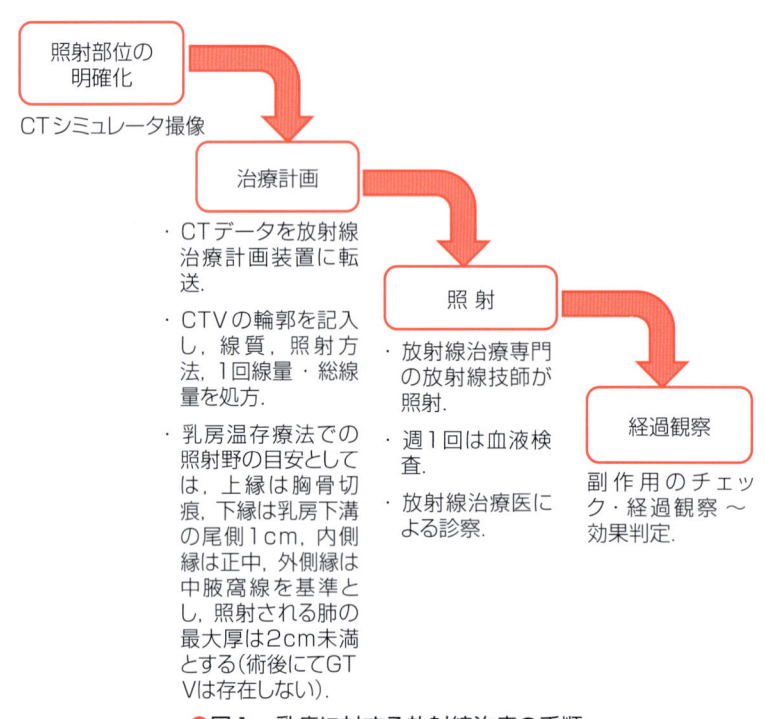

治療計画
・CTデータを放射線治療計画装置に転送．
・CTVの輪郭を記入し，線質，照射方法，1回線量・総線量を処方．
・乳房温存療法での照射野の目安としては，上縁は胸骨切痕，下縁は乳房下溝の尾側1cm，内側縁は正中，外側縁は中腋窩線を基準とし，照射される肺の最大厚は2cm未満とする（術後にてGTVは存在しない）．

照射
・放射線治療専門の放射線技師が照射．
・週1回は血液検査．
・放射線治療医による診察．

経過観察
副作用のチェック・経過観察 〜 効果判定．

▶図1　乳癌に対する放射線治療の手順

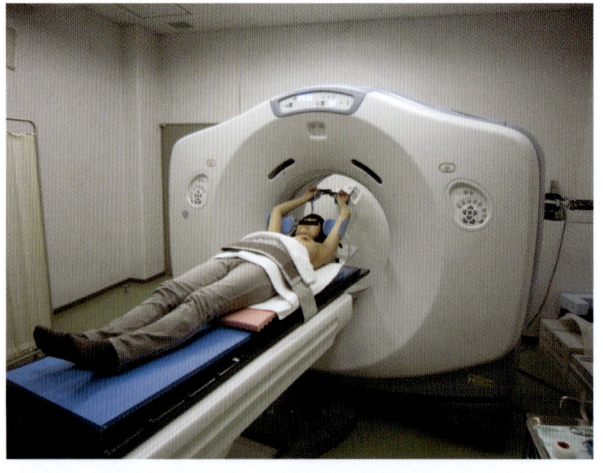

▶図2　乳房温存療法における放射線治療のCTシミュレーション

▶図3　乳房温存療法における放射線治療の照射野（Field-in-field 法）

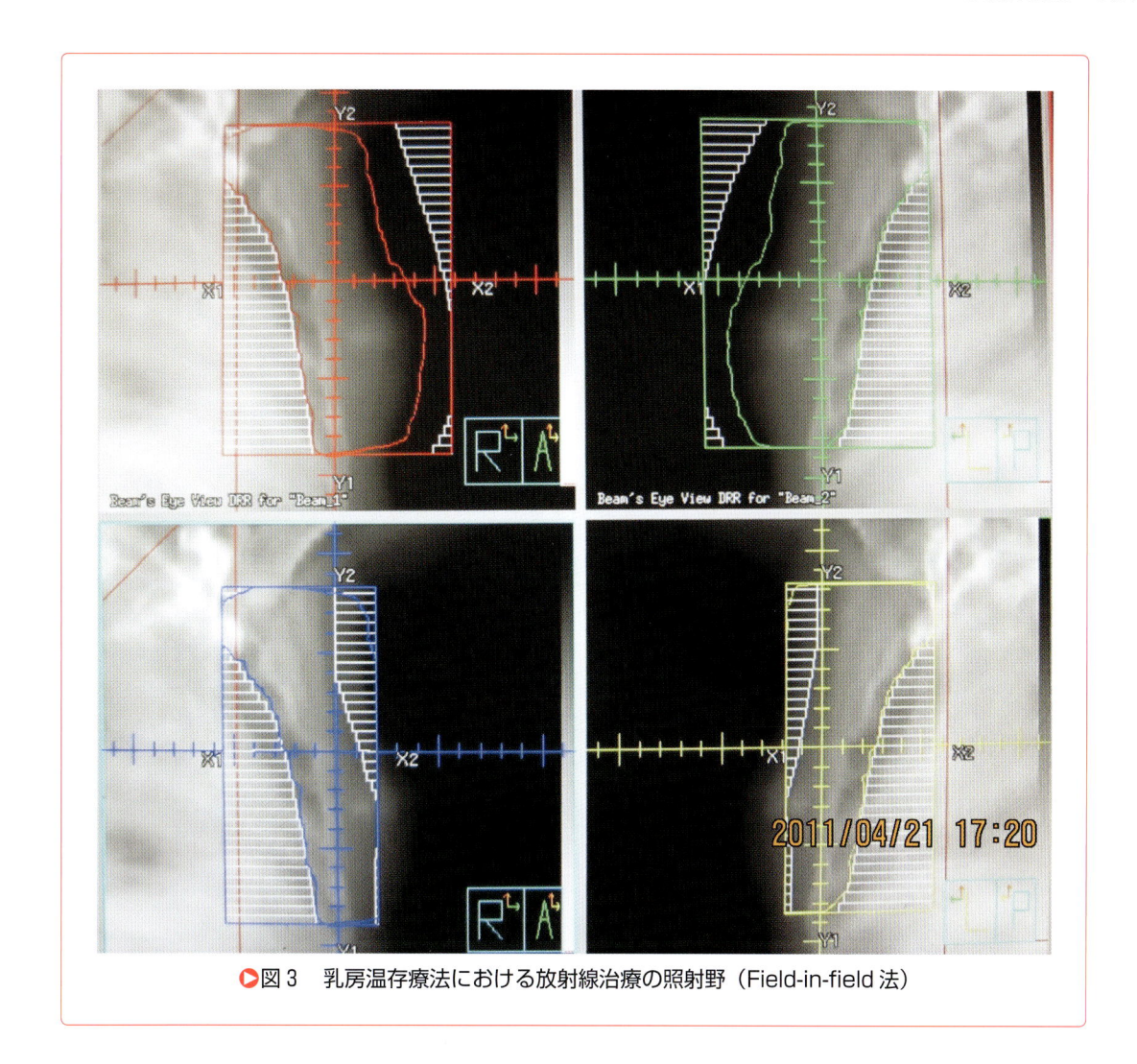

る．すなわち，それぞれの患者ごとに，オーダーメイドの設計図を作成する．最近では，より正確かつ詳細な設計図を作るとともに，放射線治療を安全・確実に施行するために，医学物理士や放射線治療品質管理士などとの共同作業を行うことが普及しつつある．この設計情報は，リニアック本体にオンラインで送られ，これをその都度チェックして，専任の放射線治療技師が毎日の，通常は週5回の放射線照射を行う．さらに，放射線治療医による診察とともに，毎週1回は，赤血球や白血球などをチェックして，安全に放射線治療を進める．乳癌治療における放射線治療の処方線量の例を表2に示す．

　なお，体外からの放射線治療を，通常は週5回で，通常は1日あたり約2Gyのスケジュールで行っていく理由は，主に正常組織の修復（repair）ならびに腫瘍組織の再酸素化（reoxygenation）というメカニズムに基づいている．すなわち，正常細胞のほうが腫瘍細胞よりもDNAの修復酵素系が維持されていることと，腫瘍組織では栄養血管に近い酸素化腫瘍細胞層がまず放射線で壊されると，それより外層の低酸素性腫瘍細胞に酸素が供給されるようになり（再酸素化），リニアックのX線・電子線に対する感受性が高まることによる．

● 表2　乳癌に対する放射線治療の処方線量例

治　療	線源・エネルギー	線　量
温存手術後（ブーストなし） ・全乳房照射	4〜6 MV　X線接線照射	50 Gy/25 回/5 週 50.4 Gy/28 回/5.5 週
温存手術後（ブーストあり） ・全乳房照射	4〜6 MV　X線接線照射	50 Gy/25 回/5 週 50.4 Gy/28 回/5.5 週
・ブースト	電子線，X線	10 Gy/5 回/1 週
乳房切除後照射	4〜6 MV　X線，電子線	50 Gy/25 回/5 週
骨転移	4〜15 MV　X線，電子線	30 Gy/10 回/2 週 8 Gy/1 回
脳転移 ・全脳照射 ・定位手術的照射	4〜6 MV　X線 同上，CO-60 γ線	37.5 Gy/15 回/3 週　など 辺縁線量 10〜27 Gy/1 回

section 11　放射線治療の有害事象（副作用）

1　急性副作用

　放射線治療の副作用については，照射される範囲すなわち体積（照射容積）がかなり大きい場合には，体がだるい，気分が悪いといった二日酔いのような症状が出ることがあり，これを放射線宿酔という．放射線治療をすると髪の毛が抜けると思い込んでいる患者もいるが，放射線を直接，頭に照射するのでなければ髪の毛が抜けることはない．照射した部分には場所により軽い皮膚炎や粘膜炎が起こる．乳房温存療法での放射線治療では，照射した範囲の皮膚は軽い皮膚炎を起こし，色素沈着も少し起こることが多いが，半年から1年後にはほぼ改善する．放射線による皮膚炎などの副作用の出現・程度には，個人差があり，主に個々の患者の抗酸化能の違いを反映しているものと考えられる．これは，X線・電子線の効果は，ラジカル作用に大きく依存していることによる．したがって，抗酸化作用の強いサプリメントを放射線治療期間中に摂取することは放射線効果を減少させることとなり，これを避けるように患者に指導する必要がある．

2　晩期合併症

　放射線治療後1年以内にみられる有害事象として，接線照射の照射野内に肺が含まれることによる放射線肺臓炎があり，有症状のものの頻度は5％未満とされる．また，これに続いて起こることのあるCOP（cryptogenic organizing pneumonia）様肺炎の頻度は約2％とされている．

　放射線治療後数か月から数年でみられる有害事象として乳房の萎縮や硬化があり，かつては患側の不可逆性の上肢浮腫もしばしばみられたが，乳房・腋窩手術の縮小化に伴ってその頻度・重症度ともに減少している．従来，左側乳癌に対して放射線治療を受けた患者では心臓関連死が多いことが示されており，放射線治療計画においては，心臓への被曝線量を低減する配慮を要する．

section 12 | 新しい増感放射線療法 KORTUC の非手術乳癌治療への応用

　リニアックの効果を高める方法として放射線増感剤（radiosensitizer）の開発が行われてきた．約30年前には，イミダゾール環を有する化合物の電子親和性が高いということで，その一種であるミソニダゾール（misonidazole）を放射線増感剤として毎日の放射線治療開始前に患者に内服させるという臨床比較試験が世界的に行われた．その結果，放射線増感効果よりも末梢神経障害の副作用のため臨床使用には至らなかった．約十数年前には，これに類似した薬剤であるドラニダゾールを用いて膵臓癌に対する術中照射（intraoperative radiotherapy：IOR）前に点滴静注での臨床比較試験がわが国で行われたが，生存率のわずかな改善を認めたものの，薬剤としての認可には至らなかった．現在，放射線増感剤として認められている薬剤は世界でも未だ存在しない．例外的にはミソニダゾールと類似した化合物であるニモラゾールがデンマークでのみ薬剤として認可されているようである．

　このような現状の中で，最近，われわれが完成したのが「新しい酵素標的・増感放射線療法」である KORTUC であり，これは Kochi Oxydol-Radiation Therapy for Unresectable Carcinomas の略である．現在のリニアックによる放射線治療が効きにくいと思われる局所進行癌に対しては，過酸化水素（H_2O_2）とヒアルロン酸を混ぜた薬剤を放射線治療の直前に超音波や CT を用いた画像ガイドのもと（image-guided）に腫瘍内に局注する．これによって，リニアックの X 線や電子線の効果を下げている大きな原因である抗酸化酵素ペルオキシダーゼやカタラーゼを不活性化（酵素標的：enzyme-targeting）し，その時に発生する酸素によって低酸素性の腫瘍細胞を酸素化し，低 LET 放射線抵抗性を一気に改善するというものである．これは，われわれの約30年にわたる放射線感受性の研究成果から生まれたまったく新しいオリジナルな手法である．「低濃度の H_2O_2 とヒアルロン酸を含有する放射線増感剤の腫瘍内局注による増感・放射線治療/化学療法─皮膚や骨・軟部組織，乳房などの局所進行癌および転移リンパ節に対して」である KORTUC II については平成18年10月に本学医学部倫理委員会の承認を得，厳密なインフォームド・コンセントのもとに，これを希望する局所進行癌患者に対して施行し，約7割以上の症例で著効を得た．以上の結果に基づいて，I，II 期乳癌に対して KORTUC II を用いた非手術での乳房温存療法を行い，乳癌治療から手術をなくし，さらなる非侵襲化を図ることを目的とした．

　対象は本治療法を希望した乳癌（浸潤性乳管癌）患者30例（I 期10例，IIA 期13例，IIB 期7例）であり，患者の平均年齢は63.9歳であった．導入化学療法（EC and/or Tx）は，ザンクトガレン2005のコンセンサスに沿って，II 期の10例に施行し，内分泌療法はエストロゲンレセプタ陽性の26例に施行している．放射線治療は，当科にて従来から行っている方法に基づき，Pinnacle^3 を用いて治療計画を行い，Forward planning IMRT により，Field-in-field 法にて，リニアック 4 MV X 線を用いた．主に接線非対向4門照射にて，1日 2.75 Gy×週5回で，総線量 44 Gy の寡分割照射を行った．なお，X 線照射の最後の3回に，1回 3 Gy の電子線ブースト照射を併用した．増感剤（0.5% H_2O_2＋0.83%ヒアルロン酸ナトリウム）の腫瘍内局注（3〜6 ml）は，月曜と木曜の放射線治療前に超音波ガイドにて行い，腫瘍内に微細な気泡が均一に分布することを確認した．なお，注射には，24 G 針を用い，1％キシロカインを少量使用した．また，H_2O_2 は，院内製剤での 0.5 ml 入りのバイアルを用いた．

　結果として，平均経過観察期間 26.4 か月の現在，局所再発は1例のみ（82歳の症例で，42か月後

に局所再発をきたし，TS-1＋フェマーラにて制御中）であり，全例が生存中であり，遠隔転移も認めていない．有害事象としての放射線皮膚炎は，grade 1 が 20 例，grade 2 が 10 例であり，当科での放射線治療単独の場合と比べて大差はない．注射局所での疼痛は，キシロカインを使用開始してからの 20 例では，ほとんど認めなかった．

H_2O_2 を用いた放射線増感については，約 40 年前に H_2O_2 の動脈内投与の報告があり，あまり効果がなかったためか，その後，この方法は消滅した．われわれが開発した腫瘍内局注法は，ヒアルロン酸の出現とともにパワードプラ超音波や最新の CT（MDCT）など，最近の科学技術の進歩によって可能になったものといえる．

現在，KORTUC は，乳癌に対する手術なしでの乳房温存療法（KORTUC-BCT）をはじめとして，局所進行乳癌に対する非手術化学・放射線増感療法（KORTUC-LABC）ならびに局所進行膵臓癌（IVa 期）に対する開創増感放射線療法（KORTUC-IOR），局所進行肝臓癌に対する超音波ガイド増感剤注入・化学塞栓療法（KORTUC-TACE）など，さまざまな形での臨床応用が進行中であり，全国的〜世界的な規模での臨床比較試験の開始が期待されている．

文 献

1) がん・放射線療法 2010. 篠原出版新社，東京，2010.
2) 日本乳癌学会編：科学的根拠に基づく乳癌診療ガイドライン 3．放射線療法 2008 年版. 2008.
3) 日本放射線科専門医会・医会，日本放射線腫瘍学会，日本医学放射線学会編：2008 放射線治療計画ガイドライン. 2008.
4) 笹岡政宏：乳癌 Field-in-field radiotherapy. JASTRO Newsletter 98：20-24, 2010.
5) 光森通英：放射線療法．乳癌の臨床 特別号 2010：46-52, 2010.
6) Ogo E, et al：Int J Radiat Oncol Biol Phys 71：123-131, 2008.
7) Ogawa Y, et al：Int J Oncol 34：609-618, 2009.
8) Kariya S, et al：Int J Radiat Oncol Biol Phys 75：449-454, 2009.
9) Ogawa Y, et al：Int J Oncol 39：553-560, 2011.

14 消化器癌の放射線治療

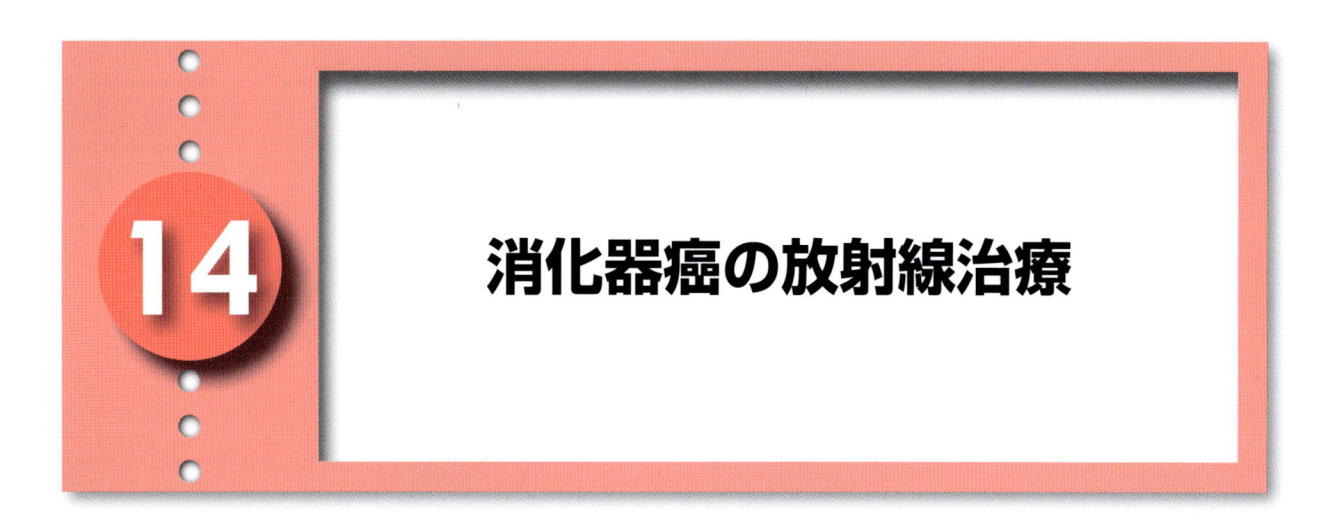

　消化器癌は限局発育性であるものが多く，外科的治療が第一選択になることが多い．特にわが国では胃癌の手術が癌治療の歴史そのものであったように，外科手術を重視する傾向にある．しかし外科手術のみでの治療成績には限界があり，また機能温存の可能性から近年放射線治療例が増加している．さらに欧米での術前照射をはじめとした集学的治療の大規模試験における治療成績の向上を無視できない時期に来ていると考える．

section 1 食道癌

　食道は粘膜層・粘膜下層・筋層・外膜の4層構造で，解剖学的特徴としては漿膜のような強固な組織に覆われておらず，また血流やリンパ流が豊富であるため転移も高率にみられる．組織型は扁平上皮癌が90％以上．治療方針はその進行度に応じて選択される．早期のものは内視鏡的粘膜切除術（endoscopic mucosal resection：EMR）や手術が主であったが，機能温存が得られ生存率も手術と同様に期待できる化学放射線治療が増加している．

1 放射線治療

　食道癌に対する放射線治療は，比較的早期のものに対し根治性と機能温存を期待して行う根治的放射線治療と，手術との組み合わせで根治性向上を図る術前照射，術後照射がある．さらに根治治療の期待できない進行症例での患者QOL改善を期待する姑息照射がある．

❶ 根治的放射線治療

　外照射ないし外照射と腔内照射の組み合わせで行われる．照射時の併用療法として，局所進行食道癌に対する根治的放射線治療では，放射線単独治療よりもシスプラチン，5-FU同時併用が有効であることが確認されており，化学放射線療法が標準治療と考える．照射野の設定は，内視鏡を用い癌病変の近位，遠位端にクリッピングを行う．食道表在癌の場合にはクリッピングの際に色素散布を併用する．原則として原発巣の上下3 cmを含め照射野とする．食道癌ではリンパ節転移が高頻度に認められかつ特徴的である．縦隔内のリンパ流は周囲方向より上下流が優位であり，胸部上

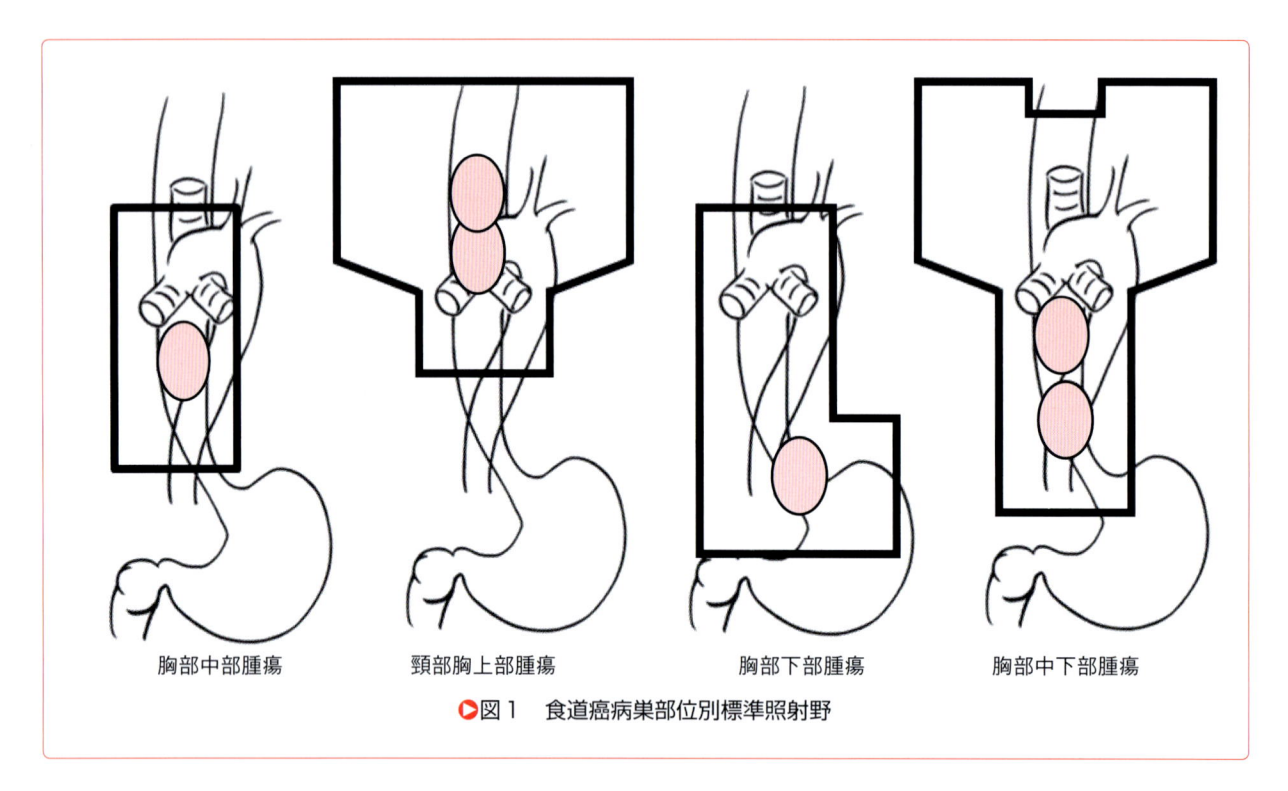

| 胸部中部腫瘍 | 頸部胸上部腫瘍 | 胸部下部腫瘍 | 胸部中下部腫瘍 |

▶図1　食道癌病巣部位別標準照射野

部病巣では上縦隔と頸部リンパ節に，胸部下部病巣では縦隔および腹部リンパ節に向かう．また胸部中部病巣では頸部上縦隔から腹部まで広範囲にわたるリンパ節に向かう．しかし胸部上部病巣でも胃周囲（噴門部）リンパ節に30%以上転移することから，その特徴を考慮した照射野設定が必要である（図1）．化学放射線療法での照射線量は60 Gy/30回/6〜8週が標準であるが，海外では50 Gyを標準放射線量とする報告もある[1]．

❷ 術後照射

術後照射は原発巣およびリンパ節郭清部における残存癌の制御やリンパ節郭清が不十分となるうえ縦隔，頸部に対する予防を目的とする．そのため照射野は縦隔と両鎖骨上窩リンパ節を含める．

❸ 術前照射

化学放射線治療による生存率は良好であるが，局所再発率は手術に比べ高率である．そのため手術前に化学放射線治療を行う術前化学放射線治療が期待されている[2]．

❹ 腔内照射

腔内照射は外照射のブースト照射として，また粘膜癌に対しては腔内照射単独で治療を行う場合もある．バルーンアプリケータを用いて食道腔内に治療用カテーテルを固定し，イリジウム線源にて照射を行う（図2）．線量評価は粘膜下5 mmを評価点とし，高線量率腔内照射では，食道潰瘍のリスクを考え1回4 Gy以下の照射にすべきである．

2　有害事象

早期有害事象は皮膚炎，食道炎，肺炎が代表的である．晩期有害事象は食道穿孔，食道狭窄，心筋障害，胸水貯留などが発生することがある．

食道癌の食道狭窄に対しスラント挿入を行った後の放射線治療は，重篤な合併症をきたす可能性が高い．

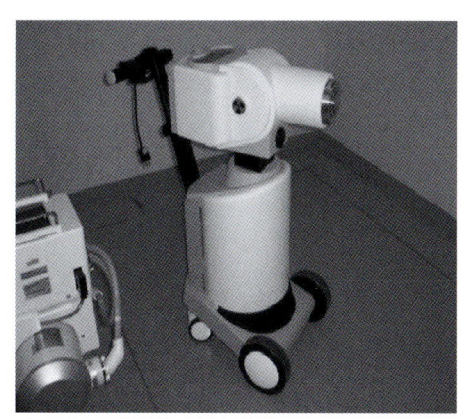

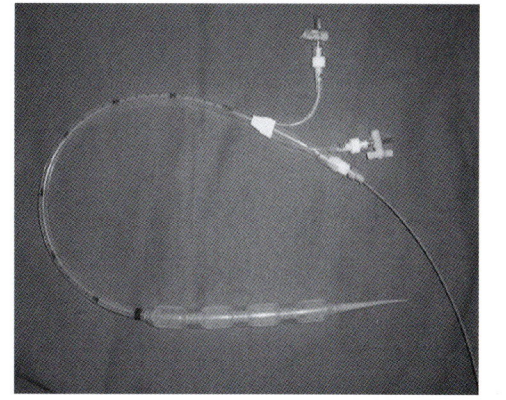

イリジウム線源腔内照射装置　　　　食道腔内照射用バルーンアプリケータ

▶図2　腔内照射（remote after loading system：RALS）

section 2　胃　癌

　胃癌は永らくわが国における悪性疾患罹患率の1位であった．治療方針は外科的手術が第一選択であるが，進行癌に対しては手術と放射線の組み合わせも試みられる．欧米では術後照射も標準治療の一つであるが，わが国ではほとんど顧みられていないのが現状である．

1　術中照射

　術中照射は非治癒切除症例や，手術的に郭清困難な腹腔動脈周囲リンパ節に対しての根治を目的として日本の阿部らによって開発された．通常手術開腹時の1回のみ照射で，高エネルギーの電子線を用いて照射を行う．

2　術後照射

　手術時の遺残病変，郭清困難なリンパ節に対し，開腹時にマーキングを行っておき，術後に照射を行うことがあるが，その有用性は確立されていない．

section 3　肝細胞癌

　原発性肝癌（肝細胞癌）の治療は，外科手術，経皮的局所治療（マイクロ波，エタノール注入など），IVR（interventional radiology）が標準治療であった．肝は放射線耐容が低いと考えられ，肝の病変に対する放射線治療はほとんど行われなかった．しかし近年，重粒子線治療がその効果を注目され[3]，また定位放射線治療による限局した1回線量の増加も効果が期待されている．

1 放射線治療

放射線治療の適応は切除不能で①腫瘍が巨大，②門脈・胆管の腫瘍塞栓，③IVRなど他治療に抵抗性を示す症例が考えられる．腫瘍栓に対する放射線治療成績は高い奏効率が報告されている[4]．重粒子線治療の炭素線では，大きな腫瘍に対しても高い生物学的効果が期待される．陽子線治療や定位放射線治療では良好な線量分布から残肝機能を損なうことなく治療できる可能性があると考える．放射線治療では肝機能に注意すべきで，被照射肝体積を必要最小限にする．肝の耐容線量は肝硬変で低くなり，Child Cでは放射線治療は原則禁忌である．

2 合併症

肝癌の放射線治療に生じる主な有害事象として放射線性肝障害（radiation induced liver damage：RILD），消化管出血などがある．肝硬変で門脈圧亢進に伴ううっ血した消化管粘膜では消化管出血を生じやすい．

section 4 胆道系腫瘍

胆のう癌，肝内胆管癌の治療は手術が第一選択であるが，進行症例が多く予後の非常に悪い腫瘍の一つである．

1 放射線治療

放射線治療は周囲に放射線高感受性臓器の小腸があるため，外照射のみでは必要線量を投与することが困難な場合が多い．病巣線量を確保するため，外照射に腔内照射を併用した治療も行われている．腔内照射は経皮経肝胆管ドレナージ（percutaneous transhepatic cholangio drainage：PTCD）チューブを利用して胆管内にイリジウム線源が挿入される（図3）．

2 合併症

放射線治療の合併症は消化管出血，胆道狭窄などがある．晩期障害には肝萎縮，十二指腸などの消化管潰瘍・閉塞がある．

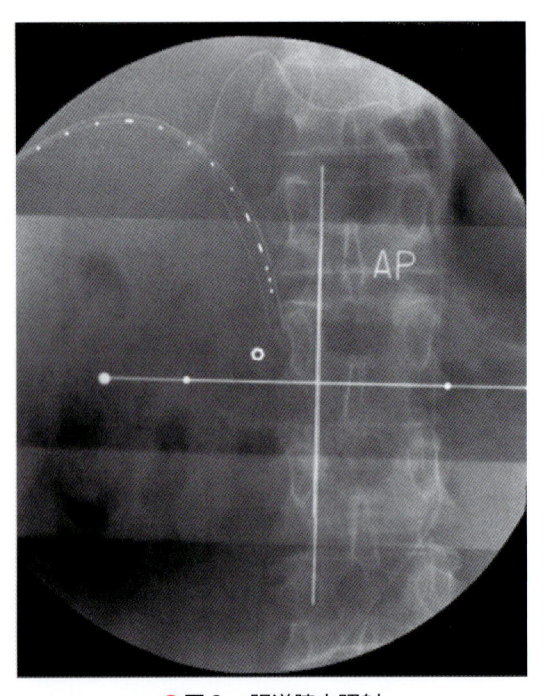

▶図3　胆道腔内照射
PTCDチューブ内に模擬線源挿入

section 5 　膵　癌

　外科手術が第一選択となるが，進行例が多く切除可能例は10～20％である．また，治癒切除症例においても局所制御率・生存率は満足できるものではなく，化学放射線治療など，なんらかの補助療法が必須と考えられている．

1　放射線療法

　切除可能症例に対しては術後放射線治療，また手術中に病巣を直接照射する術中照射が行われる．切除不能症例には対症療法として姑息照射が行われる．
- ❶ **術中照射**：術中照射は手術室にて開腹し，膵病巣を直視して高エネルギー電子線にて照射を行うもので，周囲正常組織を照射野から排除でき，膵病巣に十分な放射線の照射が可能となる．日本の阿部らによって開発され，世界各国で行われている[5]．手術に伴って照射が行われるため照射は1回のみとなる．
- ❷ **術後照射**：治癒切除後にmicroscopicな残存腫瘍が疑われる時には5-FU・Gemcitabineなどを併用する術後化学放射線療法が試みられている．
- ❸ **対症療法としての放射線治療**：遠隔転移を伴う切除不能例でも放射線療法は癌性疼痛の原因療法（緩和的治療）として有効で，80％以上の除痛効果がある．

2　合併症

　放射線治療の合併症は十二指腸などの消化管出血・潰瘍・閉塞がある．化学放射線治療でのGemcitabineは放射線増感作用から消化管障害が増強され，有害事象が増加するため注意が必要である．

section 6 　大腸（結腸・直腸癌）

　大腸癌は進行症例でも多くは限局発育性であり，外科手術が第一選択となる．結腸癌では切除率も高く，また周囲正常臓器に放射線高感受性の小腸があり，放射線治療が適応されることはほとんどない．直腸癌はリンパ流の特性から手術による側方郭清の不完全さと神経障害の可能性，さらに解剖学的に直腸下部に存在する病変での肛門機能温存といった点で放射線と手術の併用が広く欧米では行われている．放射線治療の方法として，術前照射と術後照射でその優劣が議論されてきたが，近年の報告では局所制御率・生存率ともに術前照射が優位[6]とされ，直腸癌の放射線治療として術前化学放射線治療（chemo-radiation therapy：CRT）が標準治療と考えられる[7]．

1 直腸癌治療

わが国での切除可能直腸癌に対する標準術式は直腸間膜全切除（total mesorectal excision：TME）に加え側方郭清が積極的に行われている。しかし側方郭清は排尿・性機能が障害される可能性があり、また郭清の確実性が施設により異なる。欧米では側方郭清は行われず、手術（TME）＋術前CRTが標準術式として広く行われている。近年、日本でも拡大リンパ節郭清を基本とした根治手術から、最小限のリンパ節郭清を行い可能なかぎり機能温存を図る術式に移行、CRTが側方郭清に変わりうるかの試みがなされている。

2 放射線治療

直腸癌における放射線治療の役割は、切除可能例での術前あるいは術後の補助療法、切除不能および局所再発例においては切除可能性獲得のための術前照射と緩和的治療がある。

❶ **切除可能例**：手術前補助療法として術前照射が行われるが、放射線単独より化学療法を併用した術前CRTが局所制御率は高かったと報告されている[8]。術前CRTと術後CRTでは、生存率は両群で差がなかったが、術前照射群で局所再発率が低く、急性期および晩期有害事象の頻度も低かった。さらに括約筋温存率が術前照射群で高く、術前CRTが標準化されつつある[7]。

❷ **切除不能および局所再発例**：局所再発症例では除痛・延命など患者QOL改善を図る姑息治療として照射が行われる。また、切除不能症例でも術前CRTにより腫瘍縮小効果などdown-stagingを図り、手術の可能性を期待する。

❸ **照射方法**：術前術後照射は外照射が中心で照射線量、分割回数、照射期間についてはいまだ一定していない。通常の分割では30～45 Gy、短期小分割では20～25 Gyが欧州では一般的である[9]。切除可能症例と切除困難症例により照射方法・照射線量を選択する報告もある[10]。照射範囲は骨盤内リンパ節を十分に含み、側方からの照射野では骨盤内再発部位が骨盤腔内背側部半分に高頻度であ

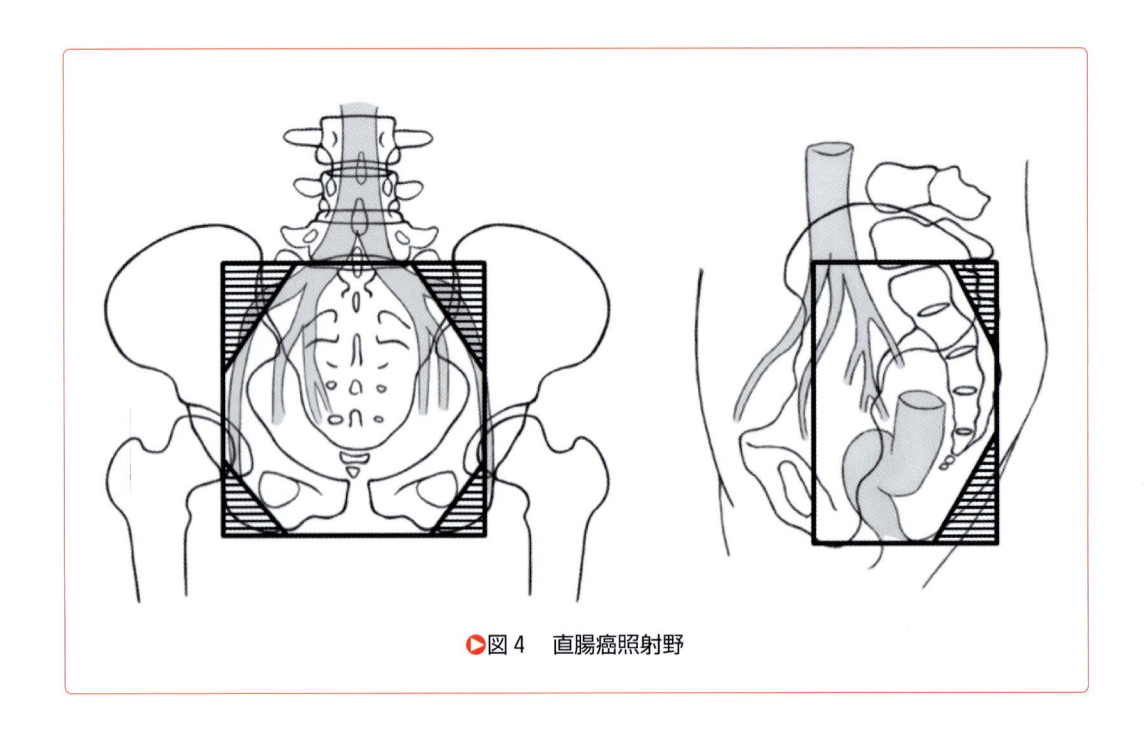

図4　直腸癌照射野

ることを重視し腹側 1/3 を省くことで小腸への障害を防ぐよう努める（図4）.

3 合併症

急性期有害事象として悪心，下痢，膀胱炎．術後の合併症として腸閉塞，創傷治癒遅延がある．晩期有害事象として頻便，瘻孔形成，腸閉塞，潰瘍形成，膀胱容積縮小による頻尿があげられる．

section 7 肛門癌の放射線治療

　肛門癌は組織学的に腺細胞癌と扁平上皮癌に分かれるが，過半数以上が扁平上皮癌であり放射線治療によって高率に局所制御が得られるため，化学放射線療法が肛門癌症例に対し推奨される一次療法である．併用化学療法は 5-FU＋MMC．放射線治療計画は，解剖学的に外側縁は鼠径リンパ節を十分含むように設定する．化学放射線治療による 5 年生存率は 70％を超え，合併症も少なく肛門の括約筋機能も温存できる．再発例には救済手術を行うことが標準治療となっている．

文　献

1) Minsky BD, et al : INT 0123 (Radiation TherapyOncology Group 94-05) phase III trial of combined-modality therapy for esophagealcancer : high-dose versus standard-dose radiation therapy. J ClinOncol 20 : 1167-1174, 2002.
2) Burmeister BH, et al : Surgery alone versus chemoradiotherapy followed by surgery for resectable cancer of the oesophagus : a randomised controlled phase III trial. Lancet Oncol 6 : 659-668, 2005.
3) Kato H, et al : Liver Cancer Working Group. Results of the first prospective study of carbon ion radiotherapy for hepatocellular carcinoma with liver cirrhosis. Int J Radiat Oncol Biol Phys 59 : 1468-1476, 2004.
4) Zeng ZC, et al : A comparison of treatment combinations with and without radiotherapy for hepatocellular carcinoma with portal vein and/or inferiorvena cava tumor thrombus. Int J RadiatOncolBiolPhys 61 : 432-443, 2005.
5) Nishimura Y, et al : External and intraoperative radiotherapy for resectable and unresectable pancreatic cancer : analysis of survival rates and complications. Int J Radiat Oncol Biol Phys 39 : 39-49, 1997.
6) Sebag-Montefiore D, et al : Preoperative radiotherapy versus selective postoperative chemoradiotherapy in patients with rectal cancer (MRC CR07 and NCIC-CTG C016): a multicentre, randomised trial. Lancet 373(9666): 790-792, 2009.
7) Collette L, et al : European Organisation for Research and Treatment of Cancer Radiation Oncology Group. Patients with curative resection of cT3-4 rectal cancer after preoperative radiotherapy or radiochemotherapy : does anybody benefit from adjuvant fluorouracil-based chemotherapy? A trial of the European Organisation for Research and Treatment of Cancer Radiation Oncology Group. J Clin Oncol 25(28): 4379-4386, 2007.
8) Sauer R, et al : German Rectal Cancer Study Group. Preoperative versus postoperative chemoradiotherapy for rectal cancer. N Engl J Med 351 : 1731-1740, 2004.
9) Kapiteijn E, et al : Dutch Colorectal Cancer Group. Preoperative radiotherapy combined with total mesorectal excision for resectable rectal cancer. N Engl J Med 345(9): 638-646, 2001.
10) Nagtegaal ID, et al : What is the role for the circumferential margin in the modern treatment of rectal cancer? J Clin Oncol 26(2): 303-312, 2008.

15 女性生殖器腫瘍の放射線治療

section 1 子宮頸癌

　わが国では子宮頸癌の発症率は減少傾向であったが，2000年頃から20歳代，30歳代の症例が増加してきている．最近は検診の普及により，早期癌で発見されることは増えているが，なおも半数近くが浸潤癌である．

　子宮頸癌に対する放射線治療は手術と並ぶ根治的治療法である．米国NCCN（National Comprehensive Cancer Network）のガイドライン[1]による病期別推奨治療としてIa2期からIVa期まで放射線治療が記載され，Ib2期～IVa期まで同時化学放射線療法（concurrent chemoradiotherapy：CCRT）が推奨されている．一方，従来，わが国では高齢や，心疾患などの合併症がある場合を除いて，I，II期に対して手術が施行されてきた．そして手術不可能なIII，IVa期に対しては根治的放射線治療が施行されてきた．しかし，I，II期に対して無作為割付臨床試験（randomized clinical trial：RCT）で手術と放射線治療の比較で生存率に差がないことが示された[2]こともあり，近年，婦人科腫瘍医の放射線治療に対する意識が変化してきた．日本婦人科腫瘍学会により子宮頸癌ガイドライン2007年版[3]が出版され，また，最近になって2011年版[4]が出版された．2011年版を2007年版と比較すると，大きな違いは広汎子宮全摘出術の適応であったIb1期，IIa1期で，放射線治療単独が治療法として採用され，放射線治療の適応が拡大したことである．

1　病期分類

　病期分類にはUICCのTNM分類とFIGO（国際産婦人科連合）分類（表1）があるが，通常後者が適応される．旧分類（1993年）のIIa期は，2008年の新分類では腫瘍のサイズ4cm以内のものはIIa1期，4cmを超えるものはIIa2期とされた．CTや，FDG-PET/CTで傍大動脈リンパ節転移が明らかであってもIVb期にはならない．MRIで膀胱浸潤が疑われても膀胱鏡で確認しなければIVa期にはならない．また，子宮傍組織が「結節状に骨盤壁に及ぶか，原発巣そのものが骨盤壁に達した場合」のみをIIIb期とし，「平滑な傍子宮組織硬結が骨盤壁に達している場合」はIIb期に分類する．

表1　子宮頸癌 FIGO 国際進行期分類（2008年）

0期：浸潤が認められない上皮内癌（Carcinoma in situ）．	
Ⅰ期：癌が子宮頸部に限局するもの（体部浸潤の有無は考慮しない）．	
Ⅰa期：組織学的にのみ診断できる浸潤癌．肉眼的に明らかな病巣はたとえ表層浸潤であってもⅠb期とする．浸潤は，計測による間質浸潤の深さが5mm 以内で，縦軸方向の広がりは7mm を超えないものとする．浸潤の深さは，浸潤がみられる表層上皮の基底膜より計測して5mm を超えないものとする．脈管（静脈またはリンパ管）浸襲があっても進行期は変更しない．	
Ⅰa1期：間質浸潤の深さが3mm 以内で，広がりが7mm を超えないもの．	
Ⅰa2期：間質浸潤の深さが3mm を超えるが5mm 以内で，広がりが7mm を超えないもの．	
Ⅰb期：臨床的に明らかな病巣が子宮頸部に限局するもの，または臨床的に明らかではないがⅠa期を超えるもの．	
Ⅰb1期：病巣が4cm 以内のもの．	
Ⅰb2期：病巣が4cm を超えるもの．	
Ⅱ期：癌が頸部を超えて広がっているが，骨盤壁または腟壁下1/3には達していないもの．	
Ⅱa期：腟壁浸潤が認められるが，子宮傍組織浸潤は認められないもの．	
Ⅱa1期：病巣が4cm 以内のもの．	
Ⅱa2期：病巣が4cm を超えるもの．	
Ⅱb期：子宮傍組織浸潤の認められるもの．	
Ⅲ期：癌浸潤が骨盤壁にまで達するもので，腫瘍塊と骨盤壁との間に cancer free space を残さない，または腟壁浸潤が下1/3に達するもの．	
Ⅲa期：腟壁浸潤は下1/3に達するが，子宮傍組織浸潤は骨盤壁にまでは達していないもの．	
Ⅲb期：子宮傍組織浸潤が骨盤壁にまで達しているもの．または，明らかな水腎症や無機能腎を認めるもの．ただし，明らかに癌以外の原因によると考えられる水腎症や無機能腎は除く．	
Ⅳ期：癌が骨盤腔を超えて広がるか，膀胱，直腸の粘膜を侵すもの．	
Ⅳa期：膀胱，直腸の粘膜への浸潤があるもの．	
Ⅳb期：小骨盤腔を超えて広がるもの．	

2　治療方針

❶ 放射線治療単独

　前述したように，2011年版の日本婦人科腫瘍学会子宮頸癌ガイドラインのフローチャートでは，Ib1期とIIa1期に対して骨盤部リンパ節転移の所見がない場合に，放射線単独が治療法の選択肢の一つとして採用された[4]．

❷ 同時化学放射線療法（concurrent chemoradiotherapy：CCRT）

　局所進行子宮頸癌の治療成績の向上を目的に同時化学放射線療法のRCT が施行された（表2）[5-12]．シスプラチン（CDDP）を含むレジメンとCDDP を含まないレジメンではCDDP を含むレジメンのほうが生存率の向上を認めた（表2）．CDDP を含む化学療法と放射線治療の同時併用群では，放射線治療単独群に比べて，生存率が有意に良好であった．しかし，Pearcey ら[9]のRCT では明らかな有効性を認めなかった．これらのRCT を含めたメタアナリシス[13]では，化学療法と放射線治療の同時併用は骨盤内再発と遠隔転移を有意に減少させ，無再発生存率と全生存率を有意に向上させたと報告したことから，CCRT は局所進行子宮頸癌に対する標準的治療となっている．2011年版子宮頸癌ガイドライン[4]でもCCRT がIb2期，IIb期，III期，IVa期の治療として推奨されている．

　RCT で使用されたレジメンはCDDP 40 mg/m² の毎週投与で5～6週，またはCDDP 50～

● 表2　子宮頸癌同時化学放射線療法の臨床試験

報告者	対象	症例数	治療法（レジメン）	生存率寄与
CDDPを含むレジメン				
Morris M	Ib-IIa, IIb-IVa	403	CDDP75 mg/m²+5FU4 g/m²/96 h×3コース	yes
Keys HM	Ib（>4 cm）	369	CDDP40 mg/m²/週×6コース	yes
Whitney CW	IIb-IVa	368	CDDP50 mg/m²+5FU4 g/m²/96 h×2コース	yes
Rose PG	IIb-IVa	575	CDDP40 mg/m²/週×6コース	yes
			CDDP50 mg/m²+5FU4 g/m²/96 h×2コース+HU2 g/m²	yes
Pearcey R	Ib-IIa, IIb-IVa	259	CDDP40 mg/m²/週×5コース	no
CDDPを含まないレジメン				
Thomas G	Ib-IVa	234	5FU4 g/m²/96 h×2コース	no
Wong LC	I-III	220	Epirubicin60 mg/m²×1コース+adjuvant 5コース	yes
Robert KB	Ib2-IVa	212	MMC10 mg/m²+5FU300 mg×14日×2コース	有意傾向

70 mg/m²+5FU 1,000 mg/m²（day 1〜4）で3〜4週ごとの投与に大別される．両方法ともに有効性を確認されているが，grade3〜4の急性毒性はCDDP 40 mg/m²の毎週投与のほうが少なかった[8]ので，CDDPと放射線治療の同時併用は世界的に標準的治療として受け入れられている．

　CCRTは局所制御率にすぐれているが，傍大動脈リンパ節を含め，遠隔転移の制御については明確ではない．米国のRCTでは治療前に傍大動脈リンパ節生検を行い，リンパ節陽性の症例は除外している．一方，わが国では治療前に傍大動脈リンパ節生検を行うことはなく，画像診断を行う．最近，FDG-PET/CTで遠隔転移の有無について検索することが多くなり，治療方針の選択に重要な検査である．NCCNガイドライン[1]ではIb2期〜IVa期まで傍大動脈リンパ節転移の有無により治療方針を明記している．すなわち，傍大動脈リンパ節転移陰性の症例にはCCRT，リンパ節転移陽性の場合には傍大動脈リンパ節への照射を加えたCCRTを推奨している．

　表2に示した欧米でのRCTをわが国にあてはめるのにはいくつかの問題点がある．まず，欧米でのRCTの対象例の年齢中央値は40歳であるが，わが国の年齢中央値は70歳と推定され[14]高齢であり，CCRTの安全性と容認性を確認する必要がある．次に，欧米でのRCTでは中央遮蔽を用いない外部照射法であるが，わが国では中央遮蔽が30〜40 Gy以降に挿入される．したがって，わが国では欧米に比べて子宮頸部原発巣に対する放射線照射に抗癌剤が寄与する程度が低い可能性が指摘されている．

❸ 放射線治療前に施行する化学療法

　放射線治療を施行する前に行う化学療法（neoadjuvant chemotherapy：NAC）は1980年代から1990年代まで有用性を検討したRCTが行われたが，放射線単独群とNAC＋放射線治療群では生存率に有意差を認めなかった．したがって，NACはNCCN[1]のガイドラインでも標準治療のオプションとして提示されていない．

❹ IVb期に対する治療

　遠隔転移を有するIVb期はわが国では2.7％と少ない．IVb期には標準治療がなく，各施設でさまざまな治療方針で加療されているのが現状である．IVb期の5年生存率は10％以下で不良である．孤立性の転移を認めるものから，全身転移を認め根治を望めない症例まで幅広い．前者には全身化学療法や転移巣の摘出術が行われ，これらの治療が有効な場合はCCRTが追加される．IVb期

は骨盤内に広汎な病巣を有することも多く，下腹部痛，子宮頸部出血，リンパ節転移によるリンパ浮腫，骨転移による疼痛など腫瘍関連合併症がみられ，症状が強い場合は姑息的に放射線治療で緩和をめざす．

❺ 腺癌に対する治療

近年，腺癌は増加傾向にあり，扁平上皮癌に比べて放射線感受性が低く予後不良であるが，腺癌に対するエビデンスは得られていない．腺癌に対する標準的治療として CDDP を用いた CCRT は推奨されるが，その効果は現在のところ不明である．局所進行子宮頸部腺癌に対する治療法として，わが国で進行中の炭素イオン治療が注目され，第 I/II 相試験の解析結果の公表が待たれる．IVb 期腺癌に対してプラチナ製剤とタキサン製剤の併用化学療法が最も有効なレジメンの一つとして考慮される[15]．

3 放射線治療方法

外部照射と腔内照射の併用が標準治療である．外部照射後に腫瘍縮小が不十分であったり，腟が狭くタンデム挿入が困難な場合は外部照射でブースト照射を行ったり，組織内照射を行う．強度変調放射線治療を行う試みもあるが，研究段階である．腔内照射併用と非併用では骨盤内制御率，生存率に有意差があると報告されているので，可能なかぎり腔内照射を適応する治療方針が基本である．

❶ 外部照射

- GTV：原発巣（視触診：頸部腫瘍・子宮傍組織浸潤・腟浸潤，MRI で子宮体部方向の浸潤），骨盤内リンパ節．
- CTV：上記 GTV に加え骨盤内リンパ節領域，子宮体部全体，子宮傍組織（子宮仙骨靱帯および基靱帯の起始部を含む），腟（病変下端より 3 cm まで）．
- ITV：通常の治療においては考慮しない．
- PTV：上記 CTV に対してセットアップマージンを加えた範囲．

放射線治療計画

前後 2 門照射（図 1），または直交 4 門照射（図 2）で行われる．2 次元的照射野の上限は第 5 腰椎上縁，下限は閉鎖孔下縁か腟浸潤の下縁より最低 3 cm 下方にマージンをとる．前後照射野の外側は骨盤内側縁より 1.5～2 cm 外側とする．側方照射野の前縁は恥骨結合から 0.5 cm 程度とするが，MRI の矢状断像などで子宮底部が外れないように確認する．小腸を遮蔽する場合には，側方照射野では第 5 腰椎の前面から最低 3 cm の部分は遮蔽しないよう注意する．後縁は仙骨前面を照射野に入れるのが一般的であるが，Radiation

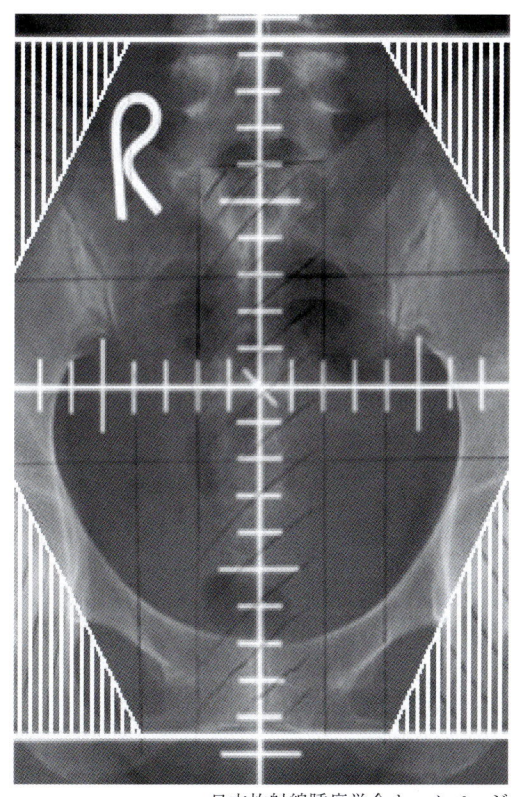

日本放射線腫瘍学会ホームページ
http://www.jastro.or.jp/

◯図 1　前後 2 門照射

▶図2　直交4門照射

日本放射線腫瘍学会ホームページ
http://www.jastro.or.jp/

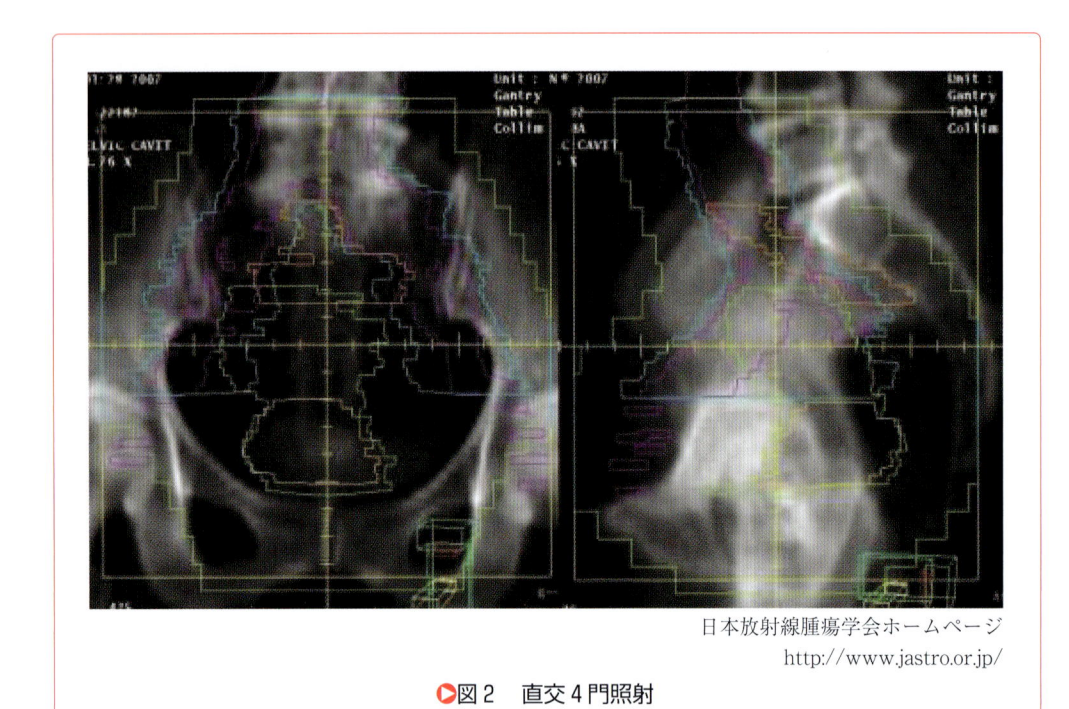

Therapy Oncology Group（RTOG）およびGynecologic Oncology Group（GOG）のプロトコールでは仙骨後縁全体までを含めることを指示している．

CT，FDG-PET/CTなどで傍大動脈リンパ節転移が疑われる場合には，傍大動脈リンパ節領域を加えたExtended field radiotherapyが行われる．全骨盤照射を連続して上方に延長し，照射野の上限は通常第1腰椎の上縁とする．

6 MV以上の高エネルギーX線を用いるのが望ましい．6 MV未満を用いる場合や体厚が大きい症例に対しては4門照射を行う．腔内照射併用の場合，中央遮蔽（アイソセンタ面で幅3または4 cm）を途中から適用する．線量のオーバーラップを防ぐために遮蔽の上縁は腔内照射の線源位置確認写真におけるタンデム上縁から1〜2 cmとする．また，中央遮蔽により総腸骨リンパ節が遮蔽されないよう注意する．4門照射の場合，遮蔽挿入後は前後2門に切り替える．

❷ 腔内照射

腔内照射について低線量率（low dose rate：LDR）と高線量率（high dose rate：HDR）のRCTの報告があり，両者の局所制御率に差がなく，HDRの有害事象は許容内であったので，LDRに伴う術者の被曝や，患者の苦痛などを考慮すればHDRが標準治療として推奨される．わが国ではHDRが行われる．腔内照射はタンデムとオボイドの組み合わせで行われる．図3にアプリケーションのX線写真を示す．A点（図4）を基準点として線量を計算し，投与する．A点の設定は原則として外子宮口を基準とするが，外子宮口がオボイドの上縁よりも尾側に位置する場合には，腟円蓋部を基準にA点を設定する．

❸ 治療スケジュール

外部照射は，通常分割法（1.8〜2 Gy/日）で行われる．外部照射と腔内照射の治療スケジュールについて，わが国での医療実態調査に基づき，表3に示す治療スケジュールがある程度のコンセンサスを得られていると考えられ，2011年版子宮頸癌ガイドラインでは推奨治療スケジュールとして提示された．術後照射も通常分割照射法（1.8〜2 Gy/日）で行われ，総線量45〜50 Gyが投与さ

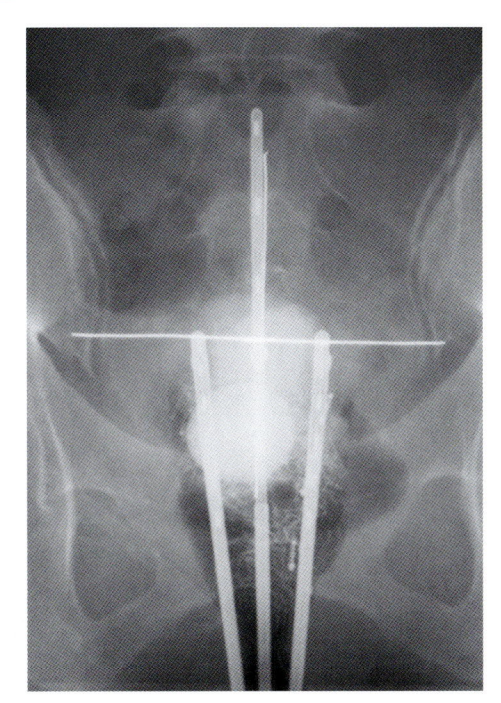

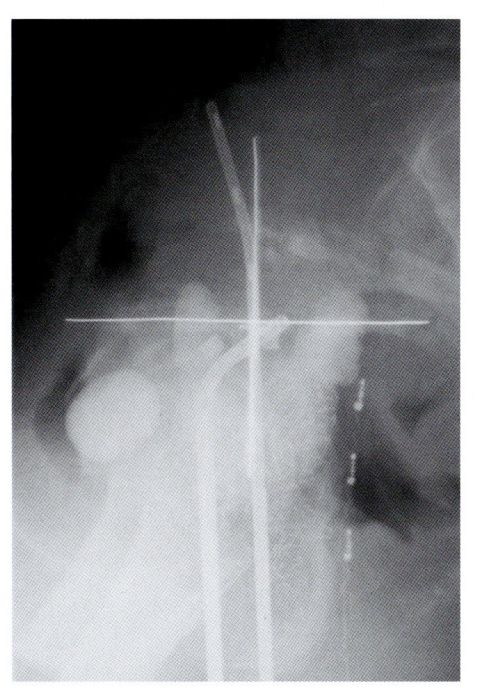

○図3　子宮頸癌の高線量率腔内照射

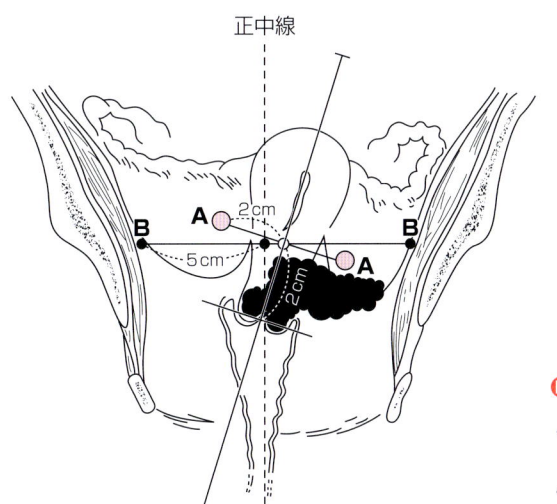

○図4　子宮頸癌の腔内照射の基準点

- A点：外子宮口を基準とし，前額面子宮腔長軸に沿って上方2cmの高さを通る垂直線で側方にそれぞれ2cmの点
- B点：左右A点の中間の高さで，正中線より側方5cmの点

○表3　病期別子宮頸癌推奨放射線治療スケジュール[4]

進行期	外部照射*		腔内照射#
	全骨盤	中央遮蔽	HDR（A点線量）
Ib1, II（小）	20 Gy	30 Gy	24 Gy/4回
Ib2, II（大），III	30 Gy	20 Gy	24 Gy/4回
	40 Gy	10 Gy	18 Gy/3回
IVa	40 Gy	10 Gy	18 Gy/3回
	50 Gy	0 Gy	12 Gy/2回

HDR：high-dose-rate
＊：1回1.8〜2 Gy，週5回法で行う．
＃：1回5〜6 Gy，週1〜2回法で行う．

れる．総治療期間の延長により治療成績が低下することが報告され[16]，総治療期間は8週間を超えないことが推奨されている[17]．

4 治療成績

FIGO病期別の5年生存率は，I期：80～90％，II期：60～80％，III期：40～60％，IVa期：10～40％．

5 有害事象

❶ **急性期**：悪心（放射線宿酔），下痢，膀胱炎，皮膚炎（特に下方へ延長した照射野を設定した場合の会陰部），白血球減少症．

❷ **晩期（grade 3以上の頻度）**：直腸炎（出血）（5～10％），膀胱炎（出血）（5％以下），小腸障害（腸閉塞）（5％以下），皮下組織線維化・浮腫（下腹部），腟粘膜の癒着・潰瘍，膀胱腟瘻，直腸腟瘻，骨折，下肢浮腫．

section 2 子宮体癌

日産婦婦人科腫瘍委員会報告によるとわが国の子宮体癌は1970年では子宮癌の10％であったのに対して，2007年では50％と増加している．子宮体癌には手術を施行し病理結果で手術病期分類を決定してから治療方針を検討することから，治療の第一選択は根治的切除術である．子宮体癌は放射線感受性が低い腺癌が大部分を占めることや，良好な腔内照射の線量分布が得難いことから，根治的放射線治療の頻度は少なく，術後照射や，進行例の術後遺残への照射として用いられることが多い．根治的放射線治療の適応は合併症などで手術不能である場合や切除不能な進行癌である．しかし近年，子宮体癌の増加とともに，高齢化，食生活の欧米化に伴う肥満・高血圧・糖尿病や心脳血管疾患などの合併症のため，早期例における手術不能症例も増加する可能性があり，根治的放射線治療の必要性は今後増加する可能性がある．

1 病期分類

現在，子宮体癌の進行期分類は手術例に関してはFIGO（1988）[18]の手術進行期分類を用いているが，放射線療法などの非手術症例には適応できないため，従来からの術前の臨床進行期分類（FIGO, 1982）が適応されるという問題点があり，病期の決定には注意が必要である．

2 治療方針

❶ **根治的放射線治療**

早期例では腔内照射が主体となる．非手術例ではCTやMRIなどによる画像診断所見を総合の

うえ，外部照射と腔内照射を併用することが多い．癌が子宮外へ進展する進行期例では外部照射が主体となる．

❷ 術後照射

わが国では遠隔転移を考慮して手術後に再発危険因子群に対しては化学療法を施行する傾向にあり，2007年度の婦人科腫瘍委員会報告[19]では子宮体癌治療患者の術後照射は174例（3.5％）と少なかった．

術後照射は肉眼的治癒切除後の予防照射で，骨盤内の再発制御を目的として行われる．しかし，子宮体癌の再発の多くは遠隔転移であるため，術後照射により骨盤内再発は抑制できても，遠隔転移を防止できないため生存率が改善しないという報告が多い．手術後の病理組織学的検索にて，組織分化度grade2以上，子宮体壁筋層浸潤1/3（1/2）以上，頸管浸潤陽性，骨盤リンパ節転移陽性，高度な脈管侵襲の再発危険因子を有する症例に対して術後照射が行われてきた．ランダム化比較試験では，術後照射は骨盤内制御率は改善するが，全生存率は改善しなかった[20]．GOG（Gynecologic Oncology Group）99は高～中リスク群（G2/G3・脈管侵襲陽性・外側1/3を超える筋層浸潤の3因子，50歳以上で2因子，70歳以上で1因子症例）において術後照射により骨盤内再発率と全生存率の改善が認められ，術後照射はこの高～中リスク群で施行すべきとした[21]．傍大動脈リンパ節に対する予防照射の適応に関するコンセンサスは得られていない．子宮体癌の術後療法として，放射線療法と化学療法のいずれを選択すべきかに関して，JGOG（Japanese Gynecologic Oncology Group）による，中リスク群に対する全骨盤照射と化学療法（CAP）とのランダム化比較試験（JGOG2033）では，5年無再発生存率，5年全生存率ともに両群に有意差はなかった[22]．今後，有害事象についての長期経過観察結果も検討しながら，どの症例にどの術後補助療法を行うかを検討するべきであろう．

３　放射線治療方法

❶ 外部照射

a．標的体積

- GTV，CTV，PTVは子宮頸癌と同様である．
- ITV：子宮は前後左右に屈曲することがあるため照射期間中の変化を考慮する．

b．放射線治療計画

前後対向2門または前後左右4門照射で行う．外部照射の照射野の設定は子宮頸癌と同様である（☞子宮頸癌，図1，2）．傍大動脈リンパ節転移を認める場合の傍大動脈リンパ節領域を含めた拡大照射野も子宮頸癌と同様である．

c．根治照射における外部照射

根治的放射線治療における外部照射は全骨盤照射で開始し，その後中央遮蔽に切り替える．全骨盤照射は1.8～2Gy/日で20～40Gy後に中央遮蔽に変更し，2Gy/日，5日/週で総線量は45～50Gy/4.5～5週とする．腫瘍が大きく腔内照射による線量分布が子宮全体を囲めない場合や，ゾンデが挿入できず腔内照射が不可能な場合は，全骨盤照射後，照射野を腫瘍に限局させて縮小し，3次元治療計画により多門照射や回転照射などの照射法に変更し，総線量は60～70Gy/6～7週とする．

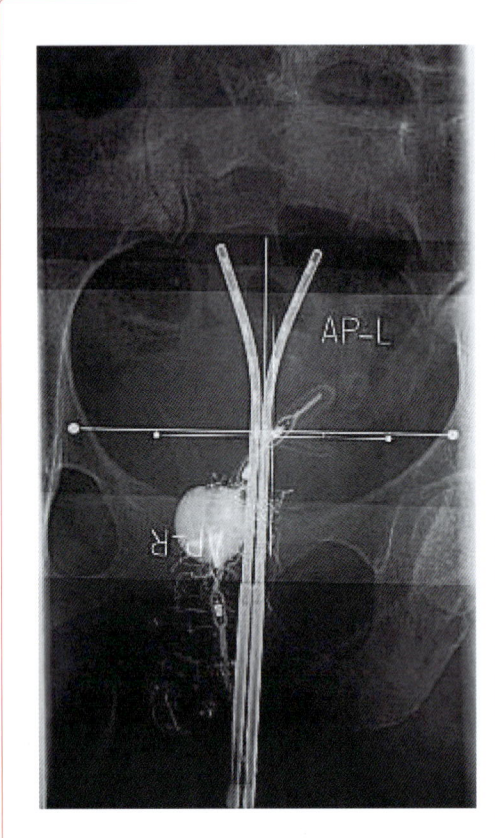

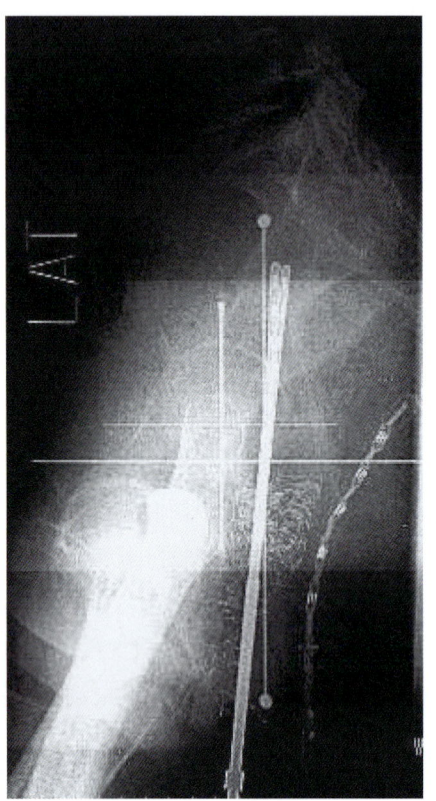

日本放射線腫瘍学会ホームページ
http://www.jastro.or.jp/

◯図5　子宮体癌の高線量率腔内照射

❷ 腔内照射

　子宮底部の線量分布を広げ，子宮体部の輪郭に合わせた線量分布を作成する．腔内照射における線量評価点が標準化されていないため，線量評価法に関しては明確なコンセンサスは得られていない．子宮体癌取扱い規約では，線量評価の基準点は，子宮頸癌におけるA点を用いているが，主病巣が子宮体部にある子宮体癌ではA点のみでは線量評価は不十分である．基準点は子宮体部の漿膜面を基準点とするのが合理的である．近年，画像診断の発達に伴い，個々の症例で子宮体の筋層の厚さを評価することや子宮の外輪郭を求め，個別化した基準点の設定が可能となった．毎回の腔内照射時にCTシミュレーションで，子宮の外輪郭に評価点を定めるのが望ましい．図5にRotte型子宮内膜アプリケータを用いた腔内照射のX線写真を示す．

　子宮内腔の癌組織をあらかじめ可能なかぎり掻爬して子宮筋層の厚みを一様にし，空間を確保したうえで行う．子宮腔へのアプリケータ挿入前には，子宮頸管拡張器を用いて十分に頸管を拡張する．アプリケータ挿入時には，子宮体壁の穿孔を生じる危険があるため十分な注意が必要である．タンデム2～4本をできるだけ先端の幅をとって挿入するべきであるが1本しか挿入できない場合もある．子宮底部にウエイトを置いた線源停留位置を決定するべきである．

❸ 術後照射

　術後の予防照射は外部照射が主体となるが，腟断端部の照射が必要な場合は腔内照射を併用する．外部照射の照射野は全骨盤照射野とし，総線量は45～50 Gy/4.5～5週とする．腟断端に対する腔

内照射併用時は 20〜30 Gy で中央遮蔽に変更する．腔内照射は腔内アプリケータを用い，粘膜下 5 mm で高線量率では 18〜24 Gy/ 2 〜 3 回照射する．

4 併用療法

進行・再発子宮体癌に対して，多剤併用化学療法の中でよく用いられている CAP 療法（シクロフォスファミド，ドキソルビシン，シスプラチン）の奏効率は 30〜60％である．子宮体癌の術後療法として高分化型腺癌の場合は，中・低分化に比べて高頻度にエストロゲン受容体（ER），プロゲステロン受容体（PR）を有しており，高用量の黄体ホルモン剤は抗腫瘍効果がある．

5 治療成績

根治照射の病期別の 5 年生存率は，Ⅰ期：50〜100％，Ⅱ期：26〜100％，Ⅲ期：0 〜37.1％，Ⅳ期：0 ％．術後照射の成績は日本産婦人科学会婦人科腫瘍委員会による全国集計（1987 年）[23] では，Ⅰ期：72.9％，Ⅱ期：64.9％である．

6 有害事象

❶急性期：急性障害は子宮頸癌と同様である．アプリケータ挿入時の子宮孔を CT などで確認した場合は，直ちに腔内照射を中止し，抗生剤の投与で感染を予防する．一般に数日後には腔内照射は遂行可能である．腔内照射施行時の子宮穿孔の頻度は 0 〜 6 ％である．

❷晩　期：膀胱，直腸，小腸，骨，下肢の合併症は子宮頸癌と同様である．子宮体癌では子宮底部の線量分布が広がることより，S状結腸の過線量による出血・狭窄の可能性がある．根治的放射線治療による 2 度以上の晩期合併症は欧米で 2.8〜18.4％，わが国で 8.6〜33.3％である[24]．術後照射による晩期合併症の頻度は 3.1〜18.6％である．

section 3　腟癌・外陰癌

腟癌は全婦人科悪性腫瘍中，1 〜 2 ％，外陰癌は 2 〜 5 ％と稀な腫瘍なので症例数が少なく，エビデンスに基づいた推奨すべき治療法は確立されていない．腟癌では，高齢者や合併症のために，手術適応とならない場合が多い．また，容易に膀胱・直腸に直接浸潤を起こし，手術により機能や形態を温存することがきわめて困難であるため，根治的治療として放射線治療が選択されることが多い[25]．外陰癌の治療は外科的手術が第一選択とされ，放射線治療は主に術後照射あるいは手術適応のない進行例に対して施行されてきた．しかし，腟癌と同様に高齢者に多く，合併症のために手術適応とならない場合が多い．また，両側鼠径リンパ節郭清を伴う広汎性外陰摘出術では，創部離開や壊死などの合併症が多いため，最近では縮小手術が行われる傾向にある[26]．術後照射や，手術の規模を縮小するために術前に（化学）放射線療法が行われることもある[27]．また，根治を目的とした同時併用化学放射線療法も試みられている[28]．

1 病期分類

子宮腟部に進展して外子宮口に及んでいるものは子宮頸癌に，外陰に及んでいるものは外陰癌に分類される．また，尿道口に限局した腫瘍は尿道癌とされる．

❶ **腟癌**：FIGO分類0期およびI期の早期の腫瘍は腔内照射単独でも治療可能である．それ以上の進行度の場合は，症例ごとに外部照射と腔内照射，あるいは組織内照射を組み合わせた治療を行う[25]．早期例を含むすべての病期に外部照射を先行し，小線源治療をブースト照射として用いる治療方針もある[29]．

❷ **外陰癌**：FIGO II期以上で腫瘍径の大きいものや脈管侵襲が高度のもの，鼠径リンパ節転移が陽性あるいは尿道や肛門など周辺臓器への浸潤のあるもの（III期以上）では術後照射の適応となる．III期以上の症例には術前（化学）放射線療法あるいは根治的な同時併用化学放射線療法が行われる．

2 治療方針

❶ 放射線治療

a．標的体積

- GTV：触診・視診または画像診断で認められる原発部位と腫大リンパ節．
- CTV：原発部GTVの周囲2cm程度の領域または腟（外陰癌では外陰）全体，および必要に応じて鼠径・大腿リンパ節領域および骨盤リンパ節領域．
- ITV：通常の治療においては考慮しない．
- PTV：CTV＋0.5～1cm程度が一般的である．

b．放射線治療計画

- 腟癌

　腟癌はFIGO分類II期でも25～30％の骨盤内リンパ節転移がある．腟のリンパ流は，腟上部2/3からは子宮頸癌と同様の経路をとり，子宮傍結合織から骨盤リンパ節へ流入する．下1/3からは鼠径，大腿リンパ節へと流入するので，下方に発生した癌では，鼠径，大腿リンパ節領域をCTVに含め，照射野の下方を左右に拡大する．この場合には骨盤のX線照射野を拡大して含める方法と，別個に電子線で照射する方法がある．

　6MV以上の高エネルギーX線を用い，前後2門で照射する．腹厚の大きい場合は直交4門照射を行う．通常は1.8～2Gy/日，週5回法で照射する．鼠径部・大腿部を電子線で照射する際は，深さに応じて適切なエネルギーを選択するが至適線量は明確ではない．腔内照射を併用する場合には，子宮頸癌治療と同様に外部照射30～40Gyで中央遮蔽を入れて，45～50Gy程度まで照射する．腫瘍の浸潤が深さ5mmを超える場合には，腔内照射よりも組織内照射が推奨されている[29]．強度変調放射線治療の適応は研究の段階である．

- 外陰癌

　FIGO分類I期の腫瘍でも間質浸潤が1mmを超える（Ib期）と鼠径リンパ節転移の可能性が高くなるので，根治照射では臨床的にリンパ節転移を認めなくても，鼠径リンパ節領域をCTVに含める[30]．臨床的に鼠径リンパ節転移を認める場合には，骨盤リンパ節領域までがCTVとな

る．Gynecologic Oncology Group（GOG）による臨床試験では，根治手術後に病理組織学的に鼠径・大腿リンパ節転移陽性症例において，骨盤部照射群の治療成績が腸骨リンパ節郭清群を上回った[31]ので，鼠径リンパ節転移陽性症例に対しては骨盤照射が推奨される．根治手術後に切除断端から腫瘍までの距離が不十分，原発巣のみの縮小手術を受けた場合，および鼠径リンパ節転移陽性症例は術後照射の適応となる．

　外陰部は照射による急性の皮膚・粘膜反応が強いため，外部照射の1回線量は1.8 Gyが推奨される[32]．6 MV以上の高エネルギーX線を用い前後2門で照射する．必要に応じてボーラスを使用する．原発巣が2 cm以下では，外部照射，組織内照射，またはその組み合わせで原発巣に対して60〜70 Gyを投与する．45〜50 Gy以降も外部照射で治療する場合は，6〜9 MeVの電子線あるいは4〜6 MVのX線を用いる．原発巣が2 cm以上では，外陰，鼠径部に45〜50 Gy照射後，臨床的病変存在部に絞って60〜70 Gyまで照射する．術後照射では原発巣腫瘍床およびリンパ節領域へ50 Gyの照射を行う．原発巣腫瘍床への線量は切除断端の所見に応じて15〜20 Gy追加する．鼠径リンパ節領域への線量は転移リンパ節の部位（深・浅），転移の数や大きさ，被膜外への浸潤の有無によって5〜10 Gyを追加する．

3　併用療法

　最近では，腟癌の局所進行例に対して化学療法の併用が提唱されている．外陰癌では局所進行癌（T3，T4）を対象に同時併用化学放射線療法が試みられている．

4　治療成績

❶ 腟癌：5年生存率はⅠ期：70〜90％，Ⅱ期：50〜60％，Ⅲ期：30〜50％，Ⅳ期：0〜20％程度．
❷ 外陰癌：報告されている治療成績はいずれも症例数がきわめて少なく，治療法も種々雑多で明確な治療成績を示すことは困難である．

5　有害事象

❶ 急性期：会陰部および鼠径部の皮膚炎，膀胱・直腸炎をきたしやすい．会陰部の皮膚・粘膜反応が高度となり，照射を休止せざるを得ない場合もある．
❷ 晩　期：腟粘膜，外陰の潰瘍・壊死，膀胱・直腸合併症，膀胱腟瘻，直腸腟瘻（5〜10％）[25-30]．下腿浮腫，大腿骨頭壊死（5〜10％）．

文　献

1) http//www.nccn.org/professionals/physician_gls/PDF/cervical.pdf
2) Landoni F, Maneo A, Colombo A, et al : Randomised study of radical surgery versus radiotherapy for stage Ib-IIa cervical cancer. Lancet 350 : 535-540, 1997.
3) 日本婦人科腫瘍学会編：子宮頸癌ガイドライン2007年版．金原出版，2007.
4) 日本婦人科腫瘍学会編：子宮頸癌ガイドライン2011年版．金原出版，2011.
5) Morris M, et al : Pelvic radiation with concurrent chemotherapy compared with pelvic and para-aortic radiation for

high-risk cervical cancer. N Engl J Med 340 : 1137-1143, 1999.
6) Keys HM, et al : Cisplatin, radiation, and adjuvant hysterectomy compared with radiation and adjuvant hysterectomy for bulky stage IB cervical carcinoma. N Engl J Med 340 : 1154-1161, 1999.
7) Whitney CW, et al : Randomized comparison of fluorouracil plus cisplatin versus hydroxyurea as an adjunct to radiation therapy in stage IIB-IVA carcinoma of the cervix with negative para-aortic lymph nodes : a Gynecologic Oncology Group and Southwest Oncology Group study. J Clin Oncol 17 : 1339-1348, 1999.
8) Rose PG, et al : Concurrent cisplatin-based radiotherapy and chemotherapy for locally advanced cervical cancer. N Engl J Med 340 : 1144-1153, 1999.
9) Pearcey R, et al : Phase III trial comparing radical radiotherapy with and without cisplatin chemotherapy in patients with advanced squamous cell cancer of the cervix. J Clin Oncol 20 : 966-972. 2002.
10) Thomas G, et al : A randomized trial of standard versus partially hyperfractionated radiation with or without concurrent 5-fluorouracil in locally advanced cervical cancer. Gynecol Oncol 69 : 137-145, 1998.
11) Wong LC, et al : Chemoradiation and adjuvant chemotherapy in cervical cancer. J Clin Oncol 17 : 2055-2060, 1999.
12) Robert KB et al : Interim results of a randomized trial of mitomycin C as an adjunct to radical radiotherapy in the treatment of locally advanced squamous-cell carcinoma of the cervix. Int J Cancer 90 : 206-223, 2000.
13) Green JA, et al : Survival and recurrence after concomitant chemotherapy and radiotherapy for cancer of the uterine cervix : a systematic review and meta-analysis. Lancet 358 : 781-786, 2001.
14) Toita T, et al : Radiotherapy for uterine cervical cancer : results of the 1995-1997 patterns of care process survey in Japan. Jpn J Clin Oncol 35 : 139-148, 2005.
15) Monk BJ, et al : Phase III trial of four cisplatin-containing double combination in stage IVb, recurrent, or persistent cervical carcinoma : A Gynecologic Oncology Group Study. J Clin Oncol 27 : 4649-4655, 2009.
16) Chatani M, et al : High-dose rate intracavitary irradiation for carcinoma of the uterine cervix. The adverse effect of treatment prolongation. Strahlenther Onkol 173 : 379-384, 1997.
17) Nag S, et al : The American Brachytherapy Society recommendations for high-dose-rate brachytherapy for carcinoma of the cervix. Int J Radiat Oncol Biol Phys 48 : 201-211, 2000.
18) Announcements, FIGO stages-1988 revision. Gynecol Oncol 35 : 125-127, 1989.
19) 婦人科腫瘍委員会報告 : 2007年度子宮体癌患者年報. 日産婦会誌 61 : 935-963, 2009.
20) Creutzberg CL, et al : POTEC Study group, Survival after relapse in patients with endometrial cancer : results from a randomized trial. Gynecol Oncol 89 : 201-209, 2003.
21) Keys HM, et al : A phase III trial of surgery with or without adjunctive external pelvic radiation therapy in intermediate risk endometrial adenocarcinoma : a Gynecologic Oncology Group study. Gynecol Oncol 92 : 744-751, 2004.
22) Sagae S, et al : JGOG2033. Randomized phase III trial of whole pelvic radiotherapy versus cisplatin-based combined chemotherapy in patients with intermediate risk endometrial carcinoma. ASCO 23 : 455（#5002）, 2005.
23) 婦人科腫瘍委員会第35回治療年報. 日産婦会誌 50 : 278-305, 1998.
24) NCI Common Terminology Criteria for Adverse Events v3.0（CTCAE）(http//ctep.cancer.gov/forms/CTCAEv3.pdf)
25) Perez CA, Gersell DJ, McGuire WP, et al : Vagina. In : Hoskins WJ, Perez CA, Young RC, eds : Principles and practice of gynecologic oncology 3rd ed. : Philadelphia, Lippincott Williams & Wilkins, pp811-840, 2000.
26) Ansink A, et al : Surgical interventions for early squamous cell carcinoma of the vulva (Cochrane Review). The Cochrane Library, Issue 4, Oxford : Update Software Ltd , 2002.
27) Montana GS, et al : Preoperative chemo-radiation for carcinoma of the vulva with N2/N3 nodes : a Gynecologic Oncology Group study. Int J Radiat Oncol Biol Phys 48 : 1007-1013, 2000.
28) Cunningham MJ, et al : Primary radiation, cisplatin, and 5-fluorouracil for advanced squamous carcinoma of the vulva. Gynecol Oncol 66 : 258-261, 1997.
29) Frank SJ, et al : Definitive radiation therapy for squamous cell carcinoma of the vagina. Int J Radiat Oncol Biol Phys 62 : 138-147, 2005.
30) Burke TW, et al : Vulva. In : Hoskins WJ, et al (eds): Principles and practice of gynecologic oncology 3rd ed. Philadelphia, Lippincott Williams & Wilkins, pp775-810, 2000.
31) Homesley HD, et al : Radiation therapy versus pelvic node resection for carcinoma of the vulva with positive groin nodes. Obstet Gynecol 68 : 733-740, 1986.
32) Russell AH : Vulva. In : Leibel SA, et al (eds): Textbook of radiation oncology. Philadelphia, Saunders, pp907-925, 1998.

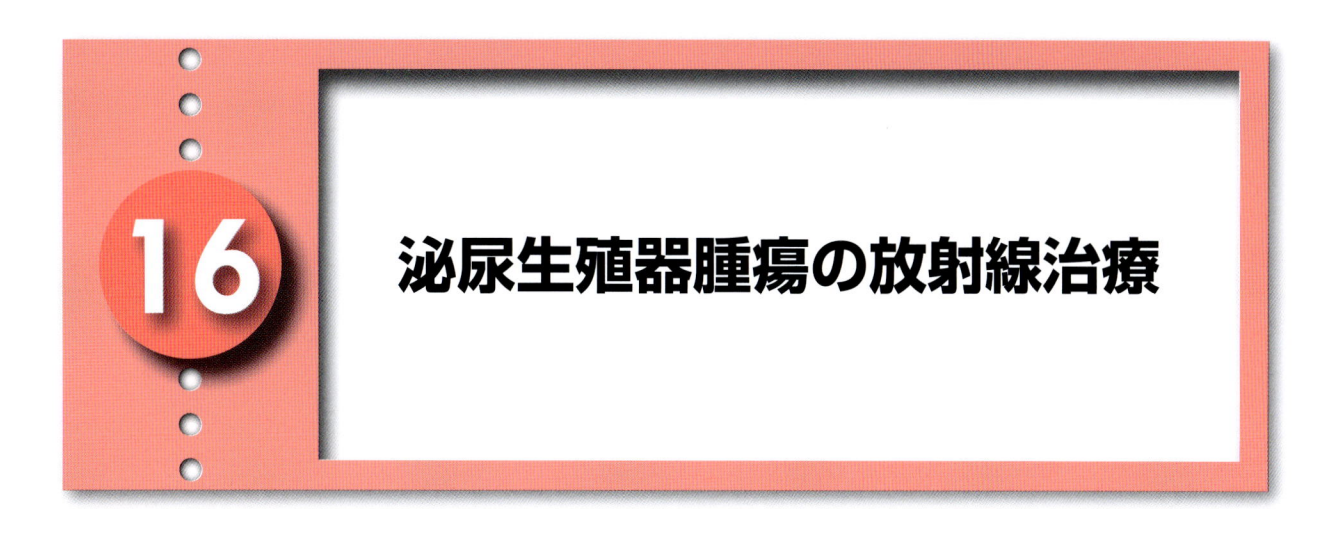

16 泌尿生殖器腫瘍の放射線治療

section 1　前立腺癌

1　概説

　男性の癌の中で罹患率の上昇が著しく，2015年までには胃癌を抜いて肺癌に次いで第2位となることが確実視されている．欧米では久しく前立腺癌は男性の癌の罹患率1位である．

　前立腺癌の治療には従来，外科手術とホルモン療法が主に行われてきた．近年，これらに加えて放射線治療が脚光を浴びている．放射線治療の最大の特長は治療後のQOLを高く保つことができるところにある．手術では治療直後に70～80％，1年以降でも20～30％程度にみられる尿失禁[1,2]が放射線治療では方法に関わらず2～3％以下である．

　限局型前立腺癌の進行度はT分類，Gleason score，PSAの3因子から低リスク，中リスク，高リスクの3つのリスク群に分類される．リスク群の分類法にはいくつかあるがD'Amico分類（表1）がよく用いられている．リスク群に基づいて治療方針を決定する．

◯表1　前立腺癌のリスク分類（D'Amico）

Risk group	T stage	Gleason score	Initial PSA
Low	T1c-T2a	≦6	≦10
Intermediate	T2b	7	10-20
High	T2c, T3	8-10	>20

2　放射線治療法（☞1　放射線治療装置と照射方法）

❶ 外部照射

　外部照射には3次元原体照射法（three-dimension conformal radiotherapy：3D-CRT）と強度変調放射線治療（intensity modulated radiation therapy：IMRT）の2つの方法が主に用いられている．これら以外に粒子線治療も行われている．

前立腺癌の放射線治療では癌が前立腺内に留まっていれば癌の広がりや大きさに関わらず前立腺全体に放射線を照射する．通常は前立腺と連続した組織である精囊も一部，照射範囲に含める．前立腺癌の転移は主にリンパ節と骨に生じる．リンパ節では骨盤内のリンパ節にまず転移する．骨では全身のあらゆる場所に起こりうるが多くの場合，骨盤や腰椎にまず出現する．癌の進行度によっては骨盤内のリンパ節を放射線治療の範囲に含めることもある．

a．3次元原体照射法（three-dimension conformal radiotherapy：3D-CRT）

前立腺癌では通常4方向から放射線を照射する．この方法を斜入（あるいは前後左右）4門照射と称する．図1は斜め4方向から前立腺に照射した場合の線量分布で左上は横断面，左下は前額面，右下は矢状面を示す．いちばん内側のオレンジ色の線は前立腺の輪郭（clinical target volume：CTV）を，その外側の赤色の線は前立腺の動きを考慮に入れた範囲（planning target volume：PTV）を示している．通常はこの赤色の線の範囲を十分に含むように照射する．

この方法では直腸（横断面と矢状面で前立腺より背中側にある薄茶色で塗られている部分）の腹側半分くらいに前立腺と同じ量の放射線が照射される．直腸の耐容線量は前立腺癌の制御線量よりも大幅に小さいので，この方法では多くの線量を投与することが困難となる．

安全に照射できる線量はおよそ70〜72 Gy/35〜36分割程度が上限となる．これよりも多く照射する場合，当然ながら膀胱・直腸に潰瘍・出血を生じる可能性は高くなる．5年PSA非再発生存率は低リスク群でおよそ80〜90%である．中リスク群や高リスク群を3D-CRTで治療するのは現況ではもはや無謀といってよい．

術後再発に対しては66〜70 Gy/33〜35分割を前立腺床に対して照射する．

b．強度変調放射線治療（intensity modulated radiation therapy：IMRT）

IMRTを用いることにより前立腺には十分な線量を照射することができる反面，前立腺に隣接

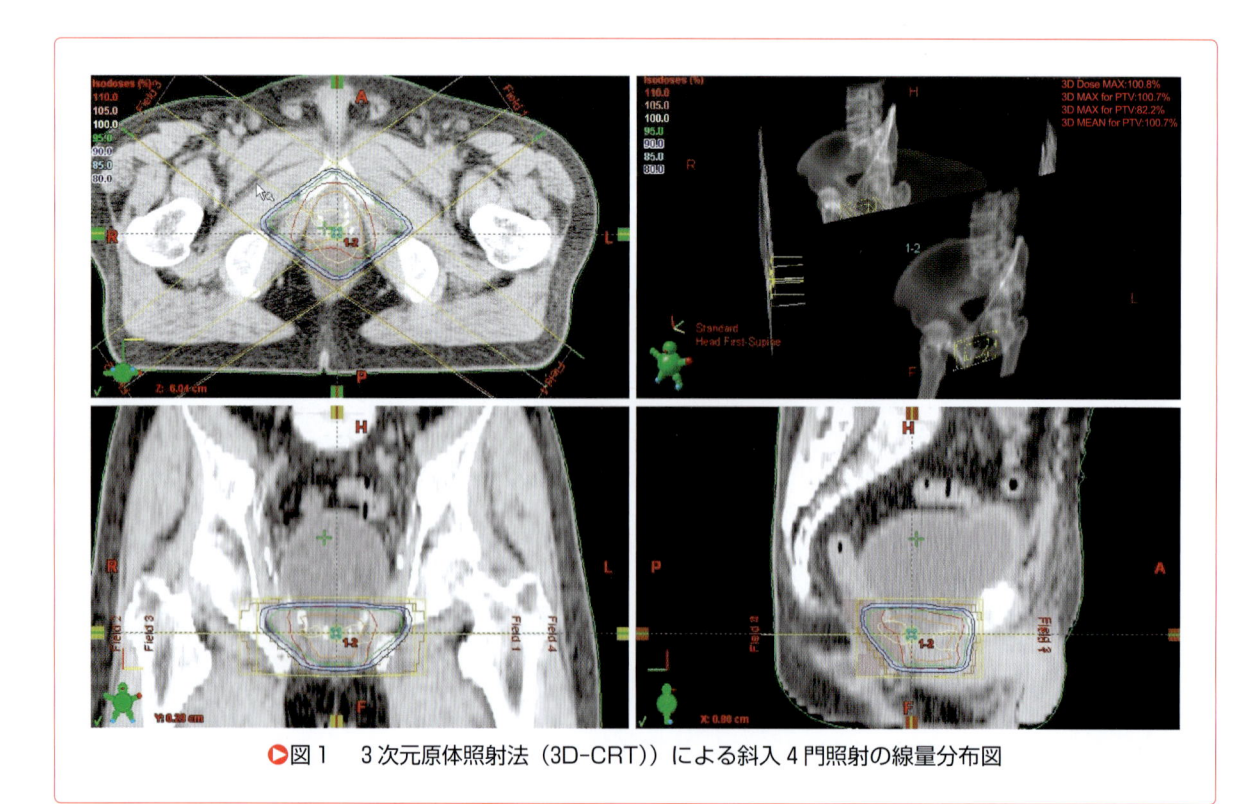

○図1　3次元原体照射法（3D-CRT））による斜入4門照射の線量分布図

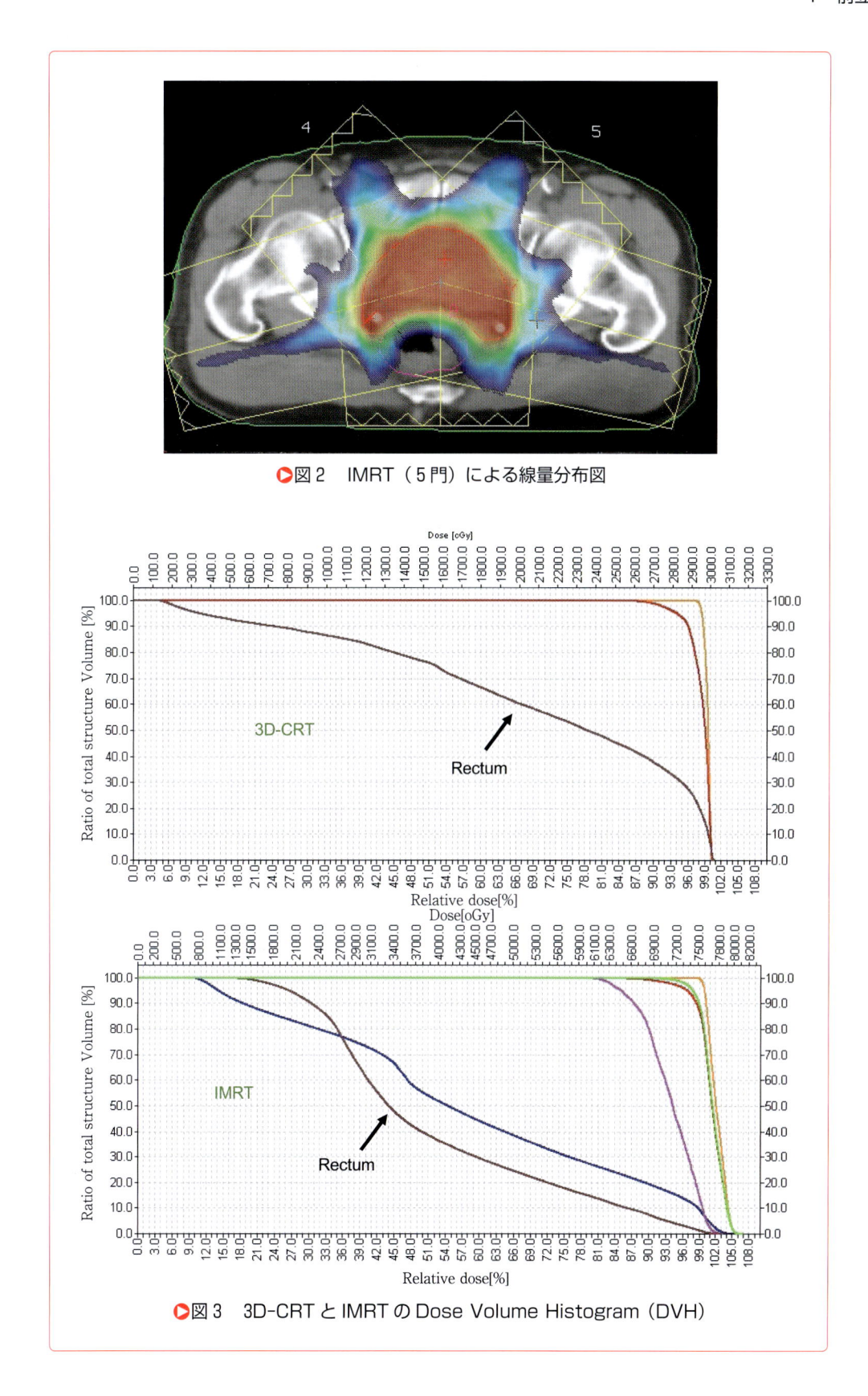

●図2　IMRT（5門）による線量分布図

●図3　3D-CRT と IMRT の Dose Volume Histogram (DVH)

する膀胱や直腸には多くの線量を照射しなくてもすむ．その結果，より多くの線量を腫瘍に照射できることで治癒率を向上させ，かつ正常組織の副作用を軽減することができるようになった．図2に IMRT による線量分布を示す．また図3に 3D-CRT と IMRT の dose volume histogram

(DVH) を示す．IMRT では特に直腸線量が 3D-CRT と比較して低く抑えることができるのがわかる．

前立腺癌は他臓器と比較して照射法・照射範囲の variation が比較的小さいために治療計画と計画の検証を規格化しやすく，IMRT で最も多く治療対象となっている疾患である．米国では IMRT が前立腺癌に対する標準的な外部照射療法として行われている．

わが国では多くの施設で 76～78 Gy/38～39 分割で治療されている．海外では 80 Gy 以上照射している施設もある．5 年 PSA 非再発生存率はおよそ低リスク群 90～95％，中リスク群 85～90％，高リスク群 70～80％である．

c．粒子線治療

シンクロトロンまたはサイクロトロンで加速したイオンを照射する．現在，陽子線と炭素イオン線（重粒子線）が用いられている．ブラッグピーク（Bragg peak）をいくつも重ね合わせてすぐれた線量集中性を実現している．

陽子線の生物学的効果はX線，γ線，電子線とほぼ同等である．炭素イオン線は生物学的効果比（relative biological effectiveness：RBE）が大きく，X線の1.2～3.5倍の効果を有する．そのほかにも生物学的にX線などと比較して有利な生物学的特長を有している（☞ 1　放射線治療装置と照射方法）．

線量はX線の効果に換算して 74～78 Gy/37～39 分割を投与する．5 年 PSA 非再発生存率は低リスク群 98％，中リスク群 95％，高リスク群 76％（兵庫県立粒子線医療センター）である．

❷ 組織内照射（密封小線源治療）

外部照射とは異なり，線源を直接前立腺の中に送り込んで照射する方法である．前立腺内に送り込まれた線源により前立腺には多量の放射線が照射される．一方，前立腺から少し遠ざかると照射量は激減するので，隣接する膀胱や直腸への照射線量は少なく押さえることができる．前立腺癌の治療としても効率のよい大変すぐれた方法である．一時刺入法と永久刺入法という 2 つの方法が行われている．なお，永久刺入法を狭義にブラキセラピーと称することがある．間違いではないが，ブラキセラピーとは線源を腫瘍内あるいは腫瘍近傍に送り込んで行う組織内照射や腔内照射の総称である．両者の特徴を表2に示す．

a．一時刺入法

文字通り線源を一時的に前立腺の中に送り込んで照射する方法である．線源にはイリジウム 192 を用いる．線源はあらかじめ前立腺に刺入針の中を通って前立腺の中に送り込まれる．刺入針は会陰部（肛門の上部）に専用の器具を用いて前立腺に挿入する．図4は針を刺入後に撮影したCT画像を示す．CT画像を元にして適切な線量と線量分布を計算する．刺入針は治療が終了すれば抜去する．治療後に放射線が体外へ放出されることは一切ない．

外部照射と併用することが多い．併用する場合，外部照射 45～50 Gy 後，組織内照射を 1 回 6.0～6.5 Gy を 3 回 2 日間で，あるいは 1 回 9.0 Gy を 2 回 1～2 日間で照射する．単独治療では 1 回 6.0 Gy を 9 回 5 日間で行われている．5 年 PSA 非再発生存率は低リスク群 95％，中リスク群 90％，高リスク群 85～90％である．

b．永久刺入法

線源を永久に前立腺の中に埋め込んで照射する方法である．一時刺入法と同様にあらかじめ線源挿入用の針を会陰部より前立腺に刺入し線源を前立腺に挿入する．線源にはヨード125 が用い

表2 一時刺入法と永久刺入法の比較

	一時刺入法	永久刺入法
線源	Ir-192（高線量率）	I-125（低線量率）
半減期/実効エネルギー	約74日/400 KeV	約60日/28.5 KeV
外照射との併用	通常併用	通常なし
治療期間	5～6週	1～3日
よい適応	低・中・高リスク群	低リスク群
治療後1年以内に死亡した場合の処置	特になし	前立腺を摘出して保管する（法律で義務化）
利点	確実性，適応範囲が広い	導入コストが安い 治療期間が短い
治療の状態		

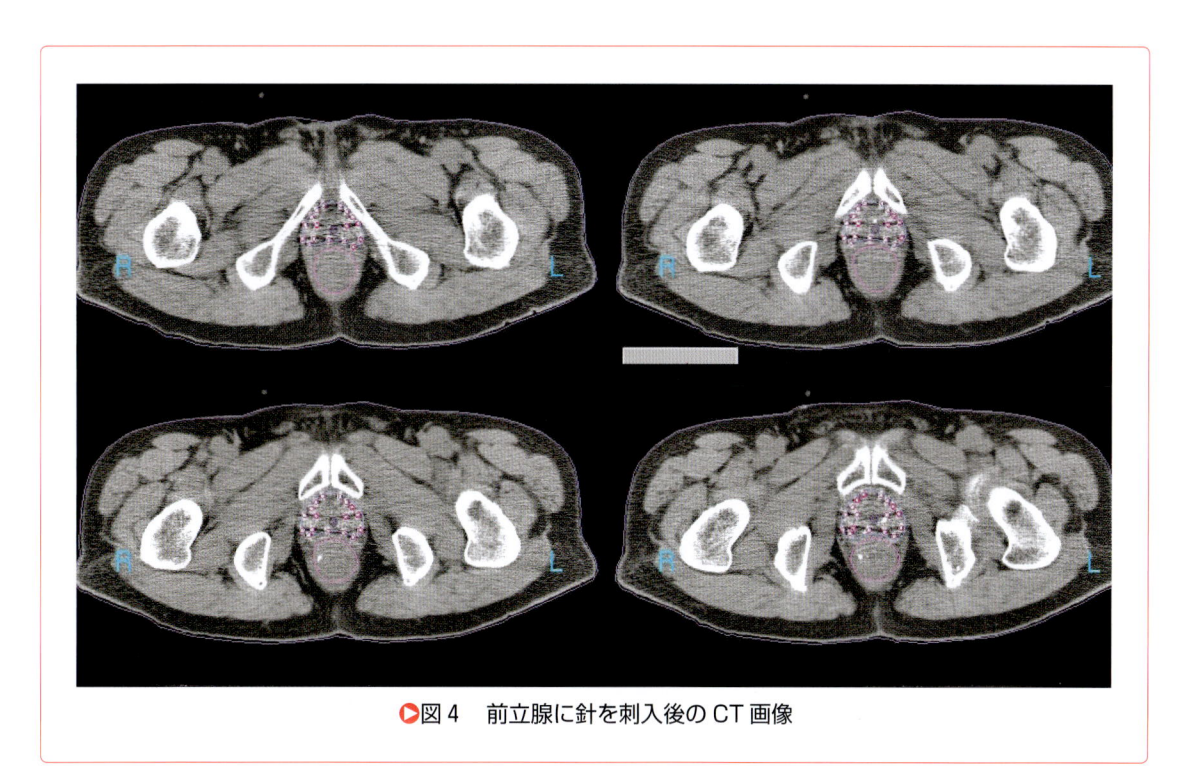

図4 前立腺に針を刺入後のCT画像

られる．ここで用いられる線源のことをシードと称している．シードは直径0.5 mm，長さ4.5 mmの円筒形をしている．シードの留置部位は超音波画像を用いて決定する．用いるシードの数は前立腺の大きさや形によって異なり，通常は70～80個程度が用いられる．永久刺入法は低線量率照射であり線量率が最大となる刺入時で7 cGy/時間程度で，最終的な線量は144～

160 Gy である．

　原則として低リスク群に対して単独治療で行われる．5年 PSA 非再発生存率は 90〜95％である[3]．中リスク群や高リスク群に対しては外部照射 50 Gy 程度を併用し，組織内照射の線量は 110 Gy に減少させる．

　シードを挿入後は体外にごくわずかながら放射線が放出される．患者が治療室から外に退室するための放射線量の基準は 1 時間に 0.0018 ミリシーベルト（mSv）以下と決められている．われわれの自然放射線による被曝量は 1 時間に約 0.0003 mSv（年間 2.4 mSv）である．治療後の近親者などへの被曝に対する懸念は無用である．

　各放射線療法の長所・短所を表3にまとめた．さらに詳しく知りたい読者のためにいくつか参考書をあげておく[4-6]．

● 表3　前立腺癌の放射線治療別にみた利点と欠点

	3D-CRT	IMRT	高線量率（一時刺入）組織内照射	低線量率（永久刺入）組織内照射
利点	・汎用性にまさる ・取扱いが比較的容易	・高線量投与が可能	・高線量投与が可能 ・Dose intensity が高い	・機器導入コストが安い ・治療期間が短い（low risk）
欠点	・高線量投与が困難	・機器導入コストが高い ・環境整備が必要 ・治療期間が長い	・機器導入コストが高い ・前立腺の大きさに制限がある	・法令上の制約が多い ・環境整備が必要 ・前立腺の大きさに制限がある

section 2　その他の泌尿生殖器癌

　前立腺癌以外の泌尿生殖器癌で放射線治療の対象となる癌は主として膀胱癌とセミノーマである．ともに外部照射で治療する．腎癌にも行われるが腎癌は放射線抵抗性であり，放射線治療の役割は術後照射や緩和治療などに限定されている．

1　膀胱癌

　膀胱温存術に際して経尿道膀胱腫瘍切除術（TURBT）後に化学放射線療法を行う．化学療法ではシスプラチンを使用する．照射範囲は膀胱および閉鎖・内腸骨・外腸骨リンパ節を含める．通常は前後左右 4 門照射で治療する．1 回 1.8〜2.0 Gy で 40〜45 Gy 照射後は膀胱に限定して 60〜65 Gy まで照射する．

　完全緩解率 65〜80％，5 年粗生存率 55〜60％程度である[7]．膀胱全摘術と膀胱温存術の治療成績に関する無作為抽出比較試験による結果はいまだ明らかでない．

2 精巣腫瘍

ほとんどが胚芽腫（germ cell tumor）であり seminoma（pure type 40％，mixed type 60％）と non-seminoma（embryonal carcinoma, yolk sac tumor, choriocarcinoma など）に分類されている．放射線治療の対象となるのは seminoma である．Seminoma はリンパ腫と並んで放射線感受性の高い腫瘍として知られている．

Ⅰ期（リンパ節転移なし）では傍大動脈リンパ節に対して 20 Gy/10 分割で照射する．照射範囲は上縁 Th10/Th11，下縁 L5/S1 とする．傍大動脈リンパ節に加えて骨盤リンパ節を含めて照射するいわゆるドッグレッグの照射範囲としても，傍大動脈リンパ節のみの照射範囲と比較して再発率に有意差はみられていない[8]．5年無病生存率は 96～97％，pure seminoma に限ればほぼ 100％と良好である．

Ⅱ期（リンパ節転移あり）では傍大動脈リンパ節＋骨盤リンパ節（ドッグレッグ）に 20 Gy/10 分割で照射する．その後さらに ⅡA 期（転移リンパ節の最大径が 2 cm 以下）では転移リンパ節部に 10 Gy 追加して合計 30 Gy まで，ⅡB 期（転移リンパ節の最大径が 2 cm を超え 5 cm 以下）では 16 Gy 追加して合計 36 Gy まで照射する．ⅡB 期では化学療法（シスプラチン，エトポシド）を併用する．

文 献

1) Ajay N, Debra J, Michaela M, Steven JJ, Michael L, JL St. Sauver：Prostate and urinary incontinence. The Journal of Urology 181(4) Supplement 1：591, 2009.
2) Horie S, Tobisu K, Fujimoto H, Doi N, Kakizoe T：Urinary incontinence after non-nerve-sparing radical prostatectomy with neoadjuvant androgen deprivation. Urology 53(3)：561-567, 1999.
3) Michael JZ, Deborah AK, Larry BL, Louis P, David CB, John CB, Brian JM, Jay PC, Anthony LZ, Thomas MP, Mohamed E, Eric MH：Multi-institutional analysis of long-term outcome for stages T1-T2 prostate cancer treated with permanent seed implantation. International Journal of Radiation Oncology*Biology*Physics 67(2)：327-333, 2007.
4) Cox JD, Ang KK, editors：Radiation oncology 9th ed：28. prostate, Mosby Elsevier, pp 676-732, 2010.
5) Halperin EC, Perez CA, Brady LW, editors：Principles and practice of radiation oncology 5th ed：Chapter 62 Low-risk prostate cancer and Chapter 63 Intermediate-and High-risk prostate cancer Lippincott Williams & Wilkins, pp 1439-1502, 2008.
6) Hoppr RT, Phillips TL, Roach M, editors：Textbook of radiation oncology 3rd ed：Chapter 45 Cancer of the prostate, Saunders Elsevier, pp925-986, 2010.
7) Donald SK, Kathryn AW, William US, Niall MH, H James W Ⅲ, Leonard MT, Anthony LZ, Simon T, Howard MS：Phase Ⅰ-Ⅱ RTOG Study（99-06）of Patients With Muscle-Invasive Bladder Cancer Undergoing Transurethral Surgery, Paclitaxel, Cisplatin, and Twice-daily Radiotherapy Followed by Selective Bladder Preservation or Radical Cystectomy and Adjuvant Chemotherapy. Urology 73(4)：833-837, 2009.
8) Tamim MN, Luis S, Khalil S, Marie D, George S, Carolyn F：Long-term results of para-aortic irradiation for patients with Stage Ⅰ seminoma of the testis. International Journal of Radiation Oncology*Biology*Physics 61(3)：741-744, 2005.

17 悪性リンパ腫の放射線治療

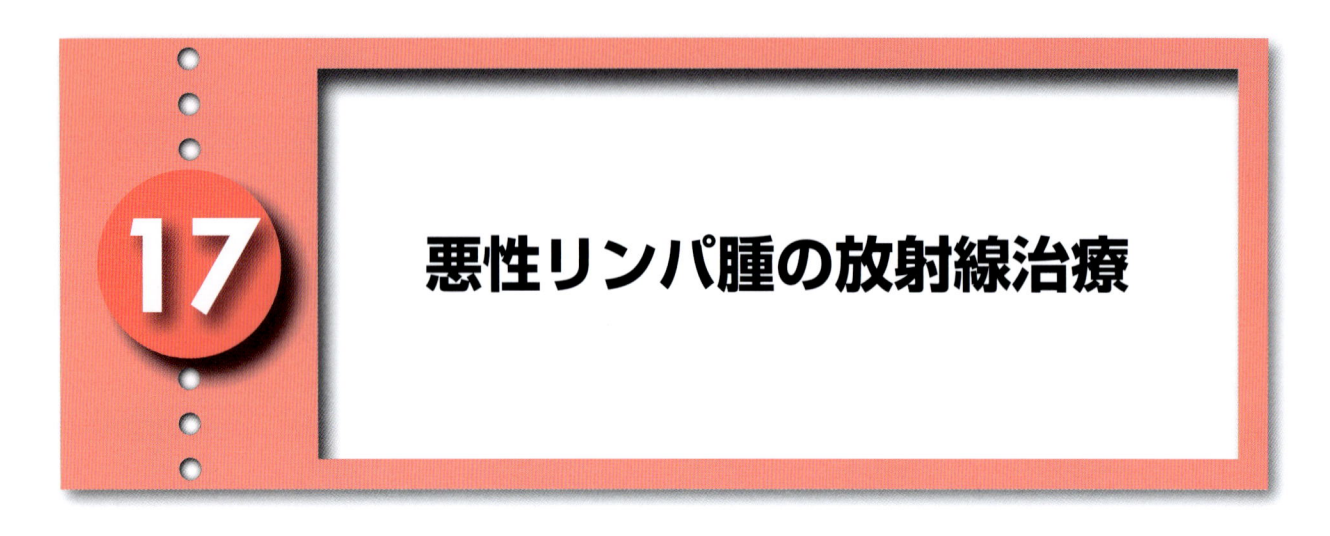

section 1 ホジキンリンパ腫

　ホジキンリンパ腫（Hodgkin lymphoma：HL）のわが国での頻度は欧米の1/10程度である．2001年発行の新WHO分類よりいわゆる「ホジキン病」の名称は使用されなくなり，リンパ球由来の悪性腫瘍であることを示してHLとされた．組織学的には，結節性リンパ球優位型ホジキンリンパ腫（nodular lymphocyte predominant HL：NLPHL）と古典的ホジキンリンパ腫（classical HL）とに分類される．古典的HLはリンパ球増多型（lymphocyte-rich），結節硬化型（nodular sclerosis），混合細胞型（missed cellularity），リンパ球減少型（lymphocyte-depleted）に分類される（表1）．

　NLPHLは古典的HLと比較して限局期で診断されることが多く，予後良好である．

表1　ホジキンリンパ腫の亜分類

Nodular Lymphocyte Predominant Hodgkin Lymphoma (NLPHL)
Classical Hodgkin Lymphoma
Nodular Sclerosis Hodgkin Lymphoma (NSHL)
Mixed Cellularity Hodgkin Lymphoma (MCHL)
Lymphocyte-Rich Classical Hodgkin Lymphoma (LRHL)
Lymphocyte-Depleted Hodgkin Lymphoma (LDHL)

1 病期分類とリスク分類

　病期分類には従来のAnn Arbor分類またはそれに腫瘍の大きさと病変の領域数とを加味したCotswold分類が用いられる（表2）．

　リスク分類としては，近年，限局期であるⅠ・Ⅱ期を低リスク群（favorable）と中リスク群（unfavolable）とに分け，進行期を高リスク群とすることが多い．腫瘍の大きさ（10 cmを超える・縦隔最大径の1/3以上），年齢（40歳以上），病変領域数（3部位以上），ESRやB症状などをリスク因子とし，リスク因子をもたない群を低リスク群，もつ群を中リスク群とする．

▶表2　ホジキンリンパ腫の病期分類（Cotswold 分類）

Ⅰ期	単一のリンパ節領域またはリンパ様組織（脾臓，胸腺，ワルダイエル輪）の病変（Ⅰ），または単一の節外部位の病変（ⅠE）.
Ⅱ期	横隔膜の同側の2個以上のリンパ節領域の病変（Ⅱ），節外臓器または節外部位への連続して限局した進展を伴っていてもよい（ⅡE）．病変部位数を下付数字で記載する.
Ⅲ期	横隔膜の両側のリンパ節領域の病変（Ⅲ），脾臓への進展を伴う場合はⅢS，節外臓器または節外部位への連続して限局した進展を伴う場合はⅢE.
Ⅳ期	リンパ節病変の有無にかかわらず，1つ以上の節外臓器または節外部位のびまん性または播種性の病変（Ⅳ）.

※38℃を超える発熱，過去6か月における10％を超える原因不明の体重減少，夜間発汗のどれかがあればB，なければAを記載する.
※胸郭横径の1/3を超える縦隔腫瘍，10 cm を超えるリンパ節がある場合にはXの下付文字を記載する.

2　治療方針

❶ **NLPHL**：大部分は限局期に診断され，Involved field radiation therapy（IFRT：後述）による放射線治療単独療法が用いられる．通常分割で 36〜40 Gy/20 回が用いられる．進行期ではリツキシマブが効果的で，リツキシマブ単独またはリツキシマブ＋化学療法が用いられ[1]，放射線治療の役割は緩和的治療が中心となる．

❷ **低リスク群**：標準療法は化学療法＋放射線治療である．化学療法は ABVD（アドリアマイシン＋ブレオマイシン＋ビンブラスチン＋ダカルバジン）を 2〜4 サイクル行い，その後，治療前の病変存在領域に IFRT で通常照射 30 Gy/15 回の照射を行う．

❸ **中リスク群**：標準治療は，化学療法＋放射線治療である．ABVD を 3〜4 サイクルの後，完全寛解の場合は 30 Gy/15 回，部分寛解の場合は 36〜40 Gy/20 回の IFRT を行う．

　合併症などで化学療法が困難な場合には放射線単独治療となる．この場合には，後述の extended field radiation therapy（EFRT）を用いる．

❹ **高リスク群**：ABVD を 6〜8 サイクル行う．治療前に腫瘍径が 10 cm を超えるものや化学療法の効果が緩慢な例には 30 Gy 以上の IFRT が追加されることがある．

3　放射線治療

❶ **IFRT**：単に腫大したリンパ節にマージンをつけた照射野ではなく，病変の存在するリンパ節領域を照射する．リンパ節領域の厳密な定義は存在しないが，一般には Rye のリンパ節領域に従うことが多い（図1）．現在，ABVD 後の放射線治療法としては標準的な方法である．

❷ **EFRT**：病変が存在しないリンパ節領域にも照射する方法．上半身ではマントル照射となり，下半身では逆Y字照射となる．マントル照射と逆Y字照射を合わせたものを全リンパ節領域照射（total lymphoid irradiation：TLI）と呼び，TLI のうち，骨盤領域を照射しないものを亜全リンパ節領域照射（subtotal lymphoid irradiation：STLI）と呼ぶ．NLPHL 以外で放射線治療単独で根治療法を行う場合には STLI が基本となる．

❸ **Involved node radiation therapy（INRT）**：腫大したリンパ節にマージンをつけた照射野を用いる方法であるが，現在のところ，試験段階で，日常臨床で用いられることはない．

◯図1　Rye のリンパ節領域分類

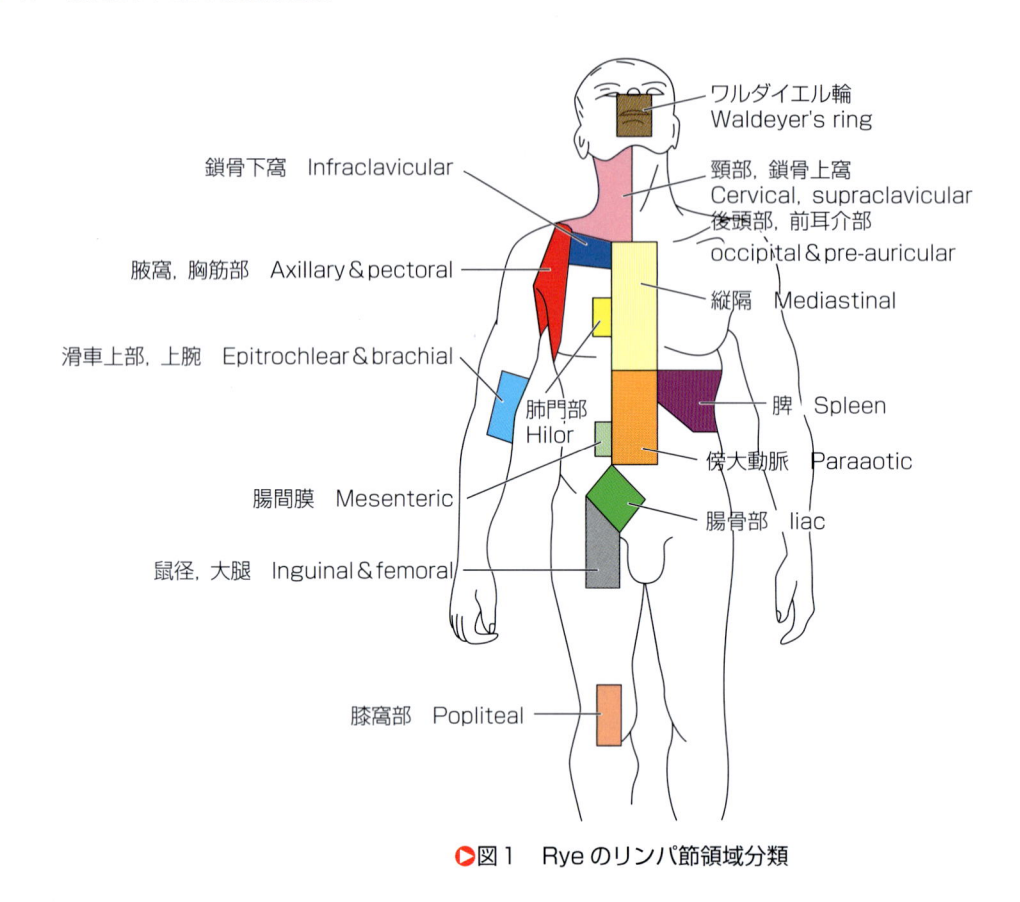

4 標準的な治療成績

　低リスク群では化学放射線療法による 5 年無病再発率 90〜95％，5 年生存率 95％である．中リスク群では，85〜90％の 5 年無病生存率と 90〜95％の全生存率となる．高リスク群では 5 年無増悪生存率で 40〜80％程度である．

5 有害事象

　急性期障害としては，皮膚炎，放射線宿酔のほか，頸部に照射した場合の味覚障害，縦隔に照射した場合の食道炎，腹部，骨盤部が照射された場合の下痢や膀胱炎が考えられるが，通常の固形腫瘍に対する放射線治療と比較して総線量が低く，有害事象は軽微なことが多い．

　晩期有害事象としては，頸部照射による唾液分泌障害，甲状腺機能低下症，腋窩，縦隔への照射で肺野が広範囲に照射された場合の放射線肺臓炎が問題となる．また，骨盤照射をした場合には生殖能力の低下，または廃絶する．

　若年者で，長期生存する例が多いことから，二次発癌と心血管障害が問題となる[2]．治療 10 年以降にみられる．乳癌は 25 歳以下の女性患者で腋窩に照射された例に多く発生する．

section 2 ホジキンリンパ腫以外

「非ホジキンリンパ腫」という用語は 2001 年以降の新 WHO 分類では使用されなくなっている．病理分類は多種にわたるが，ここでは，放射線治療が関与することが多い悪性リンパ腫について述べる．

1 病期分類と予後予測因子

病期分類は，ホジキンリンパ腫同様，Ann Arbor の分類を基本とした Cotswold 分類が用いられる（☞表2）．

予後予測因子としては国際予後予測指標（International prognostic index：IPI）がよく用いられる（表3）．

▶表3 国際予後予測指標（International prognostic index：IPI）

リスク因子
年齢 60 歳以上
PS 2〜4
Stage III, IV
節外病変の数が 2 部位以上
LDH が正常範囲を超える

リスクグループ	リスク因子数
Low	0〜1
Low-Intermediate	2
Intermediate-High	3
High	4〜5

2 低悪性度の悪性リンパ腫

❶ 濾胞性リンパ腫（follicular lymphoma grade I/II：FL）

限局期では放射線単独治療で治癒もしくは長期寛解が可能である．ただし，遅発性再燃が知られており，10 年以降に再燃することもある．放射線治療は通常照射で 30〜36 Gy/15〜18 回を病巣の存在するリンパ節領域に照射する（IFRT）．

再燃に対しては，放射線抗体療法が行われることがある．日本では Y-90 標識抗 CD20 抗体（ibritumomab tiuxetan：ゼヴァリン）が承認されている．限局期の 10 年生存率は 50〜80％である．

❷ 粘膜関連リンパ組織型リンパ腫（mucosa associated lymphoid tissue lymphoma；MALT リンパ腫）

胃，眼窩，甲状腺など節外性リンパ腫によくみられ，予後良好である．胃の MALT リンパ腫は *Helicobacter Pylori*（*H. Pylori*）が病因として知られている．以前は手術が用いられたが，現在では除菌療法がまず行われる．放射線治療は，除菌できなかった場合などに，胃全体を CTV として 30 Gy/20 回程度照射されるが，可動域の大きい臓器であるため，PTV の設定には注意を要する．CT を用いて 3 次元治療計画を行った場合には，吸気時と呼気時のポータルグラフィを撮影し，胃全体が照射野に含まれることを確認することが望ましい．毎回，空腹時に照射するなど，胃内容量の違いによるターゲットの変形を避けることも考慮する．眼窩，甲状腺など節外性リンパ腫では，CT，MRI，FDG-PET/CT により同定される GTV に各臓器に応じたマージンをとって CTV とする．

3 中〜高悪性度の悪性リンパ腫

❶ びまん性大細胞型 B 細胞リンパ腫（diffuse large B-cell lymphoma：DLBCL）

　　B 症状のない限局期では薬物療法として CHOP 療法もしくはリツキシマブ併用 CHOP 療法（R-CHOP）を 3〜6 サイクル行った後に，地固めとして放射線治療 30〜50 Gy/15〜25 回を追加することが多い．ただし，薬物療法単独でも生存率に差がないとの臨床試験結果もあり[3,4]，放射線療法の適応は個々に検討するべきである．限局期の 5 年生存率は 70〜85％である．

❷ マントル細胞リンパ腫（mantle cell lymphoma）

　　男性，高齢者に多く，比較的急速に全身に広がる．限局期では放射線治療の相対的適応となり，DLBCL に準じた治療が行われる．CHOP 療法による生存率は不良で，他の化学療法が検討されているが，標準的な治療法は確立されていない．

4 その他の特殊な悪性リンパ腫

❶ 中枢神経原発悪性リンパ腫

　　全悪性リンパ腫の 0.7％を占める．HIV 感染者の 1.9〜7％に発生し，発生率は非感染者の 3,600 倍にも及ぶ．ほとんどが DLBCL である．多発性や髄内播種をきたしやすい．現在最も有効と考えられている治療は，3 サイクルの大量メトトレキサート（MTX）のあと全脳照射を行う方法である．放射線治療は一時効果が高く有効であるが，単独では治癒は得られず，再発しやすい．大量 MTX 療法の後，全脳照射 40 Gy/20 回を行う．局所に 10〜20 Gy/5〜10 回をブースト照射することがある．中間生存期間は約 40 か月程度である．全脳照射後に MTX 療法を行うと白質脳症のリスクが高くなる．

❷ NK/T 細胞リンパ腫・鼻腔型

　　EB ウイルスとの関連が示唆されており，東南アジアに多い．男性が女性の 2〜4 倍で，50 歳以上での発症が多い．周囲組織に浸潤性に発育するため，進行期まで診断されないことも多い．CHOP 療法の効果は低く，45〜50 Gy の放射線療法と DeVIC 療法（デカドロン，エトポシド，イフォマイド，カルボプラチン）の同時併用が試みられている．限局期の 5 年生存率は 50〜60％，進行期では 10％程度である．

❸ 甲状腺原発悪性リンパ腫

　　多くの患者は慢性甲状腺炎に罹患しており，比較的急激な甲状腺の腫大により早期に発見されることが多い．大半は MALT リンパ腫で，次いで，DLBCL，FL が続く．MALT リンパ腫では，放射線治療単独でも良好な成績が得られる．甲状腺全体を含めた照射野に比較的大きめのマージンをとり，30〜40 Gy/15〜20 回程度照射する．DLBCL では，R-CHOP 療法に放射線治療を加える．鎖骨上窩まで含めた照射野で，36〜40 Gy/18〜20 回程度照射する．IE，IIE 期であれば，MALT リンパ腫で 80〜90％，DLBCL でも 70〜90％程度の完全寛解が期待できる．長期に生存するため，唾液分泌能低下，甲状腺機能低下，軟部組織の線維化（肩こり）などの晩期有害事象に注意を要する．

❹ 菌状息肉腫（mycosis fungoides：MF）

　　CD4 陽性 T 細胞による皮膚の悪性リンパ腫．多発性の紅斑として出現する（紅斑期）．その後，扁平浸潤期をへて腫瘤期へと進行する．治療法は，放射線治療のほか，ステロイドをはじめとする

外用薬や，紫外線を照射する PUVA 療法，化学療法など多岐にわたる．放射線治療は，根治照射では限局照射と全身皮膚電子線照射（total skin electron beam irradiation：TSEB）がある．限局照射では電子線を用いて，限局性病変に十分なマージンをとり，20～30 Gy/10～15 回照射する．TSEB は，長い SSD を用いた電子線照射で，皮膚線量の均一のため 6～8 門を 2 日で 1 サイクルとして照射することが多い．1 サイクル 1.5～1.8 Gy で総線量 30～40 Gy 照射する．5 年生存率は IA-IIA 期で約 90％，IIB 期では 50％である．電子線による照射は体表面に限られており，急性期障害，晩期障害はともに皮膚の障害が主である．晩期有害事象として，二次発癌である皮膚癌の増加が報告されている．

文 献

1) Maeda LS, Advani RH : The emerging role for rituximab in the treatment of nodular lymphocyte predominant Hodgkin lymphoma. Curr Opin Oncol 21 : 397-400, 2009.
2) Henry-Amar M, Somers R : Survival outcome after Hodgkin's disease. Sem Oncol 17 : 758, 1990.
3) Bonnet F, Fillet G, Mounier N, et al : CHOP alone compared with CHOP plus radiotherapy for localized aggressive lymphomas de'Adulte. J Clin onol 25 : 787-792, 2007.
4) Reyes F, Lepage E, Ganem G, et al : ACVBP versus CHOP plus radiotherapy for localized aggressive lymphoma. N Eng J Med 352 : 1197-1205, 2005.

18 血液腫瘍の放射線治療

　放射線治療の対象となる血液腫瘍は白血病と悪性リンパ腫にほぼ収束される．白血病の治療は近年分子標的薬の出現，強力な化学療法により大きく変わり，放射線治療の役割はかなり限定されつつあるが，薬剤抵抗性症例や再発症例では依然強力な制御手段である．

section 1　放射線療法の目的・意義

　白血病治療における放射線治療の役割は，白血病根治治療としての骨髄移植（bone marrow transplant：BMT）の前処置としての全身照射（total body irradiation：TBI）と，中枢神経系浸潤の予防としての全中枢神経系照射や全頭蓋照射，また中枢神経系浸潤や腫瘍形成性病変に対する治療としての局所照射があげられる．

section 2　TBI

　TBIはBMTなどの造血幹細胞移植における前処置として行われる．BMTの前処置としては化学療法も行われるが，TBIは化学療法と比べて，①脳や精巣といったいわゆる聖域がない，②線量分布が均一で血流に依存しない，③他剤との交叉耐性がない，④解毒や化学物質の排泄が不要で代謝に依存しない，⑤線量分布の操作により正常組織をブロックし，再発のリスクの高い所に追加できるというadvantageがある．

1　TBIの適応

　TBI-BMTの適応は分子標的薬などの強力な化学療法の出現で大きく見直されている[1]．一般には予後良好な白血病においては，第一寛解期での移植は血縁者間移植においても通常推奨されていない．各々の白血病でのTBI-BMTの適応は病態で決定される再発リスクと病期とによって決定される．それぞれの疾患での適応は表1のとおりである．

表1 白血病疾患別治療

疾患	治療法
慢性骨髄性白血病（CML）	イマチニブの出現で急性転化率は減少し，TBI-BMTはほとんど行われなくなった．しかしイマチニブ耐性，急性転化時では予後不良で，TBI-BMTが行われる．
急性骨髄性白血病（AML）	高齢者に多く，抗癌剤治療後に発症する場合もある．TBI-BMTは高齢者を除く標準リスク，高リスク群の初発治療抵抗症例が適応となる．
急性リンパ性白血病（ALL）	標準リスク群ではTBI-BMTの積極的な適応はないとされ，Ph染色体陽性ALLを含む高リスク群では第一寛解期でのTBI-BMTが適応となる．
多発性骨髄腫（MM）	サリドマイド使用により再検討されている．TBI-BMTは自家移植が推奨されている．

2 照射方法

TBIでは全身を照射するため大きな照射野が必要で，通常の放射線治療装置での線源回転軸間距離（source axis distance：SAD）・線源皮膚間距離（source skin distance：SSD）では照射は困難であり，そのためさまざまな工夫がなされている．

❶ **長SADもしくはSSD法**：照射装置のガントリを水平に倒しSAD（SSD）を長くして広い照射野を確保する方法．広い照射室が必要となる（図1）．

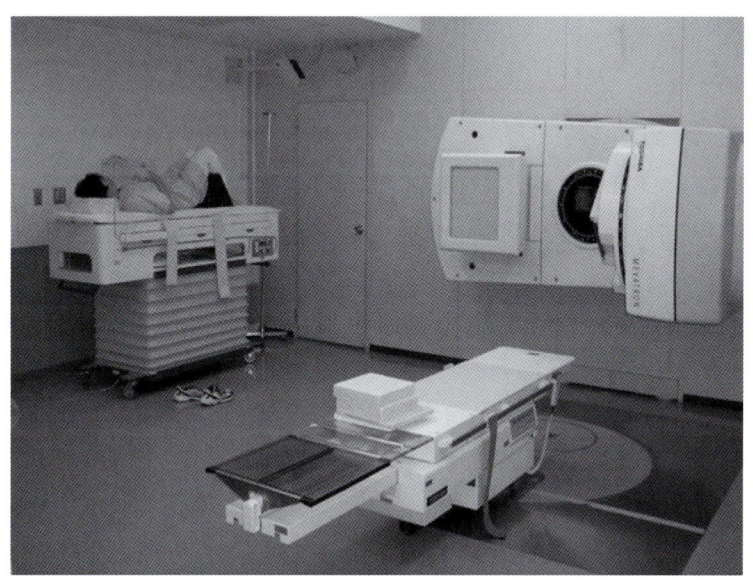

▶図1 TBI（Long SAD法）

❷ **スイープビーム法**：照射装置のガントリを回転させ，治療寝台に寝ている患者を照射する．
❸ **治療寝台移動法**：照射装置のガントリは固定したままだが，患者を乗せた治療台が移動する．狭い照射室でも可能．

いずれの照射法を用いるにしても体厚のばらつき補正のための補償フィルタが必要である．肺線量の軽減のため補償フィルタが用いられる．

3 TBIの線量と分割

照射線量は効果と合併症から標準線量の決定はむずかしいが，通常のTBIは1回1.8〜2.0 Gyを1

日1回ないし朝夕2回，総線量12～15 Gyを3～4日間で照射するのが一般的と考える．ミニ移植でのTBIは抗腫瘍効果を期待するものではないため，2 Gyを1回1日ないし1 Gy1回1日と小線量で行われる．

4 合併症

TBIは照射対象が文字通り全身であること，また同時に大量の化学療法を行うため照射線量以上に有害事象が発現することがある．急性障害は口腔をはじめとした粘膜炎，皮膚炎，悪心・下痢などの消化器症状，間質性肺炎，脱毛がある．特に口腔粘膜障害は重篤になることがあり，食物摂取障害，感染を発症し治療中断に至ることもある（図2）．そのため亜鉛製剤などによる粘膜修復も試みられている[2]．また移植片対宿主病（graft-versus-host disease：GVHD）はBMT後の合併症として必発であり皮膚・消化管・肝臓に臓器障害をきたし重篤となることがある．間質性肺炎は放射線照射だけでなくサイトメガロウイルスや真菌感染もその要因となる（図3）．晩期障害は肝障害，心障害，白内障，甲状腺機能障害，成長障害，二次癌がある[3]．肝障害は大量化学療法との併用により，骨髄移植

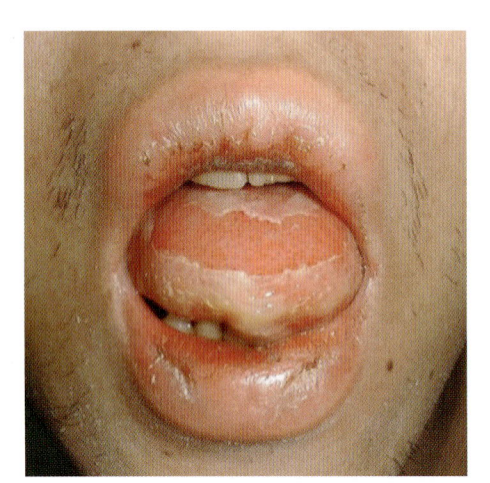

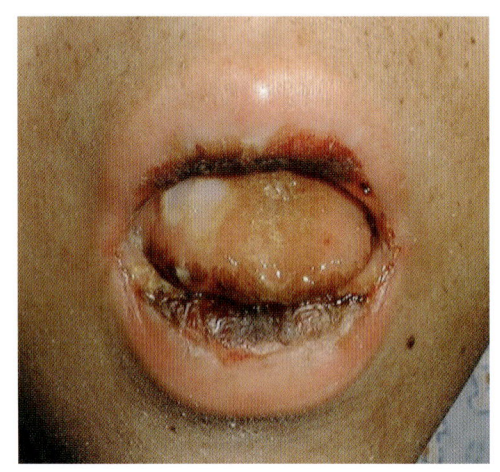

▶図2　TBI施行中の口腔粘膜障害

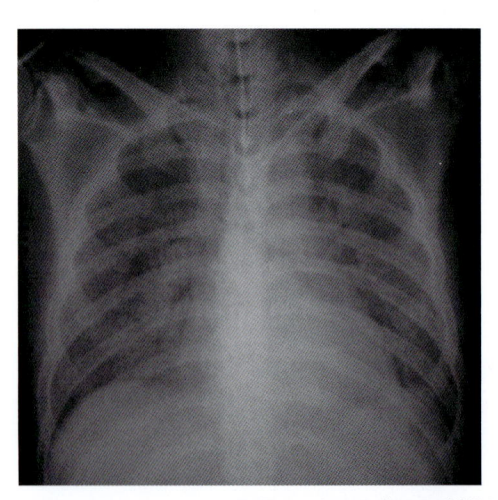

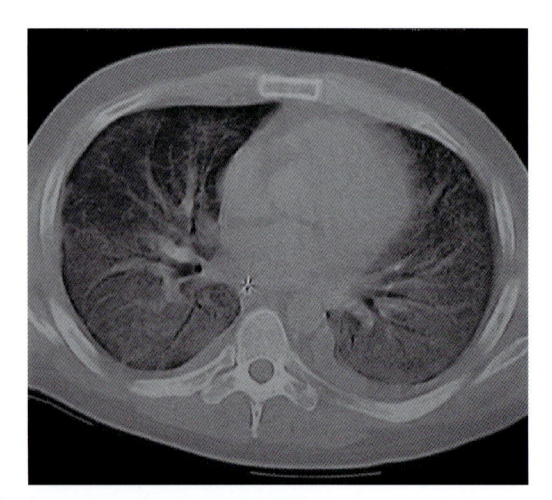

▶図3　BMT後の間質性肺炎（サイトメガロウイルス肺炎）

後に肝中心静脈閉塞症（veno occlusive disease：VOD）を発症，致死的になることがある．二次癌の発症は，移植後の免疫抑制剤も関与すると考えられるが，その発生率は一般の6.7倍となるという報告がある[4]．

5 ミニ移植

造血幹細胞移植は大量の抗癌剤とTBIによる骨髄破壊的前処置による造血器腫瘍の治療法として確立したが，合併症も重篤で治療関連死亡が多いため高齢者や臓器障害のある患者は適応とされなかった．そこで骨髄破壊的前処置を行わず宿主の免疫抑制のみを期待した造血幹細胞移植いわゆるミニ移植が開発された．ミニ移植は骨髄破壊的前処置を伴う移植とは異なり合併症も軽いため，高齢者や臓器障害のある患者にまで適応が拡大された．ミニ移植では骨髄破壊量以下の抗癌剤や放射線を前処置に用いる．ミニ移植でのTBI前処置は主に宿主の免疫抑制をめざしたもので抗腫瘍効果を期待するものではないため，2 Gy 1回などの小線量照射である．TBIを併用しないプロトコールもある．

section 3 全脳照射

白血病治療の中心は化学療法であるが，中枢神経系に対しては血液脳関門（blood-brain barrier：BBB）が存在するためにほとんどの抗癌剤は効果が期待できない．そのため中枢神経系の再発予防として全脳照射が行われる．

1 照射方法

くも膜下腔を含んだ全頭蓋内を照射範囲とし，前頭蓋底から網膜後部を十分に含め，照射野下端は

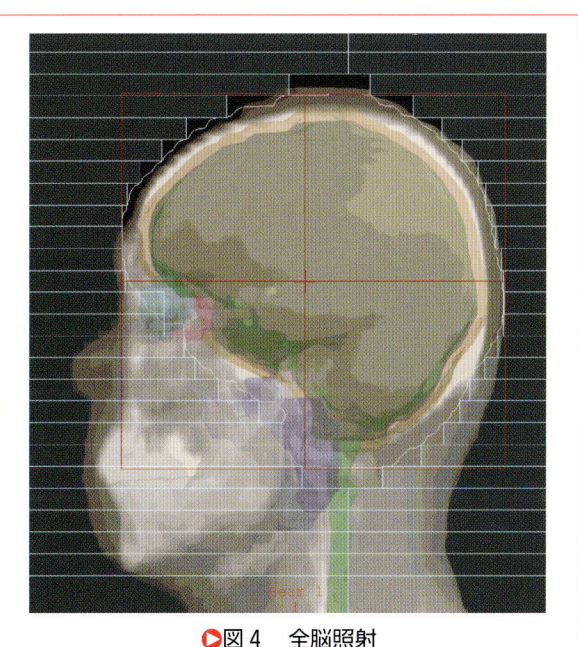

▶図4　全脳照射

第2頸椎下縁までとする（図4）．

2 副作用

　急性障害で脳浮腫は必発であり，頭痛，悪心，嘔吐の症状をきたす．晩期障害としては白質脳症があり不可逆的であるため，照射時の1回線量の減量を行うこともある．

文　献

1) Druker BJ, et al：Five-year follow-up of patients receiving imatinib for chronic myeloid leukemia. N Engl J Med 355：2408-2417, 2006.
2) 上紺屋憲彦, 他：放射線照射時の口腔粘膜障害予防と亜鉛．治療別冊 87：36-40, 2005.
3) 上紺屋憲彦, 他：小児における TBI-BMT 治療の晩発性障害— TBI-BMT と成長障害について．日本放射線腫瘍学会誌 11：263-269, 1999.
4) Witherspoon RP, et al：Secondary cancers after bonemarrow transplantation for leukemia or aplastic anemia. N Engl J Med 321：784-789, 1989.

19 皮膚・軟部・骨腫瘍の放射線治療

　皮膚・軟部・骨疾患の放射線治療に関しては，さまざまな組織型の腫瘍が混在し，放射線感受性も多岐にわたるため，個々の疾患に対する治療方針を確認していく必要がある．皮膚悪性腫瘍には，皮膚の上皮系由来（基底細胞癌，有棘細胞癌）とメラノサイト由来（悪性黒色腫）があり，また菌状息肉腫などの悪性リンパ腫，血管肉腫なども皮膚悪性腫瘍として重要な疾患である．一方，骨軟部腫瘍には骨，軟骨，筋肉，脂肪，線維，血管，末梢神経などさまざまな由来組織がある．皮膚悪性腫瘍は高齢者に多く，骨軟部腫瘍には小児と若年者を含めた全年齢層から発生し，いずれも男女差はない．以下，由来組織別に一般的な治療方針と放射線治療の役割を如何に考えるべきかを概説する．

section 1　皮膚癌

1　基底細胞癌，有棘細胞癌

　基底細胞癌（basal cell carcinoma：BCC，以下 BCC）は高齢者の顔面に好発するが，体幹部にも発生する．典型像では黒色結節が堤防状で，中央に陥凹を伴うことが多い（図1）．有棘細胞癌（squamous cell carcinoma：SCC，以下 SCC）に関しても高齢者に多く，表皮のケラチノサイト由来といわ

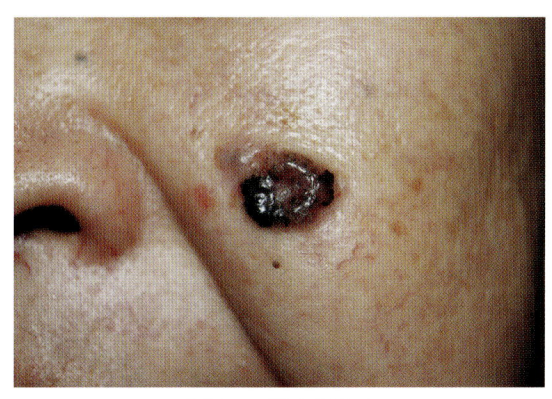

図1　基底細胞癌

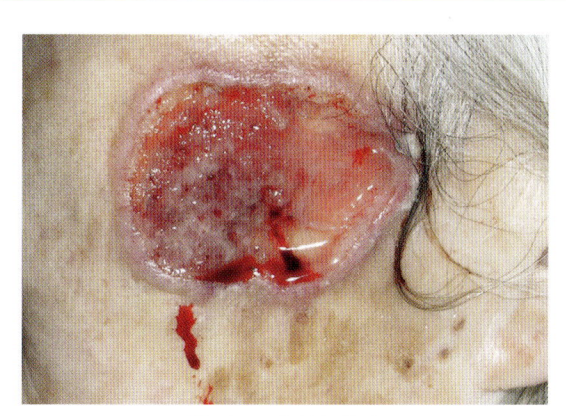

図2　有棘細胞癌

れている．角化を伴う硬い結節でカリフラワー状を呈するが，紅色のびらんを呈することもある（図2）．高度に発育すると壊死し悪臭を呈する．

　治療方法に関してはBCC，SCCともに放射線感受性は高く，その有効性は手術とほぼ同等とされるが，切除可能な場合には手術療法が選択されることが多い．腫瘍径が大きく切除断端が近接する場合や，口唇，鼻，耳などの顔面で切除後に機能的・美容的な問題が残る場合，高齢で手術が困難な場合には放射線治療を選択することもある．放射線治療には一般に4～12 MeVの電子線照射が用いられ，皮膚表面線量を確保する目的でボーラスを適宜使用する．線量分割は1.8～2.0 Gy/回で総線量50～70 Gyが妥当である．

　BCC，SCCはともに局所制御率は良好でT1/T2は90％以上，T3で60～80％，T4で50～65％と報告されており，再発症例でも初回症例より劣るものの比較的良好な治療成績が報告されている．

2　悪性黒色腫

　悪性黒色腫はメラノサイトが癌化した腫瘍で皮膚と粘膜に発生する．好発部位は足底で約30％を占め（図3），顔面・頭頸部にもしばしば生じる．また，消化管の粘膜にも稀ではあるが発生しうる．

　悪性黒色腫は放射線感受性が低く，原発巣に対しては手術療法が基本であり，放射線治療を考慮する際にも小分割照射を用いる．標準分割は30～35 Gy/5回，50 Gy/15～20回などがある．また鼻腔粘膜悪性黒色腫などでは陽子線治療や重粒子線治療などが有効とされている．

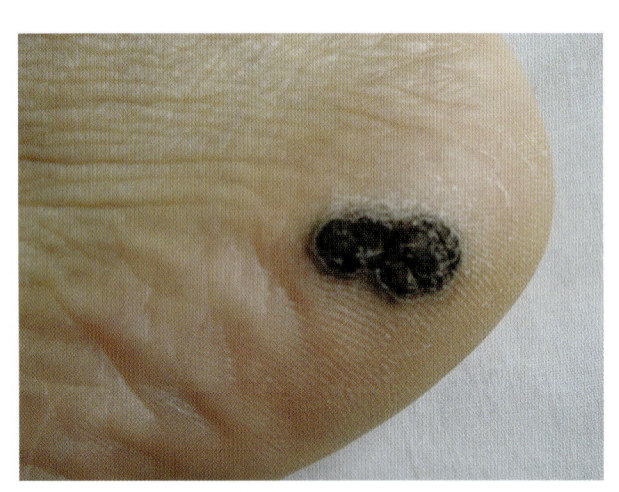

図3　悪性黒色腫

3　悪性リンパ腫

　皮膚に発生する悪性リンパ腫ではT細胞由来の全身に多発する菌状息肉腫が有名（図4）であり，B細胞由来の皮膚腫瘍は少ない．照射線量は定まっていないが，総線量が15 Gy以上あれば長期間の局所制御が得られ，20 Gy以上あれば，病変のサイズに関係なく，90％以上が奏効するとされる．病変が全身に多発する場合には全身皮膚電子線照射（total skin electron beam irradiation：TSEB）が施行されることがある．

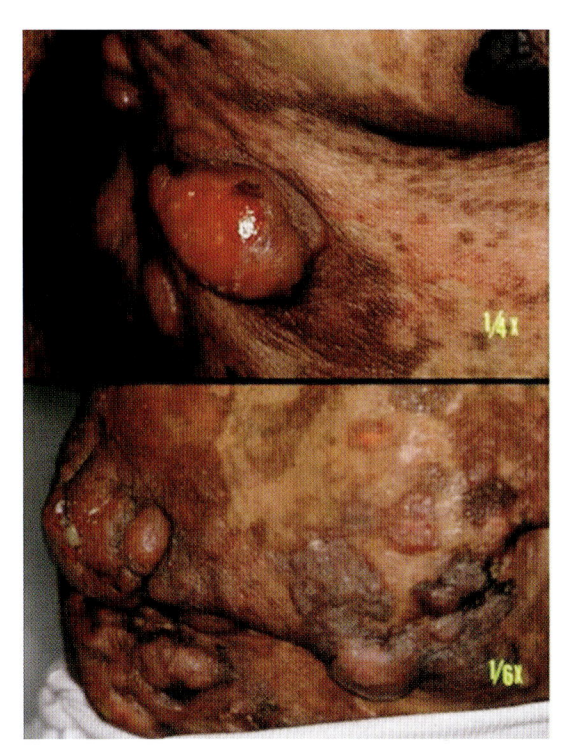

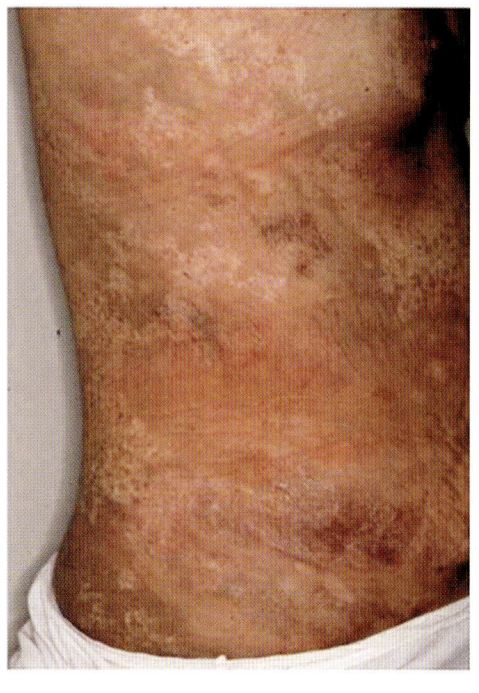

◯図4　菌状息肉腫の一例（左：治療前，右：治療後）

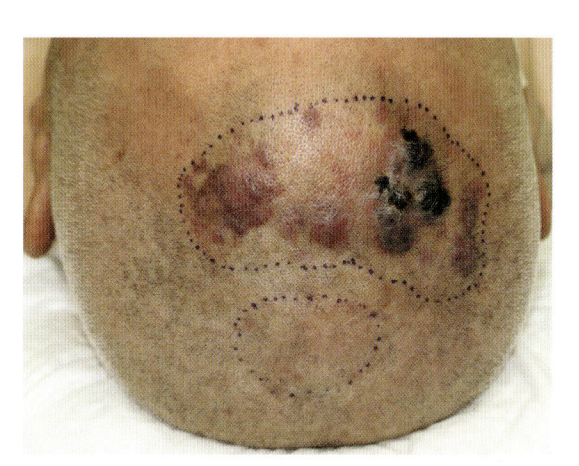

◯図5　血管肉腫

4 血管肉腫

　高齢者の頭皮に好発するきわめて予後不良な疾患であり，腫瘤を形成するタイプの腫瘍と皮下から浸潤し色調の変化をきたすタイプのものがあり，病変の広がりを確認するには細心の注意を要する[1]．放射線感受性は比較的高く，60〜70 Gyの放射線治療は局所制御に有効であるが，照射範囲や領域リンパ節への照射の是非などは定まっていない．肺転移の臨床像は特徴的であり主たる死因の一つである．肺における転移巣は囊胞性のことが多く，それが誘因となり血胸・気胸が多く発生する．こまめに画像診断で確認し，その病態を見逃さないことが肝要である．近年タキサン系の抗癌剤の有用性も示唆されつつある[2]．

section 2 軟部肉腫

　軟部肉腫には主として線維組織，脂肪組織，筋組織，血管組織，滑膜などの全身の非上皮性の軟部組織から発生する腫瘍を総称している．その治療は外科的切除が主体であり，放射線治療は術後照射として局所の根治性をあげる目的で用いられることが多い．無作為試験の結果，高悪性度，低悪性度問わず，有意に局所制御率を改善させることが報告されている[3]．総線量は 60 Gy とするが，断端陽性例では 66～68 Gy が推奨されている．術後の組織内照射も有効とされる．

section 3 原発性骨腫瘍

　骨腫瘍の治療は組織型に応じて異なるが，一般には広範囲切除と術前後の化学療法が主体であり，放射線治療は根治的には単独治療として施行されない．術前，術後照射として顕微鏡的もしくは微少残存腫瘍に対して局所制御向上のために施行される．照射線量に関しては Ewing 肉腫などの高感受性腫瘍では 45～55 Gy/25～35 分割/5～7 週，低感受性腫瘍では 60 Gy/30 分割/6 週が一般的である．深部の切除不能な骨腫瘍には粒子線治療の有用性が報告されつつある．小児への放射線治療では骨の成長障害などの晩期有害反応や二次癌などのリスクに関して細心の配慮をする必要がある．

文　献

1) Sasaki R, Soejima T, Sugimura K, et al : Angiosarcoma treated with radiotherapy : impact of tumor type and size on outcome. Int J Radiat Oncol Biol Phys 52(4): 1032-1040, 2002.
2) Nagano T, Yamada Y, Ikeda T, et al : Docetaxel : a therapentic option in the treatment of cutaneous angiosarcoma : report of a patients. Cancer 110(3): 648-651, 2007.
3) Yang JC, Chang AE, Rosenberg SA, et al : Randomized prospective study of the benefit of adjuvant radiation therapy in the treatment of soft tissue sarcomas of the extremity. J Clin Oncol 16(1): 197-203, 1998.

20 小児腫瘍の放射線治療

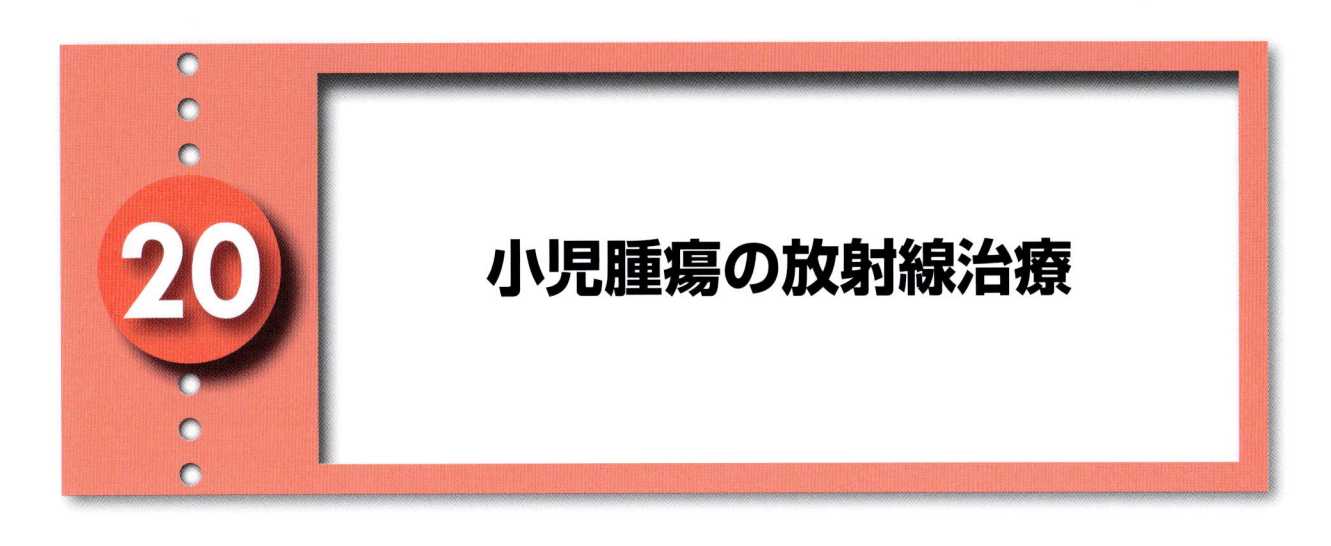

section 1　小児腫瘍の特徴と放射線治療の役割

　小児腫瘍の年間発生は全国で約2,500〜3,000例と頻度は低いが，抗癌剤・放射線治療が著効するものが多く，その進歩に伴い治癒率が70〜80％と成人腫瘍と比較して高いのが特徴である．また，疾患分布が成人とは異なり平成16年度の全国統計によると，白血病が約35％と最も多く，次いで脳脊髄腫瘍19％，神経芽細胞腫14％，リンパ腫7％などとなっている（表1）[1]．

　小児悪性腫瘍の治療方針はtotal cell killの概念であり，全身療法としての化学療法と局所療法としての手術・放射線療法を適切に組み合わせた集学的治療が重要である．主な小児腫瘍に対する放射線治療の役割を表2に示す[2]．

　成長過程にある小児に対する放射線治療では，特に留意すべき点として晩期合併症と二次癌の問題がある．表3に代表的な放射線による晩期合併症の原因，臨床検査所見，治療法を示す[2]．50歳以上の小児癌経験者の二次癌絶対過剰リスク（小児癌非経験者との間の人口10,000人当たりの癌発症リスク差）は38.6人/10,000人と報告されている[3]．二次癌の発生には遺伝的影響や生活習慣，化学療法など関与しているが，放射線治療は重大な要素の一つである．腹部または骨盤部に放射線療法を受けた小児癌経験者では消化器癌の発症相対リスクが3.3倍，頭蓋に放射線療法を受けた小児癌経験者では神経膠腫の発症相対リスクが5.5倍になると解析されている[3]．小児腫瘍に対する放射線治療の施行に際しては，十分なインフォームド・コンセントと長期にわたる経過観察が重要である．

▶表1　平成16年度小児慢性特定疾患治療研究事業（悪性新生物）

疾　　患	症例割合
白血病	34.6%
脳（脊髄）腫瘍	18.9%
神経芽細胞腫	13.9%
リンパ腫	6.8%
網膜芽細胞腫	5.1%
悪性骨腫瘍（骨肉腫，ユーイング肉腫など）	3.4%
腎臓の悪性腫瘍（ウイルムス腫瘍など）	3.1%
結合組織・軟部組織の悪性腫瘍（横紋筋肉腫など）	3.0%
肝臓の悪性腫瘍（肝芽腫など）	2.1%
卵巣の悪性腫瘍（胚細胞腫瘍など）	1.0%
その他	8.1%

（http://www.nch.go.jp/policy/shoumann16/shoumann16.htm）

● 表2　主な小児腫瘍に対する放射線治療の役割

疾患	放射線治療の適応
急性リンパ性白血病	①一部の腫瘍でPCI（高リスクT細胞白血病） ②中枢神経浸潤腫瘍への治療的CRT ③再発，高リスク腫瘍への骨髄移植前のTBI
急性骨髄性白血病	①骨髄移植前のTBI
ホジキン氏病	①集学的治療の一環としてinvolved field RT ②再発時の骨髄移植前のTBI
その他の悪性リンパ腫	①一部の症例で局所照射 ②骨髄移植前のTBI
低悪性度膠腫	①多くの場合局所放射線治療
高悪性度膠腫	①局所放射線治療
上衣腫	①局所放射線治療
頭蓋咽頭腫	①手術後残存腫瘍，再発時の局所放射線治療
髄芽腫	①3歳以上CSI＋局所放射線治療 ②3歳以下局所放射線治療（investigational）
神経芽細胞腫	①局所進行腫瘍に対する局所領域リンパ節への放射線治療 ②緩和照射（骨，軟部）
網膜芽腫	①眼球温存時や再発腫瘍時の眼球照射
ウイルムス腫瘍	①進行期腫瘍や予後不良組織型腫瘍に対する局所領域リンパ節への照射 ②転移腫瘍に対する全肝もしくは全肺放射線治療
肝癌	①一部症例での術後照射や緩和照射
骨肉腫	①一部症例で体幹部腫瘍の場合の術後照射
横紋筋肉腫	①多くの症例で局所領域リンパ節への放射線治療
その他の軟部腫瘍	①組織型，部位，サイズ，年齢によって局所領域リンパ節への放射線治療
胚腫	①局所領域リンパ節への放射線治療

PCI：prophylactic cranial irradiation，CRT：cranial radiotherapy，TBI：total body irradiation

section 2　小児腫瘍に対する放射線治療

　小児腫瘍に対する放射線治療の適応としては脳腫瘍が最も多く，また白血病では予防的全頭蓋照射や骨髄移植時の全身照射（TBI）などがある（☞第9章　脳・脊髄の放射線治療，第18章　血液腫瘍の放射線治療）．本項では小児に特有な脳以外の固形腫瘍について述べる．

1　神経芽細胞腫

　神経芽細胞腫（neuroblastoma）は交感神経節や副腎髄質内の胎生期神経堤細胞に由来する悪性腫瘍で，副腎に最も多くみられ，次いで他の腹部，胸部，骨盤部，頸部などに発生する．脳以外の固形腫瘍では小児で最も多い．乳児期に高率な自然消退が起こるため，以前日本で行われていた尿中vanillyl mandelic acid（VMA）などによるマススクリーニングによる死亡率低下は認められないことが示された．病期分類は神経芽細胞腫国際分類（INSS）が用いられる（表4）．年齢が1歳以下でかつ転移部位が骨髄，肝臓，皮膚にかぎられ，原発巣が小さい（病期I, IIに相当する）ものは，遠隔転移し

○表3 主な晩期合併症のリスク

晩期合併症	原因となる治療	症状, 検査	治療
甲状腺機能低下	頸部照射＞20 Gy 全身照射＞7.5 Gy 甲状腺摘出術	易疲労感 TSH, free T4	T4補充
神経認知障害	＞18 Gy メソトレキセート 腫瘍切除	神経認知検査 IQ低下	心理的教育的援助
難聴	内耳中耳へ＞50 Gy シスプラチン	聴力検査 言語発達異常	聴力補助器具
成長ホルモン欠損	視床下部下垂体＞18 Gy	低身長	成長ホルモン補充
腎糸球体障害	＞20 Gy シスプラチン アイフォスファマイド	腎機能検査	低蛋白食 腎臓透析 腎移植
膀胱線維症 (膀胱容量の減少)	＞30 Gy（二次性徴期前）＞50 Gy（二次性徴期後） アイフォスファマイド	尿意逼迫 頻尿 失禁	訓練
子宮成長不全	＞20 Gy（二次性徴期前） ＞40～50 Gy（二次性徴期後）	低体重児, 流産	産婦人科診
脊柱の異常	＞10 Gy 最小限の影響＞20 Gy 治療を要する影響	側彎	整形外科診
卵巣機能障害	＞4～12 Gy 加齢とともに耐性が低下する	二次性徴の遅れ, 停止, 未発現	ホルモン補充
精巣, 無精子症	＞1～6 Gy	不妊	不妊カウンセリングなど
肺線維症	＞10 Gy ブレオマイシン, CCNU	労作時呼吸困難 酸素飽和度 DLCO	予防；禁煙 感染予防
心筋症	＞30 Gy ＞20 Gy＋アンスロサイクリン系薬剤	易疲労感 労作時呼吸困難	利尿剤 教育；禁煙

○表4 神経芽細胞腫国際分類（International Neuroblastoma Staging System：INSS）

病期	定義
1	完全巨視的切除された限局した腫瘍, 顕微鏡的腫瘍残存は問わない. 同側リンパ節に顕微鏡的転移を認めない（原発巣に所属し摘出されたリンパ節は転移を認めてもよい）.
2A	不完全巨視的切除された限局した腫瘍. 同側の癒着していないリンパ節に顕微鏡的転移を認めない.
2B	完全または不完全巨視的切除された限局した腫瘍, 同側の癒着していないリンパ節に転移あり, 腫大している対側のリンパ節は顕微鏡的転移があってはならない.
3	摘出不能な正中線を超える一側性の腫瘍, 局所リンパ節転移はあり, またはなし；または対側の局所リンパ節転移がある片側性腫瘍；または（摘出不能な）浸潤あるいはリンパ節転移によって両側に進展する正中部腫瘍.
4	遠隔リンパ節, 骨, 骨髄, 肝, 皮膚または/あるいは他臓器転移（4Sと確定されたものは除外する）を有する腫瘍で原発部位は問わない.
4S	原発は（stage 1, 2Aあるいは2Bと確定された）限局性腫瘍, 転移は皮膚, 肝または/あるいは骨髄に限局している（1歳以下の乳児にかぎる）.

ているにもかかわらず自然消失することもあり，特殊型として病期IV-Sとされ，一般に予後良好である．予後不良因子として，年齢（1歳以上），病理組織，病期，DNA ploidy, *MYCN* 遺伝子増幅，11番染色体長腕（11q）の欠失などがある．

治療法は上記予後因子などを考慮したリスク分類により選択される．リスク分類としては北米のChildren's Oncology Group（COG）によるものや国際神経芽腫リスクグループ（INRG）によるものがある[4]．低リスク群は全体の30%を占め，3年生存率95～100%，中間リスク群は全体の15%を占め，3年生存率75～98%，高リスク群は全体の55%を占め，3年生存率30%未満である．低リスク群では手術±化学療法，中間リスク群では手術＋化学療法が標準治療となり，放射線療法は適応となることは少ない．IV-S期で肝腫大による呼吸困難など生命を脅かす症状がある場合は，4.5 Gy/3 fr程度の線量の照射が有効である．高リスク群では，高用量化学療法後に可能なかぎりの切除を行い，さらに骨髄破壊的化学療法と造血幹細胞移植後に術後腫瘍床に対する照射，骨・骨髄転移巣への照射を行う[5]．1990年代には骨髄移植の前処置としての全身照射（TBI）が行われたが，最近ではTBIを用いない大量化学療法を用い，移植後に局所放射線治療が行われることが多い．

放射線治療のGTVは化学療法後の摘出術直前の腫瘍範囲であり，1.5 cm程度のマージンをつけてCTVとする．リンパ節転移があった場合は所属リンパ節領域もCTVに含める．椎体が照射野に含まれる場合は，側弯を防ぐために椎体全体を含める．高リスク群で完全切除例に対する術後照射線量としては19.8 Gy/11 fr～21.6 Gy/12 frが推奨される．不完全切除例や切除不能例では，さらに10.8 Gy～14.4 Gyの追加照射を要する．化学療法後のMIBGシンチグラフィ陽性の骨・骨髄転移に対しても同様に20 Gy程度の照射を行う．

2 ウイルムス腫瘍

ウイルムス腫瘍（Wilms tumor）は胎生期後腎組織に由来する小児腎腫瘍であり，好発年齢は2～3歳で75%が5歳以下である．両側性が4～8%，先天奇形の合併が10～13%にみられる．欧州のSociete Internationale d'Oncologie Pediatrique（SIOP）と米国のNational Wilms Tumor Study（NWTS）による1960年代後半からのランダム化比較試験の積み重ねにより，治療法は進歩し，現在では治癒可能な疾患となった．わが国ではNWTSに準じた治療戦略が用いられ，現在日本スタディグループによってNWTS-Vに準じた臨床研究が行われている．予後因子として病理組織（favorable histology（FH）/unfavorable histology（UH）），腫瘍の進展範囲（病期Ⅰ～Ⅴ：初回手術時の腫瘍摘出の成否を基準とした分類），年齢などがあり，治療法の決定に重要である．

米国ではCOGがNWTSを引き継ぎ，新プロトコールを行っている．その概要を**表5**に示す[6]．放射線治療の適応としてはⅠ～Ⅱ期FHでは術後腹部照射は行わず，Ⅲ期FHおよびUHではⅠ～Ⅱ期びまん性退形成性（DA）とⅠ～Ⅲ期腎明細胞肉腫（CCSK）に対しては10.8 Gy/6 frの術後腹部照射を行う．肉眼的残存腫瘍が大きい場合には10.8 Gy/6 frのboostを追加する．さらに高リスク群へは治療強化が図られ，Ⅲ期DAとⅠ～Ⅲ期腎ラブドイド腫瘍（RTK）への術後腹部照射では照射線量が10.8 Gyから19.8 Gyに増量されている．照射は術後9日以内に開始することを推奨している[7]．また，肺転移，脳転移など転移巣へも照射が行われる．

術後腹部照射のCTVは術前画像所見を参照して腫瘍と患側腎を包合した範囲に1 cm程度のマージンを加え，さらに側弯予防のために椎体骨全体を含めたものである．術後3 cmを超える残存腫瘍

● 表5　COG 腎腫瘍プロトコールの概要[6]

リスク分類	集学的治療法		
	手術	化学療法	放射線治療
超低リスク FH ウイルムス腫瘍			
＜2歳，Ⅰ期，腫瘍量＜550 g	○	—	—
低リスク FH ウイルムス腫瘍			
≧2歳，Ⅰ期，腫瘍量≧550 g,	○	○ EE4A	—
Ⅱ期，LOH1p16q なし			
標準リスク FH ウイルムス腫瘍			
Ⅰ/Ⅱ期，LOH1p16q あり	○	○ DD4A	—
Ⅲ期，LOH1p16q なし	○	○ DD4A	○側腹部照射 10.8 Gy/6 fr*
Ⅳ期，DD4A 反応良好肺転移	○	○ DD4A	○側腹部照射 10.8 Gy/6 fr*（全肺照射なし）
高リスク FH ウイルムス腫瘍			
Ⅲ期，LOH1p16q あり	○	○ M	○側腹部照射 10.8 Gy/6 fr*
Ⅳ期，反応不良肺転移，肺外転移	○	○ M	○側腹部照射 10.8 Gy/6 fr*，全肺照射 12 Gy/8 fr，転移巣照射
高リスク UH 腎腫瘍			
Ⅰ-Ⅳ期，巣状退形成性	○	○ DD4A	○側腹部照射 10.8 Gy/6 fr*
Ⅰ期，びまん性退形成性			
Ⅰ-Ⅲ期，CCSK	○	○ I	○側腹部照射 10.8 Gy/6 fr*
高リスク腎腫瘍			
Ⅱ-Ⅳ期，びまん性退形成性			
Ⅳ期，CCSK	○	○ UH1	○側腹部照射 10.8 Gy or 19.8 Gy**，全転移巣照射
Ⅰ-Ⅳ期，RTK			

FH：favorable histology, UH：unfavorable histology, LOH：loss of heterezygosity
Regimen：EE4A；V［vincristine］A［dactinomycin］(VA), DD4A；V［vincristine］A［dactinomycin］D［doxorubicin］(VAD), M；VAD/Cy［cyclophosphamide］E［etoopside］), I；(VDCy/CyE), UH1；(VDCy/CyC［carboplatin］E)
CCSK（clear cell sarcoma of the kidney）：腎明細胞肉腫，RTK（rhabdoid tumor of the kidney）：腎ラブドイド腫瘍
*：肉眼的残存腫瘍大の場合には 10.8Gy の boost 追加．広範な腫瘍のこぼれ，術中腫瘍破裂，腹膜播種，腹水腫瘍細胞陽性の場合には全腹部照射 10.5 Gy/7 fr.
**：Ⅲ期びまん性退形成性・Ⅰ-ⅢRTK の場合

がある場合には同部を GTV としてブースト照射を行う．広範な腫瘍細胞のこぼれや，術前術中腫瘍破裂，腹膜播種例などでは全腹部照射を行う．照射野としては横隔膜から閉鎖孔下縁までとし大腿骨頭・寛骨臼蓋は遮蔽する．

　治療成績としては，FH ではⅠ～Ⅲ期で全生存率 95％前後と良好であるが，UH ではⅠ～Ⅱ期で約 80％，Ⅲ期で約 60％，Ⅳ期で約 40％とまだ不良であり，さらに RTK ではⅠ～Ⅱ期で 42％に対しⅢ～Ⅳ期では 16％ときわめて不良である．

3　横紋筋肉腫

　横紋筋肉腫（rhabdomyosarcoma）は未分化間葉系組織を発生母地とし，小児軟部腫瘍の中で最も頻度が高い．好発部位は頭頸部 40％（傍髄膜 25％，眼窩 9％，非傍髄膜 6％），泌尿生殖器 30％，四肢 15％，体幹 15％などであり，部位によって予後が異なることが特長の一つである．予後良好部位

は眼窩，頭頸部（傍髄膜を除く）・泌尿生殖器（膀胱・前立腺を除く）・胆道系であり，その他は予後不良部位とされている．病理組織分類として，胎児型（embryonal），胎児型の亜型であるぶどう状肉腫型（botyroid）と紡錘細胞型（spindle cell），胞巣型（alveolar），未分化型（undifferentiated：小児では稀）があり，組織型も予後に関与する．ぶどう状肉腫型・紡錘細胞型が予後良好で，胎児型が中間，胞巣型・未分化型が予後不良である．病期分類は，臨床研究グループによって異なる分類が用いられているが，日本では米国のIRS（Intergroup Rhabdomyosarcoma Study）グループの分類が広く用いられている．IRS治療前TNMステージ分類（原発部位・治療前の臨床/画像所見に基づく分類，ステージ1〜4）とIRSグループ分類（初回手術時の術中所見・病理所見に基づく分類，グループⅠ〜Ⅳ）がある．IRSでは病理組織型とTNMステージ分類，グループ分類に基づいてリスク分類（低・中間・高リスク）を行い，リスク群別に層別化治療を行っている．

治療方針としては，すべてのリスク群で手術（可能なら）・化学療法・放射線治療の集学的治療の対象となる．IRS〜Vのリスク群別治療方針の概略を表6に示す．放射線治療は手術後あるいは化学療法後の顕微鏡的残存例や肉眼的残存例に対して化学療法併用のもとに行われる．CTVは化学療法・手術前の腫瘍体積＋1.5 cmで，36 Gy〜50.4 Gyの小児としては高線量が必要とされている．腫瘍部位によって周囲の正常組織の耐容線量に違いがあり，個別化した治療法が重要である．IRS-Vによる正常組織耐容線量を表7に示す[8]．

1991〜1997年までに登録が行われたIRS-Ⅳプロトコール症例の治療成績は，3年無病生存率でグ

●表6　横紋筋肉腫 IRS-V リスク群別治療方針概要

リスク分類	集学的治療法		
	手術	化学療法	放射線治療
低リスク			
stage 1-3, group I	○	○（VA or VAC）	ー
stage 1, group II	○	○（VA）	○N0：36 Gy，N1：41.4 Gy
satge 1, group III	○	○（VA）	○眼窩：45 Gy，眼窩以外：50.4 Gy
stage 2, group II	○	○（VAC）	○36 Gy
stage 3, group II	○	○（VAC）	○N0：36 Gy，N1：41.4 Gy
中間リスク			
胎児型 stage 2-3, group III 胎児型 stage 4，2〜10歳 胞巣・未分化型，stage 1-3	○	○（VAC/VAC・VTC交互）	○切除不能：50.4 Gy 　二期的手術後； 　　完全切除：0-36 Gy（部位による） 　　顕微鏡的残存（N0）：36 Gy 　　顕微鏡的残存（N1）：41.4 Gy 　　肉眼的残存：50.4 Gy
高リスク			
stage 4, group IV	△	○（VCPT → VAC/VAC・VCPT交互）	○緊急照射：状況に応じて 　　眼窩：45 Gy，眼窩以外：50.4 Gy 　二期的手術後； 　　完全切除：36 Gy 　　顕微鏡的残存（N0）：36 Gy 　　顕微鏡的残存（N1）：41.4 Gy 　　肉眼的残存：50.4 Gy

注）VA＝VCR/AMD，VAC＝VCR/AMD/CY，VTC＝VCR/topotecan/CY，VCPT＝VCR/irinotecan

ループ I：83%，II：86%，III：73%，IV：25%であった[9]．日本で 1991～2002 に治療された症例の全国調査では 5 年全生存率でグループ I：76%，II：90%，III：61%，IV：37%であった[10]．

表7　IRS-V プロトコールによる正常組織線量制約（通常分割照射）

正常組織		耐容線量
腎		14.4 Gy
全　肝		23.4 Gy
両　肺		14.4 Gy
全　脳	≧3 歳	30.6 Gy
	＜3 歳	23.4 Gy
視神経・視交叉		46.8 Gy
脊　髄		45.0 Gy
胃・腸管		45.0 Gy
全腹腔・骨盤		30.0 Gy（1.5 Gy/fr）
心　臓		30.6 Gy
水晶体		14.4 Gy
涙腺・角膜		41.4 Gy

文　献

1) http://www.nch.go.jp/policy/shoumann16/shoumann16.htm.
2) 副島俊典：小児腫瘍：総論．大西洋編：がん放射線治療 2010．篠原出版社，pp1118-1120, 2010.
3) Reulen RC, et al：Long-term risks of subsequent primary neoplasms among survivors of childhood cancer. JAMA 305：2311-2319, 2011.
4) Cohn SL, et al：The International Neuroblastoma Risk Group (INRG) classification system：an INRG Task Force report. J Clin Oncol 27：289-297, 2009.
5) Haas-Kogan DA, et al：Impact of radiotherapy for high-risk neuroblastoma：a Children's Cancer Group study. Int J Radiat Oncol Biol Phys 56：28-39, 2003.
6) Kalapurakal JA：Wilms' tumor. Principles and practice of radiation oncology. 5th edition, pp1850-1857, 2008.
7) Kalapurakal JA, et al：Influence of radiation therapy delay on abdominal tumor recurrence in patients with favorable histology Wilms' tumor treated on NWTS-3 and NWTS-4：a report from the National Wilms' Tumor Study Group. Int J Radiat Oncol Biol Phys 57：495-499, 2003.
8) Haas-Kogan DA, Diana F, Wharam MD：Soft tissue sarcoma. Leibel and Phillips Textbook of Radiation Oncology, 2010.
9) Breneman JC, et al：Prognostic factors and clinical outcomes in children and adolescents with metastatic rhabdomyosarcoma-a report from the Intergroup Rhabdomyosarcoma Study IV. J Clin Oncol 21：78-84, 2003.
10) Hosoi H, et al：A review of 331 rhabdomyosarcoma cases in patients treated between 1991 and 2002 in Japan. Int J Clin Oncol 12：137-145, 2007.

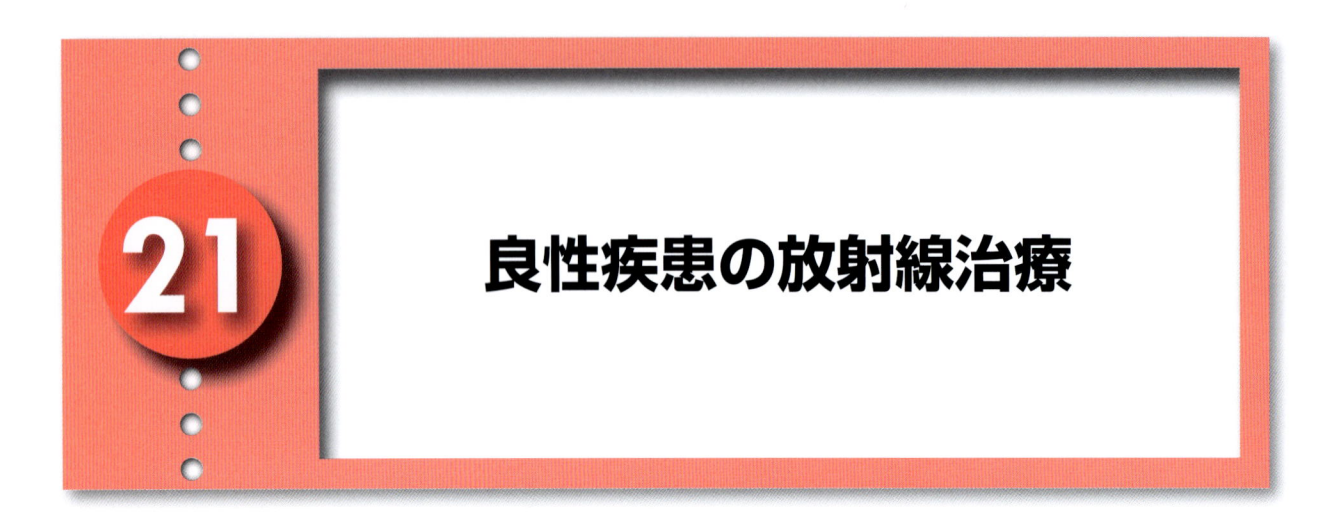

21 良性疾患の放射線治療

section 1　良性疾患に対する放射線治療の適応

　現在放射線治療は主に悪性腫瘍に対して行われているが，歴史的にみると放射線発見の直後より種々の良性疾患に対して放射線治療が試みられ，一定の効果が得られてきた．しかし，他の内科的・外科的治療の進歩，さらに放射線による晩期障害特に悪性腫瘍の誘発などが明らかになるにつれ，良

●表1　良性疾患に対する放射線治療の適応

疾　患	カテゴリー
1）眼疾患	
甲状腺眼症（Graves ophthalmopathy）	B（進行し活動性のもの）
翼状片（pterygium）	A
加齢性黄斑変性症（Age related macular degeneration）	C
2）骨・関節疾患	
異所性骨化予防（Prevention of heterotopic ossification）	A（股関節形成術・外傷後）
関節痛（painful joints）	B
踵痛症候群（Painful heel syndrome）	A（50歳以上）
3）脳の疾患	
動静脈奇形（Arterio-venous malformation:AVM）	A
聴神経鞘腫（Acoustic neurinoma）	A
髄膜腫（Meningioma）	A（術後再発，手術不能例など）
4）軟部組織異常	
ケロイド（Keloid）	A
デュピュイトラン拘縮（Morbus Dupuytren）	B（初期段階）
デスモイド	A
ペイロニー病（海綿体炎）	B

（文献2から作成）

注）カテゴリー分類
　A：十分なエビデンスが存在する．適応に関しては許容され，日常臨床での開始可．
　B：エビデンスに関して議論がある．臨床試験下での治療が望まれる．
　C：エビデンスが不十分である．日常臨床での適応は許容されない．

性疾患に対する放射線治療の施行は減少し，慎重な適応判断が必要とされている．しかし，直接的に生命予後には寄与せずとも，他の治療に抵抗性の疼痛や症状の改善，整容性やQOLの改善などに有用なことも多く，適切な適応を判断し治療を行うことは放射線治療医の重要な役割である．

ESTRO研究グループによって行われた全世界508施設のアンケート調査[1]では，地域差があるものの，放射線治療を行っている良性疾患として最も多いのはケロイド（78％）で，次いで甲状腺眼症（69％），異所性骨化症（60％），デスモイド（52％），翼状片（42％），動静脈奇形（41％）の順であった．欧州からの報告[2]ではあるが，現在一般に適応と考えられている良性疾患の一覧と，そのエビデンスレベル（カテゴリーA〜C）を表1に示す．日本での実臨床とはやや異なる点もあり，骨関節疾患については日本では欧州ほど行われていない．また，近年有効性が注目されたが，新たにより効果的な治療法が確立したために行われなくなった疾患として，加齢黄斑変性症や，冠動脈形成術後の再狭窄予防がある．

section 2　代表的良性疾患の放射線治療

1　ケロイド

ケロイドは皮膚に発生する増殖性隆起性病変で，美容上の問題以外にも疼痛・搔痒などで苦痛を伴う．圧迫固定，抗アレルギー剤内服，ステロイドなどの保存的治療に抵抗性の場合，外科的切除が行われるが，手術のみでは再発率が高く，術後に再発予防の目的で放射線治療を行う．

放射線治療は術後早期に開始すべきとの意見が多く，切除当日または翌日，遅くとも72時間以内に開始する．臨床的標的体積は術創で，5〜10 mmのマージンをつけて照射野を設定する．電子線（日本では主），100〜125 kVX，または小線源治療を用いて，15 Gy/3回/3日，など総線量10〜20 Gy・

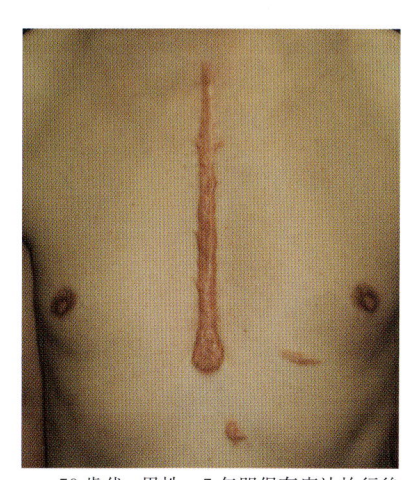

a．50歳代，男性．5年間保存療法施行後．

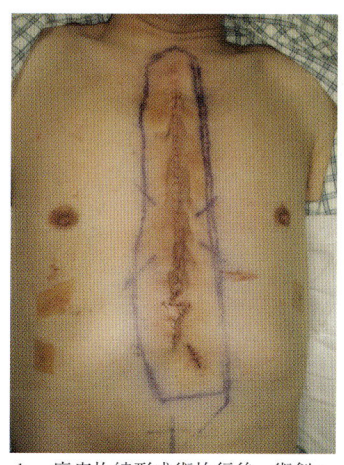

b．瘢痕拘縮形成術施行後，術創へ15 Gy/3回/3日の電子線による放射線治療施行．

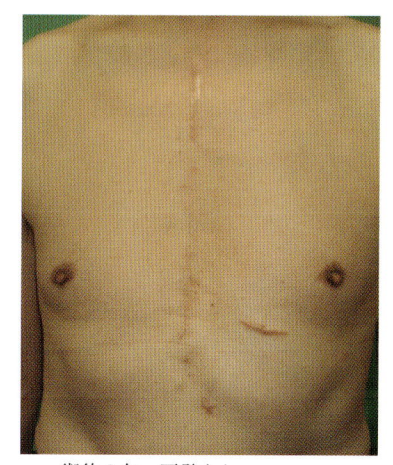

c．術後2年　再発なし．

図1　胸腺腫切除術後ケロイド症例

（大阪医療センター形成外科　吉龍澄子先生ご提供）

1回線量 3～5 Gy を投与する．BED（biological effective dose；生物学的等価線量）換算（$\alpha/\beta=$ 10 Gy）30 Gy 以上で再発率が低いとの報告もある[3]．前胸壁部術創ケロイドの1例を示す（図1）．切除術単独での再発率は 45～100％に対して，術後照射の併用により 10～20％に低下する．懸念される二次発癌の報告はほとんどない[4]．

2 甲状腺眼症

　甲状腺眼症とは，甲状腺機能亢進症に伴う自己免疫機序による外眼筋の腫大に伴って生じる結膜浮腫・充血など軟部組織炎症症状，眼球突出，複視，角膜障害，視力障害などのさまざまな眼症状を指す．多くの軽症例では自然軽快し，一般に治療は不要であるが，中等症以上かつ進行型のいわゆる悪性型眼症が約 5～10％にみられ，失明に至ることもあり，積極的な治療を要する．治療法としては，ステロイド，放射線，手術の 3 つが主体となる．ステロイド・放射線治療はその抗炎症効果を期待して，発症後数か月から遅くとも 1 年以内の急性活動期の症例に有効である．放射線治療はリンパ球浸潤や線維芽細胞への作用により症状の軽減をもたらすと考えられているが，作用機序の詳細はまだ明らかではない．

　放射線治療の臨床的標的体積は外眼筋を含む両側眼窩球後組織である．4～6 MV X 線を用いて水晶体への照射を避けるために後方へ 2～5 度傾けて線束前縁を揃える方法か，ハーフビーム法を用いた左右対向 2 門照射を用いる．下垂体，頭蓋底部は可能なかぎり遮蔽する．20 Gy/10 fr/2 週が標準的に用いられているが，さらに少ない線量でも同等の効果が得られるという報告もある[5]．線量分布図と照射野の 1 例を示す（図2）．

　治療効果としてスタンフォード大学からの長期経過報告では，症状の改善は軟部組織症状 89％，眼球突出 70％，外眼筋症状 85％，角膜症状 96％，視力障害 67％にみられ，効果が安定するまでに 6 か月以上を要したとしている[6]．われわれの施設の 121 例の経験では，良好な改善を 68％に，部分的な改善を 25％に認め，特に大量ステロイドまたはステロイドパルス療法を併用した症例で良好な結果が得られた[7]．他の施設からの報告でもおおむね 60～80％の奏功率が示されている．有害事象としては白内障の報告がある．二次発癌の報告はみられない．

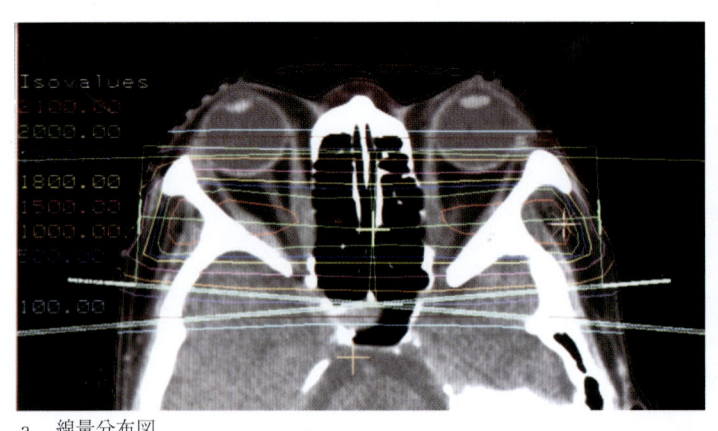

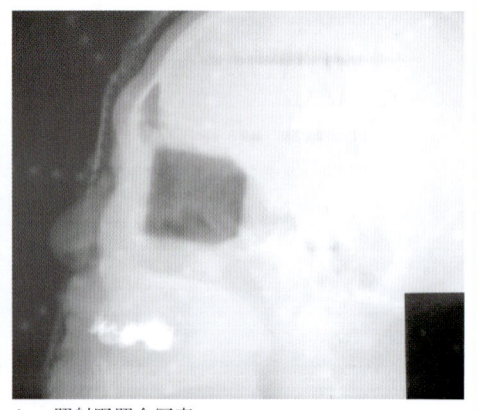

a．線量分布図　　　　　　　　　　　　　　　　　　　　　　　b．照射野照合写真

図2　甲状腺眼症に対する放射線治療例

前方の線束を一致させた左右非対向 2 門照射で両側眼窩球後部へ 20 Gy/10 回/2 週の放射線治療施行．

3 動静脈奇形（AVM）

　AVM（arterio-venous malformation）とは限局性の形成異常に起因する先天性血管奇形で毛細血管が介在しない異常な動静脈連絡が特徴である．脳，脊髄，その他の臓器に発生するが，本項では脳AVMについて記す．臨床症状は盗血現象や静脈うっ血による脳虚血，周囲組織への圧排による頭痛・痙攣，AVMまたは関連する動脈瘤からの出血などである．治療法は経過観察，外科手術，塞栓術，放射線治療がある．治療の第一選択は外科手術であるが，放射線治療は，外科手術の難易度が高いもの，すなわち脳深部や言語や運動の機能領域（eloquent area）にあるもので，病巣が比較的小さい場合（10 ml以下または最大径3 cm以下）に適応とされ，定位放射線照射（stereotactic irradiation：STI）によって行う．

　放射線治療の臨床的標的体積はナイダス（nidus）である．辺縁線量で20 Gy/1回程度が多く用いられるが，サイズの大きい場合には分割照射も考慮される．閉塞するのに1～5年を要し，閉塞率は65～80％であるが，nidusの体積に依存する．ガンマナイフによるAVMの照射例について，わが国の大規模研究で出血率の低下が示された[8]．完全閉塞するまでは出血の危険性があり，長期に残存する場合には再照射を検討することもある．

　晩期有害事象としてはnidus周囲の脳浮腫（2～3年後に約30％），遅発性嚢胞形成（5年目以降，1％），放射線脳壊死（3～5％）などがある．若年者では治療部位辺縁からの悪性腫瘍の発生の報告があるので，十分な説明と同意が必要である．

文献

1) Leer JW, van Houtte P, Davelaar J : Indications and treatment schedules for irradiation of benign diseases : a survey. Radiother Oncol 48 : 249-257, 1998.
2) Leer JW, van Houtte P, Seegenschmiedt H : Radiotherapy of non-malignant disorders : where do we stand? Radiother Oncol 83 : 175-177, 2007.
3) Kal HB, Veen RE, Jurgenliemk-Schulz IM : Dose-effect relationships for recurrence of keloid and pterygium after surgery and radiotherapy. Int J Radiat Oncol Biol Phys 74 : 245-251, 2009.
4) Ogawa R, Yoshitatsu S, Yoshida K, Miyashita T : Is radiation therapy for keloids acceptable? The risk of radiation-induced carcinogenesis. Plast Reconstr Surg 124 : 1196-1201, 2009.
5) Gerling J, et al : Retrobulbar irradiation for thyroid-associated orbitopathy : double-blind comparison between 2.4 and 16 Gy. Int J Radiat Oncol Biol Phys 55 : 182-189, 2003.
6) Marquez SD, et al : Long-term results of irradiation for patients with progressive Graves' ophthalmopathy. Int J Radiat Oncol Biol Phys 51 : 766-774, 2001.
7) Tsujino K, et al : Clinical outcomes of orbital irradiation combined with or without systemic high-dose or pulsed corticosteroids for Graves' ophthalmopathy. Int J Radiat Oncol Biol Phys 48 : 857-864, 2000.
8) Maruyama K, et al : The risk of hemorrhage after radiosurgery for cerebral arteriovenous malformations. N Engl J Med 352 : 146-153, 2005.

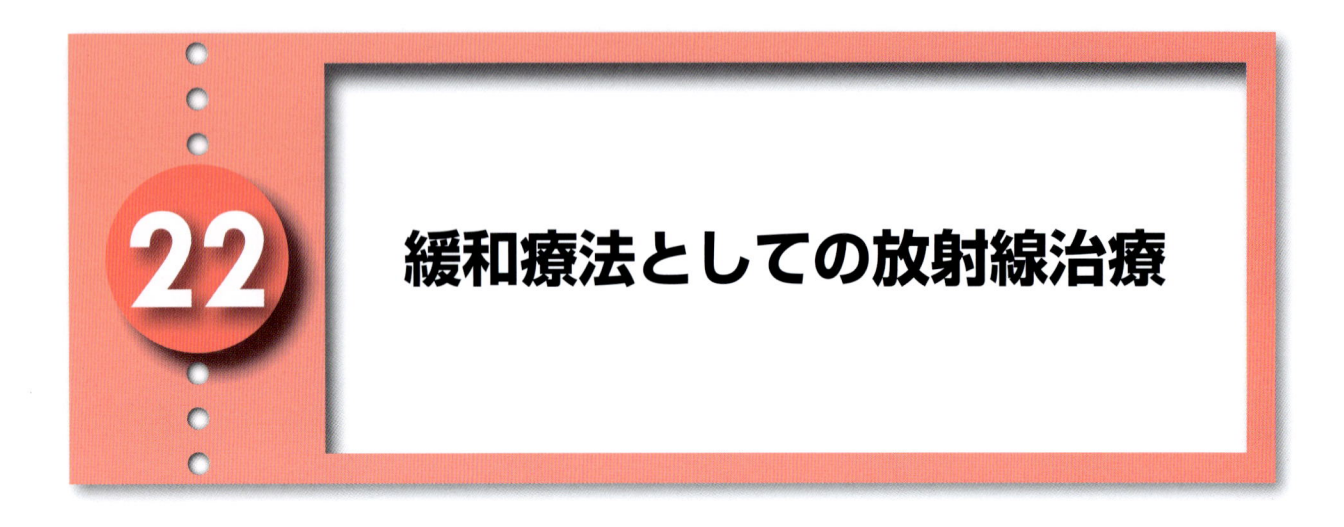

22 緩和療法としての放射線治療

section 1 緩和医療とは

1 緩和ケアの定義

　WHO（世界保健機関）は2002年，緩和ケアの定義を「生命を脅かす疾患をもつ患者とその家族のQOLを改善するアプローチを指す．それは痛みやその他さまざまな問題，身体的，心理社会的，そしてスピリチュアルな問題を早期に認識し，適切に評価，治療することで苦痛を予防し軽減する結果として達成することができる．」とした．従来，緩和ケアとは，癌の進行により予後が短いと診断され，末期状態となった患者に対し，いわゆる「積極的治療」をやめ，予後の改善を目的としない「対症療法」に転換することを指すとされたことが多かったが，今日ではこれは間違いであるとされている．緩和ケアと「ターミナルケア」とは異なる．癌と診断された患者は，それが早期であれ，進行期であれ，診断された時点からWHOが定義する「生命を脅かす疾患をもつ患者」に含まれ，「さまざまな問題」をもち，「QOLを改善する」必要があるので，緩和ケアの対象である．いわゆる「積極的治療」と「緩和ケア」は，癌の進行状態によってその割合はさまざまに変化するが，一人の癌患者に対して同時的にしうる治療であり，するべき治療である（図1）.

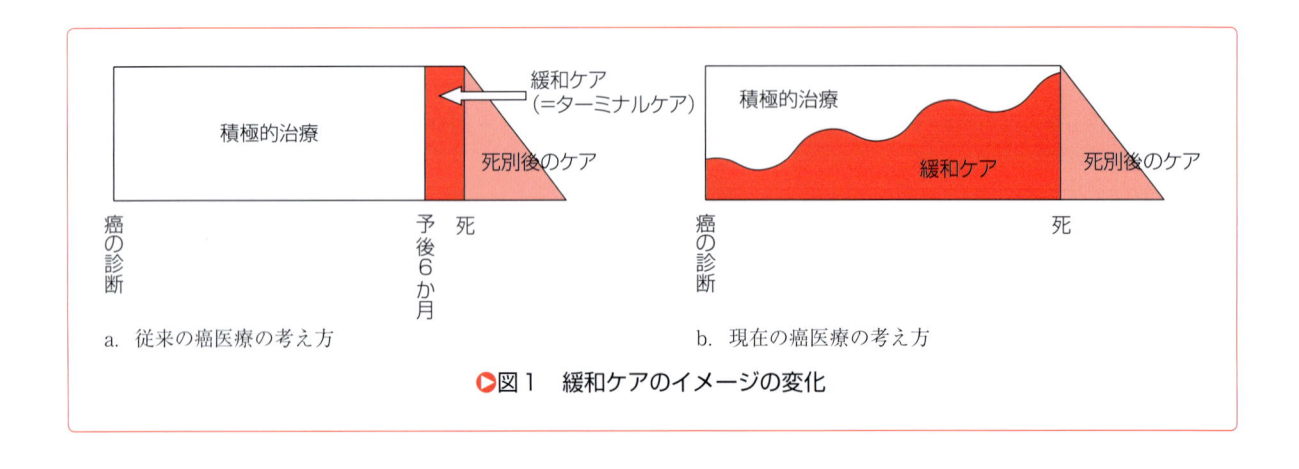

a. 従来の癌医療の考え方　　　　b. 現在の癌医療の考え方

▶図1　緩和ケアのイメージの変化

2　緩和的放射線治療とは

緩和的放射線治療（palliative radiation therapy）とは症状の改善，今後危惧される症状の予防を目的とした放射線治療のことである．対義語として根治的放射線治療（curative radiation therapy, radical radiation therapy）があげられるが，両者の本質的な違いは，その治療の意図，目的，または目標の違いであって，照射線量や照射法，照射範囲などにより定義されるものではない．また，前述のWHOの定義のとおり，患者の予後により規定されるものでもない．むしろ，近年の癌患者の生命予後の改善により，緩和的放射線治療を受けた患者が長期に生存することも稀ではなくなっており，症状の再燃や，晩期有害事象を考慮に入れた緩和的放射線治療が必要とされている．

骨転移，脳転移に対する放射線治療のほか，気管支，膣，直腸などからの出血を止めることを目的とした照射，食道，気道，腸管の閉塞，狭窄に対する照射などがある．特殊な例として，腫瘍学的緊急症である脊髄圧迫，上大静脈症候群に対する照射なども緩和的放射線治療である．

section 2　転移性骨腫瘍

骨は，肺，肝に次いで3番目に多い転移臓器である．骨転移は癌患者の30〜70％に認められる．原発巣別では，乳癌が50％を占め，次いで前立腺癌，肺癌に多くみられる[1]．症状としては，①疼痛，②病的骨折，③脊椎転移が脊髄を圧迫することによる神経麻痺である．したがって，骨転移に対する緩和的放射線治療の目的は，①疼痛の緩和と予防，②病的骨折の予防，③脊髄圧迫による麻痺の改善と予防，となる．

治療法は，放射線治療のほかに，鎮痛剤，骨吸収促進剤（ビスホスフォネート），整形外科的手術，化学療法，ホルモン療法，神経ブロック，骨セメントなど，多岐にわたっており，予後や病状，全身状態などにより種々の方法を組み合わせて治療することが検討されるべきである．

1　疼痛に対する放射線治療

疼痛制御に関しては，WHO方式癌性疼痛治療法5原則（図2，表1）が広く知られている．これは，疼痛制御に薬物療法を用いる場合の原則であり，骨転移による疼痛に対する放射線治療は，薬物療法で疼痛緩和が困難な場合のみならず，鎮痛剤との併用療法として行われる場合もある．

❶ 照射線量

通常，30 Gy/10回/2週が広く用いられている．比較的長期に生存する可能性が期待できる場合には，晩期有害事象の軽減を目的として，40 Gy/20回/4週や50 Gy/25回/5週などが用いられ，逆に，短期間での照射が必要な場合には，20 Gy/5回/1週や8 Gy 1回照射などが用いられる．

❷ 疼痛緩和効果

60〜90％でなんらかの疼痛緩和が得られるが，完全に疼痛が消失するのは25〜40％程度である．一般に，照射後疼痛緩和が得られるのに2週間程度を要するとされているが，中には照射中から症状の改善がみられる例も経験する．また，疼痛が緩和されている期間は照射後3〜6か月程度であり，疼痛の再燃により再照射を考慮する必要がある例も稀ではない．分割照射と1回照射とでは疼

◯図2　WHOラダー

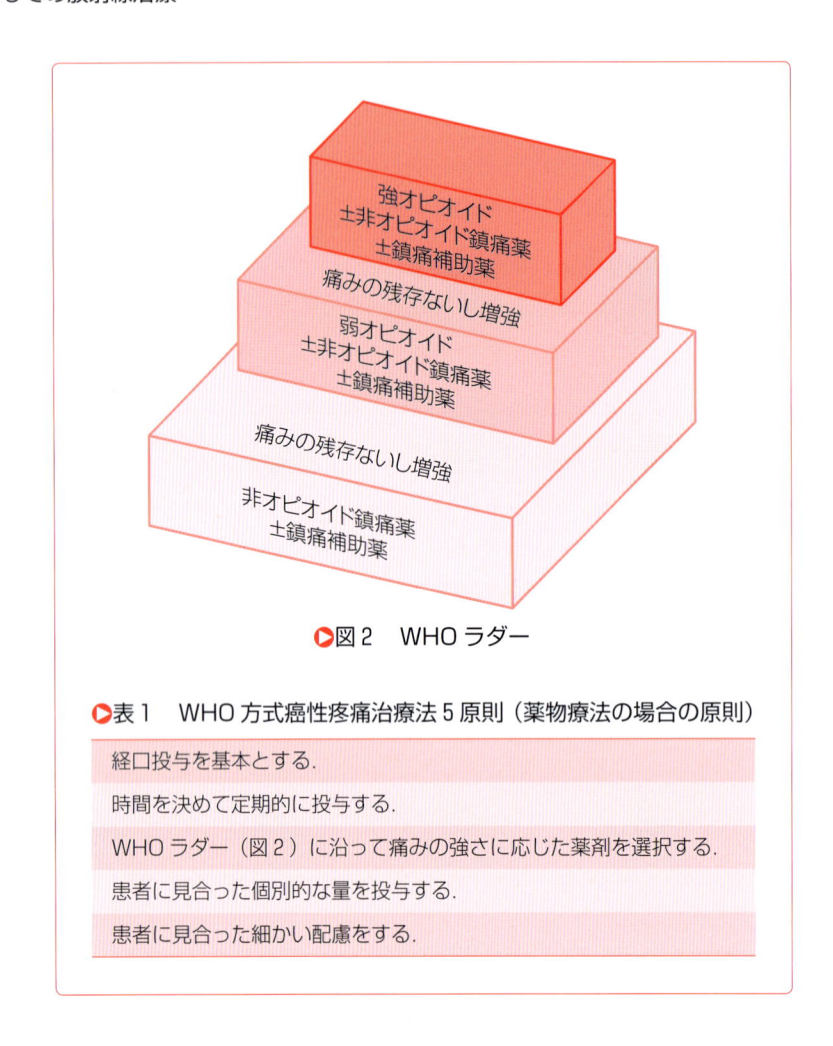

◯表1　WHO方式癌性疼痛治療法5原則（薬物療法の場合の原則）

経口投与を基本とする．
時間を決めて定期的に投与する．
WHOラダー（図2）に沿って痛みの強さに応じた薬剤を選択する．
患者に見合った個別的な量を投与する．
患者に見合った細かい配慮をする．

痛緩和効果に差がない．1回照射では効果が発現するまでの時間は分割照射よりも早いが，緩和効果が得られている期間は短いこと，また，1回線量が高いほうが晩期有害事象のリスクが高まることなどを考慮すると，比較的長期予後が期待でき，できるだけ長期間疼痛緩和を得たい場合には分割照射を，比較的予後が短いことが予想され，できるだけ短期間に治療を終了し，早期の効果発現を期待する場合には1回照射を用いるとよい．

❸ ストロンチウム-89治療

　ストロンチウム-89は物理学的半減期が50.4日で，1.47 MeVのβ線を放出するアイソトープである．組織内での有効飛程距離は2.4 mmとされている．静脈内に投与されたストロンチウム-89は，カルシウムとほぼ同様の体内動態を示し，骨皮質にほぼ選択的に集積し，腎から排泄される．骨転移病巣など，骨代謝が亢進しているところには多く集積する．骨シンチグラフィの集積とほぼ相関すると考えられることから，治療の適応は，固形癌患者における骨シンチグラフィで陽性像を呈する骨転移部位の疼痛緩和とされている．多発骨転移や体位保持困難など，外部照射がむずかしい症例がよい適応となる．

　疼痛緩和効果は通常の外部照射とほぼ同等で，効果発現までに数週を要する点も同様である．現在のところ，骨折予防，抗腫瘍効果，脊髄圧迫症状の緩和に対する効果は確立されていない．有害事象として，骨髄抑制があげられる．赤血球，白血球，血小板のいずれにも低下がみられ，6～8週で最低値となり，回復するのにさらに4週程度を必要とする．このため，骨髄抑制の可能性がある化学療法や半身照射のような広範囲の放射線治療との併用には十分な注意が必要である．

2　病的骨折予防に対する放射線治療

　転移性骨腫瘍による骨折のリスクは，①荷重骨，②溶骨性病変が2～3 cm以上に及ぶ，③骨皮質の破壊が50％以上に及ぶ場合に高くなる．

　放射線照射により，骨折のない溶骨性病変の65～85％程度に骨形成がみられる[2]．ただし，造骨性変化が発現するのには照射後2～6か月を要する．また，1回照射の有効性は確立されておらず，30 Gy/10回/2週などの分割照射を行う．骨折のリスクが高い場合には，可能なら，内固定術後に術後照射を行う．

3　脊髄圧迫による神経症状に対する放射線治療

　転移性脊髄圧迫に対する放射線治療は神経症状が軽度であるほど有効性が高い．したがって，画像診断による圧迫部位の速やかな評価と可及的速やかな治療の開始が治療効果を高めるために重要である．通常，神経症状を発症してから48時間以内に治療を開始することが望まれる．照射期間中は，一過性の浮腫による症状の増悪を避けるためステロイド剤を適切に使用する．運動機能が主たる予後因子であり，治療開始時に歩行が可能であれば80％の患者で治療後も歩行を維持できるが，治療開始時に完全麻痺をきたしている場合には治療後の歩行可能率は7％にすぎない[3]．また，減圧手術など，手術適応について常に考慮しておくことも重要である．

section 3　転移性脳腫瘍

　転移性脳腫瘍は，脳腫瘍全体の15～20％を占め，担癌患者の10～30％に発生するとされている．原発巣別には，日本脳腫瘍統計によると，肺癌60％，消化器系癌17％，乳癌11％，腎泌尿器腫瘍7％の順である．予後は，1970年代の報告では，無治療で約1か月，ステロイド投与により約2か月，全脳照射により4～6か月ときわめて不良である．しかし，現在では，診断技術の向上により早期に発見されるようになり，これらの報告よりも長期生存が可能であると考えられる．Radiation Therapy Oncology Group (RTOG) から提唱されたRecursive partition analysis (RPA) による分類が予後予測因子として用いられる[4]．この分類は組織系によらず有効であり，また，手術，定位照射に対してもあてはまることが知られている（表2）．

▶表2　転移性脳腫瘍に対するRPA分類と中間生存期間

クラス	因子	中間生存期間（か月）		
		全脳照射	手術	SRS
Class I	KPS≧70，年齢＜65歳，原発巣制御，頭蓋外転移なし	7.1	14.8	16.1
Class II	その他	4.2	9.9	10.3
Class III	KPS＜60	2.3	6.0	8.7

1 治療方針

単発で腫瘍径が大きい場合，脳圧亢進症状が強い場合には開頭腫瘍摘出術が選択される．術後全脳照射は粗生存率は改善しないが，中枢神経因死率を低減させる[5]．

単発もしくは転移数が数個で腫瘍径が小さい（通常 3 cm 以下）場合は定位放射線照射が用いられることが多い．定位放射線照射に全脳照射を併用するかどうかはいまだ議論の余地があるが，多くの臨床試験は生存率をエンドポイントにしていることには注意を要する．緩和的放射線治療として脳転移に対して照射する場合には，その定義通り，患者の症状の改善（または予防）を目的として，患者のQOLを最もよく向上させる治療法を検討することが重要である．

一方，多発性脳転移の場合や，髄膜播種がみられる場合には一般的に全脳照射が用いられる．多発脳転移であっても定位放射線照射を行う場合もあるが，頭蓋内他部位再発の可能性が高く，頻回にわたる再治療が必要になることが多い．1回あたり長時間にわたる治療，頻回にせねばならない治療が，経済効果も含め患者のQOL向上につながっているかどうか，個々の患者について検討されるべきである．

2 全脳照射

通常，4〜10 MV のX線を用い，側方対向2門照射を行う．前頭蓋窩，中頭蓋窩，後頭蓋窩を照射野に含むように注意する．水晶体を照射野から外す．線量は 30 Gy/10 回/2 週が標準的であるが，長期生存が望める場合には，晩期有害事象を軽減させる目的で，37.5 Gy/15 回/3 週（1 回 2.5 Gy）や 40 Gy/20 回/4 週（1 回 2 Gy）などが用いられる．総線量増加による予後延長の証拠はない．症状改善率は 60〜80％程度である．

急性期有害事象として悪心，嘔吐，頭痛があり，ステロイドやグリセオールなどの脳圧降下剤が有効である．脱毛はほぼ必発であり，時に患者の精神的苦痛を伴うことがある．晩期有害事象としては，白質脳症や脳委縮による認知機能の低下が問題になる．特に照射後2年以上生存した場合には発症頻度が高くなる．

3 定位放射線照射（STI）

STI（stereotactic irradiation）は，患者を治療台に固定し，高い精度での照準を行い，病変を中心とした狭い範囲に多方向から放射線を集中して高線量を照射する方法である．1回に大線量を照射する定位手術的照射（stereotactic radiosurgery：SRS）と，分割して照射する定位放射線治療（stereotactic radiotherapy：SRT）とがある．高線量の照射が可能なことから，腎細胞癌や悪性黒色腫といった放射線抵抗性腫瘍の脳転移に対しても高い局所制御率を得ることができる．コバルト-60から出る γ 線を照射するガンマナイフと，ライナックから照射されるX線を高精度放射線治療の技術を用いて高い精度を保持して照射する方法とがある．GTV は MRI または CT で造影される領域で，CTV＝GTV とする場合が多い．PTV は装置の位置制度により，SRS では CTV に 0〜1 mm，SRT では 1〜2 mm 程度のマージンを取る．SRS では，最大腫瘍径が 20 mm 以下の場合には辺縁線量で 20 Gy 程度，20〜30 mm では 16〜18 Gy を用いることが多い．腫瘍が大きいほど正常細胞に高線量が照射さ

れるリスクが高くなるため，照射線量を下げる必要がある．全脳照射を併用する場合にはSRSの線量を10〜30％程度下げるほうがよいかもしれない．

　STIの局所制御率は70〜90％と非常に高いが，症状改善率は60〜80％程度で，全脳照射とそれほど変わりはない．急性期有害事象として一過性のけいれん発作や頭痛，嘔吐などがあり，抗けいれん剤や脳圧降下剤を予防的に投与する．皮膚線量を5Gy以下に抑えれば脱毛が起こることはほとんどない．稀に腫瘍内出血をきたすことがある．晩期有害事象として，放射線脳壊死があげられる．照射後6か月から2年の間に3〜5％程度の頻度で発症する．ステロイド治療やワーファリン投与が有効なことが多いが，改善までには長時間かかることもよくある．開頭術が必要となる場合もある．近年，放射線脳壊死に対して血管内皮細胞増殖因子（VEGF）に対するモノクローナル抗体であるベバシズマブの有効性が報告されており，今後の動向が注目される．

文　献

1) Janjan NA, Delcos ME, Ballo MT, et al : Palliative care. In : Cos JD eds. Radiation Oncology 8th ed. St Louis, Mosby, 954-986, 2003.
2) Body JJ : Metastatic bone disease ; clinical and therapeutic aspects. Bone 13 (suppl 1): s57-62, 1992.
3) Loblaw DA, Laperriere NJ : Emergency treatment of malignant extradural spinal cord compression : an evidence-based guideline. J Clin Oncol 16 : 1613-1614, 1998.
4) Gasper L, Scott C, Rotman M, et al : Recursive partitioning analysis (RPA) of prognostic factor in three Radiation Therapy Oncology Group (RTOG) brain metastases trials. Int J Radiat Oncol Biol Phys 37 : 745-751, 1997.
5) Patchell RA, Tibbs PA, Regine WF, et al : Postoperative radiotherapy in the treatment of single metastases to the brain : a randomized trial. JAMA 280 : 1485-1489, 1998.

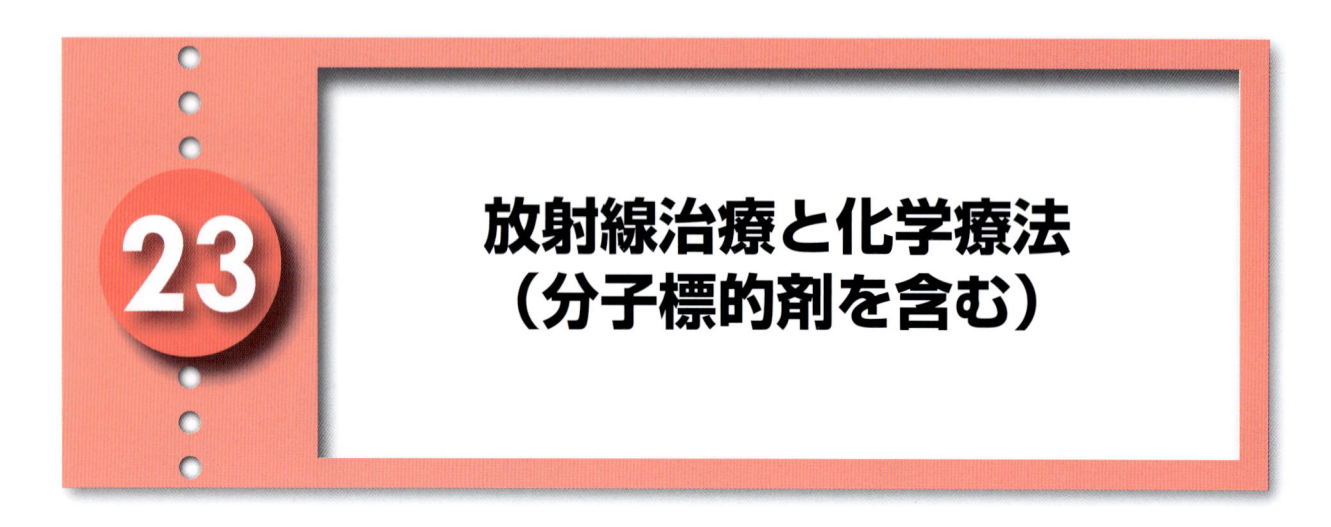

23 放射線治療と化学療法（分子標的剤を含む）

section 1　総論

1　放射線治療と化学療法併用の目的と放射線生物学的背景

　頭頸部癌や肺癌をはじめとして多くの悪性腫瘍で放射線治療と化学療法の併用療法が施行され，生存率の向上につながってきている．その併用目的を分類すると，放射線治療と化学療法の spatial cooperation, independent toxicity, protection of normal tissue, enhancement of tumor response に分類することができる[1]（図1）．Spatial cooperation では，放射線治療により肉眼的サイズの原発腫瘍および領域リンパ節を治療し，全身療法としての化学療法による微小転移巣への効果を期待するものである．限局期のホジキンリンパ腫の化学療法と放射線治療の併用療法がこの一例である．白血病や肺癌における予防的全脳照射などもこの spatial cooperation を期待したものである．Independent

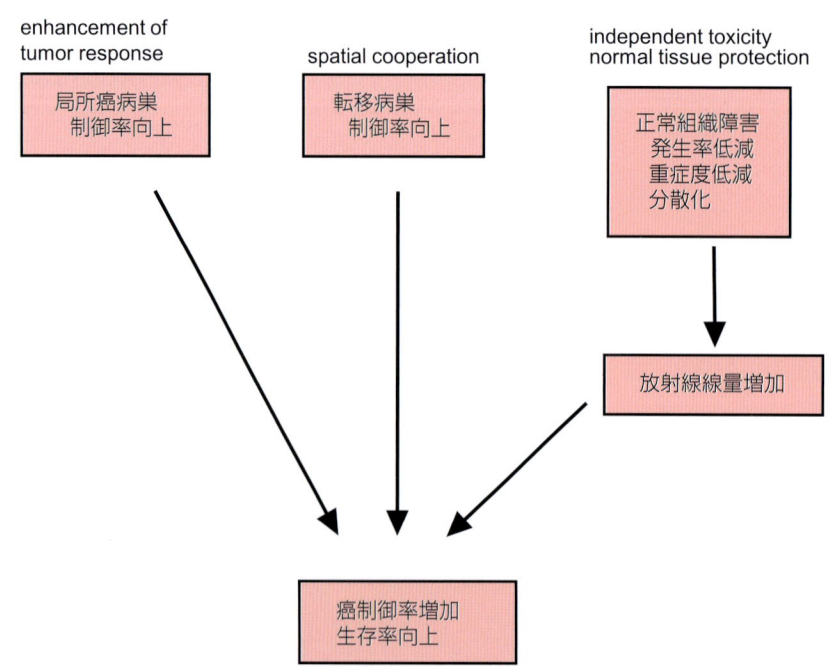

●図1　放射線治療の観点から分類した放射線治療＋化学療法

toxicity は，放射線治療と化学療法の毒性が異なることを利用して，その両者を組み合わせ腫瘍制御率の向上を図るものである．たとえば，頭頸部癌の放射線治療においては粘膜炎が問題となるが，上皮成長因子受容体阻害薬のCetuximabではにきび様皮疹が問題となる．その両者を組み合わせ粘膜炎が増悪することなく無増悪生存率や全生存率を向上させることが可能である．Protection of normal tissueは，正常組織の障害を減少させ，それにより放射線照射量の増加が可能し，腫瘍制御率を向上させようとするものであり，放射線防護剤がこれにあたる．最も重要な概念がenhancement of tumor responseであり，放射線治療と化学療法の併用により局所腫瘍制御率の向上，ひいては生存率の向上を期待するものである．この局所腫瘍制御率の向上には，2つのパターンが考えられる．腫瘍制御率が，放射線治療により得られる腫瘍制御率と化学療法により得られる腫瘍制御率を単純に加えたものに過ぎない場合をadditiveと呼び，放射線治療と化学療法を併用することによりその両者を単純に加えた場合以上の効果が示される場合をsupraadditiveとする．放射線の細胞に対する効果は，図2のごとく肩をもつグラフとして表現されるが，additiveの場合はその曲線が単に下方に平行移動するのに対して，supraadditiveの場合，化学療法剤により肩が消失するrepairの阻害による場合と生存率曲線の直線部の傾きが増す増感効果による場合に分けることができる．

　化学療法によるenhancement of tumor responseの機序としては，放射線により生じたDNA障害のrepairの阻害，細胞周期の同調により放射線感受性の高いM期やG_2期に細胞が集中し放射線感受性が増加する，低酸素細胞の割合が減少し放射線感受性が増加する，放射線治療期間中における腫瘍再増殖を阻害するなどが考えられるが，これらはすべて正常組織に対しても起こる現象であり，放射線治療も化学療法も腫瘍選択性が非常に重要となってくる．*In vitro*でenhancement of tumor responseが確認されても，*in vivo*では，正常組織障害が強く出現し，併用不可能となる化学放射線治療も多い．

2　化学療法のタイミング

　また化学放射線治療は，放射線治療と化学療法の投与タイミングによっても分類される．化学療法が放射線治療の前に施行される場合や，放射線治療の後に施行される場合があり，これらは異時化学療法（sequential chemotherapy）である．化学療法が放射線治療の前に施行される導入化学療法（induction chemotherapyまたはneoadjuvant chemotherapyともいう）の場合，化学療法により腫瘍縮小が得られ，それにより照射野が縮小可能なことがある．それに対して放射線治療と同時に施行される化学療法は同時化学療法（concurrent chemotherapy）とされ，放射線治療の抗腫瘍効果が増強されるが，放射線治療による有害事象頻度や重症度の増加がみられ，注意が必要である（表1）．多くの腫瘍で放射線治療単独と比較して化学放射線治療での生存率向上がみられているのは同時併用化学療法である．

3　分子標的薬

　通常の化学療法薬はDNA複製や合成の阻害，紡錘糸形成阻害など正常細胞でも不可欠な細胞分裂機序を阻害することにより抗癌効果を発揮する．癌細胞への選択性は，癌細胞でより細胞分裂頻度が高いことにより担保されているのみであり，そのため正常細胞でも分裂頻度が高い粘膜上皮細胞や骨

図2 化学療法による放射線感受性の変化

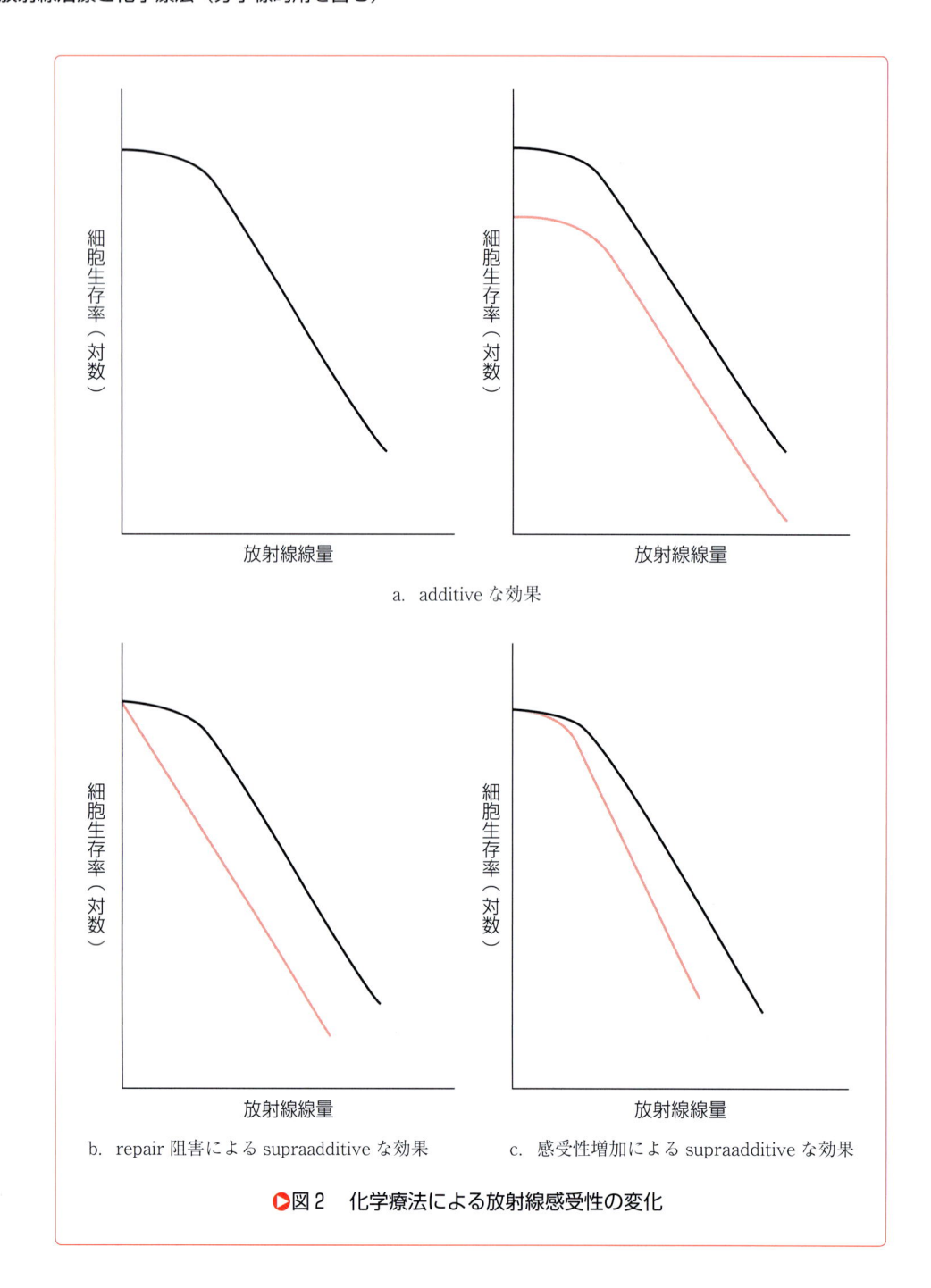

a. additive な効果

b. repair 阻害による supraadditive な効果

c. 感受性増加による supraadditive な効果

表1 放射線治療とのタイミングによる化学療法の分類

	利　点	欠　点
異時化学療法	毒性少ない 全身療法の最適化 導入化学療法の場合，照射野縮小の可能性あり	全治療期間増加 局所相乗効果なし
同時化学療法	全治療期間短縮 放射線効果の増加	化学療法量減少による全身効果の減弱 毒性増加 照射野縮小の可能性なし

1 総論 | 159

髄細胞に化学療法の有害事象は集中して発現する．

　それに対して，癌細胞で選択的に発現する細胞表面抗原や，癌細胞で選択的に機能する経路を阻害する薬剤が開発され，それらは分子標的薬として注目されている．たとえば，B細胞リンパ腫では，リンパ腫細胞表面にCD20抗原が発現しており，それに対する抗CD20単クローン抗体であるRituximabを用いたR-CHOP療法は，びまん性大細胞型B細胞リンパ腫の標準療法であったCHOP療法に比較して5年生存率を10〜15％向上させた．血液腫瘍以外の固形腫瘍において注目されているのは，上皮成長因子受容体（epidermal growth factor receptor：EGFR）を阻害する分子標的薬や，血管成長因子（vascular endothelial growth factor receptor：VEGFR）を阻害する分子標的薬である（図3）．EGFR阻害剤としては，単クローン抗体薬剤であるCetuximabや，EGFRの細胞内ドメインのチロシンキナーゼ活性を阻害するGefitinib（Iressa）やErlotinibが臨床使用されている．R-CHOP療法は，限局病期のびまん性大細胞型B細胞リンパ腫で放射線治療と併用されることがあるが，これは放射線治療により腫瘍体積の大きな部分を治療し，R-CHOP療法で原発部位とともに微小転移病巣を根絶することをめざしたspatial cooperationの一例である．CetuximabやGefinitibも放射線治療とともに用いられることがある．

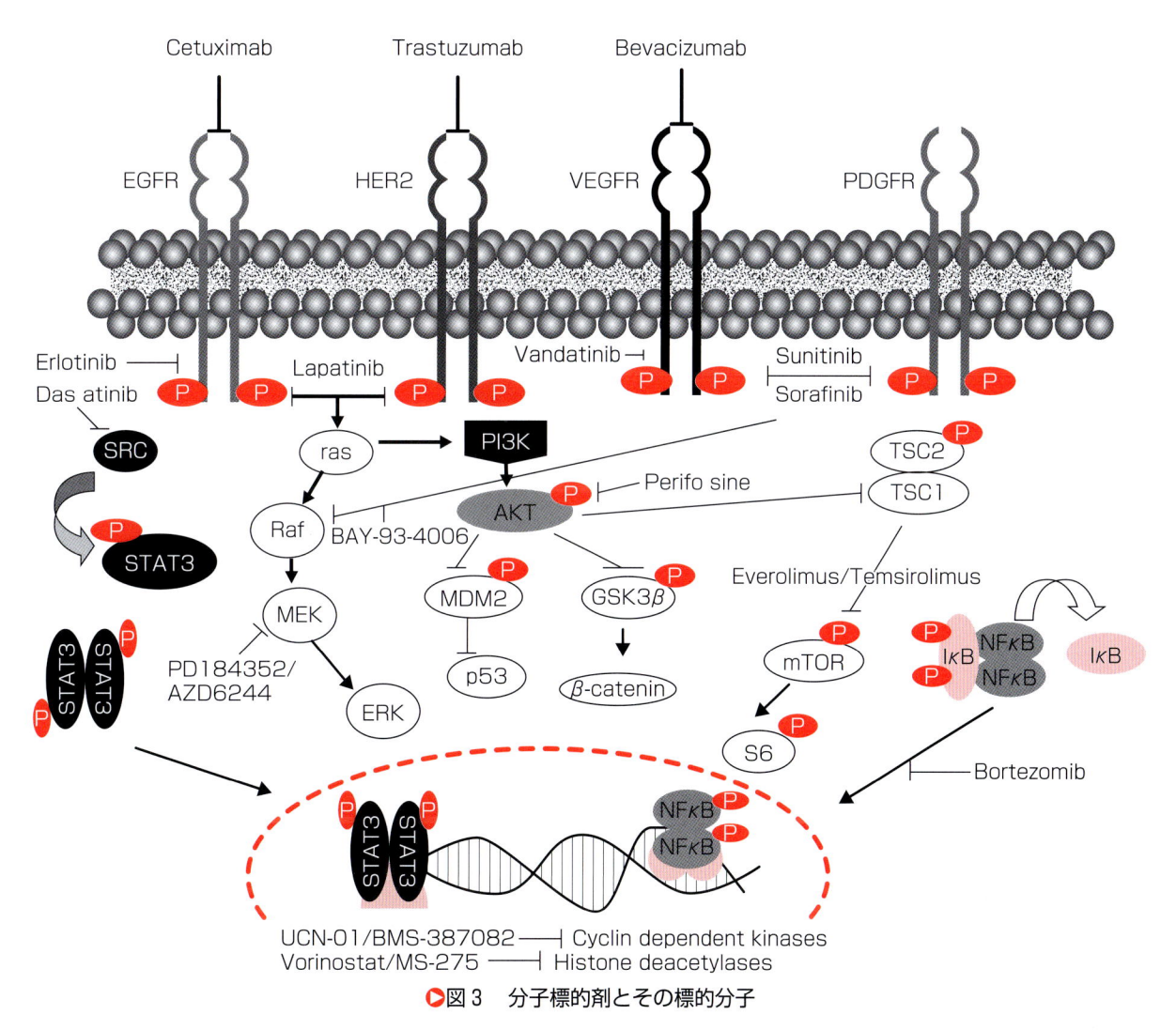

◯図3　分子標的剤とその標的分子

Overview of current and future biologically based targeted therapies in head and neck squamous cell carcinoma by Ajay Mattal and Ranju Ralhan, Head & Neck Oncology 2009, 1：6

section 2 　各 論

1 　頭頸部癌

　頭頸部癌では，I-II 期の限局病期では，放射線治療または外科療法が単独で施行され良好な成績が得られるが，III-IV 期の進行病期では，放射線治療と化学療法の併用療法が施行されることが多い．当初シスプラチンは導入化学療法として用いられ，喉頭保存率が高くなることが示されたが，全生存率の改善はみられなかった．しかし，同時併用化学放射線療法により放射線単独治療と比較して無増悪生存率とともに全生存率が改善することが示され，その結果はメタアナリシスによっても確認された[2]．同時併用化学放射線療法が放射線治療単独と比較して 5 年生存率を 6.5% 程度改善することが示されている[2]．放射線治療と同時併用される標準的治療としてはシスプラチン 80〜100 mg/sqm を 3 週間に 1 回投与する方法であるが，そのほかにシスプラチンの連日投与，週 1 回の投与なども報告されており，シスプラチンの蓄積量として 200 mg/sqm 以上を同時併用すればよいともいわれている．近年，シスプラチン＋5-FU＋Docetaxel による導入化学療法後の放射線治療により喉頭保存率のみでなく全生存率が向上することが示されて注目されている[3]．

　また，放射線治療単独の場合，hyperfractionation や accelerated fractionation などの分割法が局所制御率を向上させることが示されているが，シスプラチンとの同時併用では通常分割照射と課分割照射に無進行生存率や全生存率に差がみられない[2]．

　これらの同時併用化学放射線療法では嚥下障害などの晩期障害の発生率が高く，治療はすでにほとんど耐容限度まで達したといえる．それに対し，Cetuximab と放射線治療の同時併用が，粘膜炎の頻度を上昇させることなく頭頸部癌の無進行生存率と全生存率を向上させることが示された[4]．しかし，進行頭頸部癌の放射線治療とシスプラチンの同時併用と放射線治療と Cetuximab の同時併用を比較した第 III 相試験の結果はまだ報告されておらず，現状では放射線治療とシスプラチンの同時併用が進行頭頸部癌の標準療法である．また，シスプラチンと Cetuximab を放射線治療と同時に併用する第 II 相試験が施行されたが，死亡例 2 例を含む重篤な有害事象の発生がみられ早期に中止となった[5]．化学放射線療法と分子標的剤の併用は臨床試験下で厳密に進めていく必要がある．大腸癌の転移症例において，腫瘍の k-ras 遺伝子が変異型の場合 Cetuximab の効果がみられないことが示されたが，頭頸部腫瘍の Cetuximab 治療においても同様かどうかは不明である．

2 　肺小細胞癌

　肺小細胞癌は，limited disease の段階で発見されてもすでにほとんどが遠隔転移をきたしており，その化学療法への高い感受性もあり，化学療法が治療の主体をなす．Limited disease の場合，それに胸郭への放射線治療が施行されるが，放射線治療の意義，その時期については論議の的であった．種々の第 III 相試験の結果，胸郭への放射線治療をシスプラチン＋エトポシドなどの化学療法と同時にできるかぎり早い段階で施行すると生存率の向上につながることが示されている[6]．

3 肺非小細胞癌

　肺非小細胞癌の治療の主体は手術であるが，手術不能な局所進行癌の場合は，プラチナ製剤を含む2剤併用化学療法と放射線治療の同時併用が標準的治療となる[7]．その場合，化学療法と放射線治療を同時に施行することによる重篤な肺臓炎を防ぐために3次元治療計画装置で肺野のDVHを計算しmean lung dose（MLD）＜18 Gy，V 20＜35％などを基準に照射野設定することが必要である．種々のEGFR阻害薬と放射線治療の併用が試みられているが，標準療法となっていない．

4 子宮頸癌

　子宮頸癌の治療は限局病期から進行病期に至るまで腔内照射を含んだ放射線治療が主体となる．1990年代に報告されたⅠB2以上の子宮頸部扁平上皮癌でシスプラチンと放射線治療の同時併用は，放射線治療単独治療に比較して無進行期間および全生存率でよいことが示され，それはメタアナリシスでも確認された．一般に放射線治療と週1回のシスプラチン40 mg/sqmが標準的に施行される．

5 悪性膠腫

　悪性膠腫の治療の主体は腫瘍の摘出手術であるが，腫瘍の浸透性の発育によりほとんどの場合，根治的切除は不可能である．術後照射が施行されるものの生存期間中央値は12か月程度に過ぎず，5年生存率は0％に近い．Temozolomideの放射線治療との同時併用およびtemozolomideの補助療法の施行により生存期間中央値は2.5か月延長し，さらに2年生存率は10～26％に増加することが示された[9]．さらに，Temozolomideは，腫瘍中のmethylguanine methyltransferase（MGMT）のプロモーター遺伝子のメチル化がある場合，効果が大きいことが示されている．

6 悪性リンパ腫

　悪性リンパ腫，特に，ホジキンリンパ腫やびまん性大細胞型B細胞リンパ腫では化学療法がその治療の主体であるが，腫瘍サイズが大きい場合などには，化学療法後に放射線治療が施行されることが多い．これは化学療法後の再発が初診時の病変存在部位に多くみられるのに対して，放射線治療では照射部位内のリンパ腫再発がほとんどみられないため，その両者を組み合わせたものであり，spatial cooperationの一例である．リンパ腫の場合，化学療法の効果が非常に高いため放射線治療と化学療法は異時性に施行される．

　そのほかに，直腸癌，肛門管癌，食道癌，膀胱癌などで化学療法と放射線治療の同時併用が予後を改善することが示され標準療法となっている．

文 献

1) Steel GG, Pechham MJ: Exploitable mechanisms in combined radiotherapy-chemotherapy: The concept of additivity. Int J Radiat Oncol Biol Phys 5: 85-91, 1979.
2) Pignon JP, le Maitre A, Maillard E, et al: Meta-analysis of chemotherapy in head and neck cancer (MACH-NC): An update on 93 randomized trials and 17364 patients. Radiother Oncol 92: 4-14, 2009.
3) Vermorken JB, Remenar E, van Herpen C, et al: Cisplatin, fluorouracil, and docetaxel in unresectable head and neck cancer. N Engl J Med 357: 1695-1704, 2007.
4) BonnerJA, HarariPM, GiraltJ, et al: Radiotherapy plus cetuximab for squamous cell carcinoma of the head and neck. N Engl J Med 354: 567-578, 2006.
5) Pfister DG, Su YB, Kraus DH, et al: Concurrent Cetuximab, Cisplatin, and Concomitant Boost Radiotherapy for Locoregionally Advanced, Squamous Cell Head and Neck Cancer: A Pilot Phase II Study of a New Combined-Modality Paradigm. J Clin Oncol 24: 1072-1078, 2006.
6) De Ruysscher D, Pijls-Johannesma M, Vansteenkiste J, et al: Systematic review and meta-analysis of randomised, controlled trials of the timing of chest radiotherapy in patients with limited-stage, small-cell lung cancer. Ann Oncol 17: 543-552, 2006.
7) Crino L, Weder W, van Meerbeeck J, Felip E: On behalf of the ESMO Guidelines Working Group. Early stage and locally advanced (non-metastatic) non-small-cell lung cancer: ESMO Clinical Practice Guidelines for diagnosis, treatment and follow-up. Ann Oncol 21 (Supplement 5): 103-115, 2010.
8) Chemoradiotherapy for Cervical Cancer Meta-analysis Collaboration (CCCMAC): Reducing uncertainties about the effects of chemoradiotherapy for cervical cancer: individual patient data meta-analysis (Review). The Cochrane Library, 2010, Issue 1, Wiley.
9) Stupp R, Mason WP, van den Bent MJ, et al: Radiotherapy plus concomitant and adjuvant temozolomide for glioblastoma. N Engl J Med 352: 987-996, 2005.

日本語索引

(太字は主要な記載ページを示している)

あ

悪性黒色腫	29, 38, **136**
悪性神経膠芽腫	21
悪性脳腫瘍	38
悪性リンパ腫	130, 136
亜全リンパ節領域照射	125
アルギン酸ナトリウム	48
アルゴンイオン線	24
安全管理体制	42

い

胃癌	99
閾値	45
異時化学療法	157
萎縮	49
移植片対宿主病	132
異所性骨化症	147
一時刺入法	120
遺伝的影響	45
指宿メディポリス	25
イリジウム・ヘアピン	14
イリジウム 192	120
イレウス	50
インターナルマージン	7

う

ウイルムス腫瘍	142
ウェッジファクタ	39

え

永久刺入法	120
壊死	49
エストロゲン受容体	113
塩酸フラボキサート	48
炎症	47

お

横断症状	59
横紋筋肉腫	143
オボイド	11, 108

か

外陰癌	113
開口障害	64
顎骨壊死	64
拡大ブラッグピーク	31
確定的影響	45
確率的影響	45
下肢浮腫	110
過小照射	39
過剰照射	39
下垂体腫瘍	17
加速過分割照射	54
寡分割照射	22
加齢黄斑変性症	147
眼球悪性黒色腫	28
眼球突出	148
眼瞼下垂	81
肝細胞癌	30, **32**, 99
間質性肺炎	132
癌性疼痛	101, 151
肝臓癌	28
肝中心静脈閉塞症	133
冠動脈狭窄	83
冠動脈疾患	50
ガンマナイフ	**15**, 58, 154
顔面神経障害	57
緩和ケア	150
緩和的放射線治療	151

き

基底細胞癌	135
嗅神経芽細胞腫	29
急性期有害事象	45, 53
胸水貯留	98
胸腺腫	80, 81
胸腺腫瘍	80
京都大学原子炉実験所	35
強度変調回転放射線治療	4
強度変調放射線治療	5, 22, 117, 118
強度変調粒子線治療	31
菌状息肉腫	128, 136

く

腔内照射	10, 108
グリセオール	47
群馬大学	25

け

計画的標的体積	7, 75
経尿道膀胱腫瘍切除術	122
経皮経肝胆管ドレナージ	100
血液脳関門	133
血管成長因子	159
血管内皮細胞増殖因子	155
血管肉腫	137
結節硬化型	124
結節性リンパ球優位型ホジキンリンパ腫	124
下痢	48
ケロイド	147
原体照射	19

こ

抗 HER-2 療法	90
高 LET 放射線	26, 38
高悪性度神経膠腫	52, 53
高圧酸素療法	54
膠芽腫	53
口腔乾燥症	63
口腔粘膜障害	132
膠原病	49
抗酸化作用	94
甲状腺眼症	147, 148
甲状腺機能亢進症	148
甲状腺機能低下	61
甲状腺機能低下症	64
高精度放射線治療	22
高線量率	108
好中球エラスターゼ阻害剤	48
紅斑	47
広汎性外陰摘出術	113
高リスク群	118
国際神経芽腫リスクグループ	142
国際予後予測指標	127
国立がんセンター東病院	25
誤照射事故	39
骨髄	50
骨髄移植	50, 130
骨髄抑制	48
骨転移	90, 151
骨軟部腫瘍	31
古典的ホジキンリンパ腫	124
コバルト-60	154
混合細胞型	124
根治的乳房切除術	85
根治的放射線治療	151

さ

サイクロトロン	2, **26**, 120
サイトメガロウイルス	132
サイバーナイフ	2, 15

日本語索引

細胞周期	2
左側乳癌	50
ザンクトガレン 2009	90
三叉神経障害	57
3次元原体照射法	**19**, 117, 118
三者併用療法	65
酸素イオン線	33
酸素増感比	2

し

シード	121
子宮頸癌	104
子宮体癌	110
刺激伝導障害	50
自己放射化現象	27
静岡県立静岡がんセンター	25
質的管理	42
シャドウトレー	39
重イオン線	25
縦隔腫瘍	80
縦隔非セミノーマ	83
充血	47
重症筋無力症	81
重粒子線	2, **24**, 120
重粒子線治療	100
術前化学放射線治療	101
術中照射	99, 101
腫瘍栓	100
上咽頭癌	21, 61
障害発生頻度	45
上顎洞癌	65
小細胞肺癌	71, 75
小児腫瘍	139
上皮成長因子受容体	159
食道炎	48, 83, 98
食道癌	50, 97
食道狭窄	98
シリコンイオン線	24
治療寝台移動法	131
腎癌	122
心筋症	83
心筋障害	98
シングルピン	68
シンクロトロン	2, **26**, 120
神経芽細胞腫	140
神経芽細胞腫国際分類	140
神経膠腫	52
心血管障害	126
心臓死	50
心毒性	83
心膜炎	83
腎明細胞肉腫	142
腎ラブドイド腫瘍	142

す

スイープビーム法	131
水晶体	50
髄膜腫	17
髄膜播種	56
スキャンニング法	26
ステロイドパルス療法	48, 148
ステロイド療法	54
ストロンチウム-89	152

せ

性機能障害	22
精上皮腫	83
性腺外セミノーマ	83
精巣	50
静的ビームモジュレーション	26
精度保証	42
生物学的効果比	2, 120
生物学的等価線量	148
声門下癌	60
声門癌	60
声門上癌	60
ゼヴァリン	127
赤芽球癆	81
脊索腫	28, 31
セシウム針	14
接線照射	50
設定誤差	8
セミノーマ	83, 122
線維化	49, 50
線源回転軸間距離	131
先進医療特約	32
全身照射	50, **130**, 140
全身皮膚電子線照射	129, 136
センターブロック	11
センチネルリンパ節	85
全中枢神経系照射	131
全頭蓋照射	131
全脳室照射	56
全脳照射	47, 154
全脳全脊髄照射	55, 56
腺様嚢胞癌	29
前立腺癌	22, 30, 117
線量強度	19
全リンパ節領域照射	125

そ

相対的生物学的効果比	26
速中性子線	25
側彎	142

た

ターミナルケア	150
体幹部定位放射線治療	76
退形成性星細胞腫	53
退形成性乏突起膠腫	53
胎児型	144
胎生期後腎組織	142
耐容線量	45
唾液分泌障害	64
多重散乱	25
脱毛	47, 53
多発骨転移	152
炭素イオン線	2, **24**, 33, 120
炭素イオン線治療	**25**, 28, 54
タンデム	11, 108
胆道腔内照射	100

ち

腟癌	113
窒素イオン線	33
遅発性心外膜炎	50
遅発性心嚢液	50
遅発性嚢胞形成	149
中 LET 放射線	26
中咽頭癌	21
中耳炎	53
中性子線	24
中リスク群	118
長 SAD 法	131
長 SSD 法	131
聴神経腫瘍	17
直腸癌	101
直腸間膜全切除	102
直腸出血	22
直腸腟瘻	110
治療計画装置	40
治療寝台移動法	131
チロシン	36

つ

| 筑波大学 | 28 |
| 筑波大学陽子線医学利用研究センター | 25 |

て

低 LET 放射線	26
低悪性度	52
低悪性度神経膠腫	52
定位手術の照射	4, 16, 154
定位放射線照射	16, 57, 149, **154**
定位放射線治療	4, 16, 22, 154
定位放射線治療後	50
定位放射線療法	74
低酸素細胞	2
低線量率	108
低線量率 ^{192}Ir 線源	68

低線量率組織内照射	14
低リスク群	118
デスモイド	147
テモゾロミド	52, 53
転移性脳腫瘍	17, 47, **153**
電子線	24
電子線ブースト照射	86

と

頭蓋底腫瘍	28
頭蓋底脊索腫	29
同時化学放射線療法	105
同時化学療法	157
同時併用化学放射線療法	160
動静脈奇形	147, 149
疼痛緩和	152
動的ビームモジュレーション	26
導入化学療法	157
糖尿病	49
ドッグレッグ	123
.ドットデシマル	20
トモセラピー	2, 20
トリプルネガティブ	91

な

内分泌障害	55
軟骨壊死	61
軟骨肉腫	28, 29, **31**

に

肉眼的腫瘍体積	7
肉眼的標的体積	75
二次癌	30, 139
二次発癌	126, 129
日本医学物理学会	42
日本医学放射線学会	42
日本原子力産業会議放射線利用研究会	40
日本放射線技師会	42
日本放射線技術学会	42
日本放射線腫瘍学会	42
ニモラゾール	95
乳腺部分切除術	85
乳房温存手術	85, 87, 92
乳房温存療法	50
尿意切迫	48
尿失禁	117

ね

ネオンイオン線	24
熱中性子線	35
粘膜炎	47
粘膜関連リンパ組織型リンパ腫	127

の

脳委縮	154
脳壊死	49
脳転移	90

は

ハーフビーム法	148
胚芽腫	123
肺癌	50
胚細胞腫	83
肺臓炎	48
π中間子線	25
肺転移	137
排尿時痛	48
排尿障害	22
白質脳症	134, 154
白内障	67
発癌	45
白血病	130
バルーン・アプリケータ	11, 98
ハルステッド手術	85
晩期（晩発性）有害事象	45, 53
半身照射	50

ひ

ビームの破砕現象	25
非小細胞肺癌	29, 71, **75**
非浸潤性乳管癌	88
ビスホスフォネート	90, 151
非精上皮腫	83
非セミノーマ	83
飛程の動揺	25
皮膚炎	47, 94
非ホジキンリンパ腫	127
びまん性心筋線維化	50
びまん性大細胞型B細胞リンパ腫	128, 159
兵庫県立粒子線医療センター	25, 28
病的骨折	151, 153
品質管理	9, 42
品質保証	9, 42
頻尿	48

ふ

ブースト照射	86
福井県立病院	25
副作用	44
副鼻腔腫瘍	21
浮腫	46
ぶどう状肉腫型	144
負π中間子線	24
部分乳房照射	91
ブラキセラピー	10

ブラッグピーク	2, 25, 120
ブロードビーム法	26
プロゲステロン受容体	113

へ

ヘアピン	68
ベバシズマブ	155
ヘリウムイオン	35
ヘリウムイオン線	24
ヘリウム線治療	33
変性	49
弁膜疾患	50

ほ

膀胱癌	122
膀胱腟瘻	110
放射線医学総合研究所	25
放射線抗体療法	127
放射線宿酔	47, 53, 94, 110, 126
放射線脊髄炎	41, 59
放射線脊髄症	**59**, 78, 83
放射線増感剤	95
放射線治療品質管理	42
放射線脳壊死	53, 149, **155**
放射線肺炎	48
放射線肺線維症	78
放射線肺臓炎	**48**, 78, 94
放射線皮膚炎	53
放射線防護剤	157
放射線網膜症	67
紡錘細胞型	144
ホウ素	35
胞巣型	144
ホウ素中性子捕捉療法	35, 54
ボーラス	47
ホジキン病	124
ホジキンリンパ腫	124
補償フィルタ	131
発赤	47

ま

マイクロセレクトロン	4
正岡臨床病期分類	81
マルチリーフコリメータ	5, 20
慢性甲状腺炎	128
マントル細胞リンパ腫	128

み

味覚障害	64
ミソニダゾール	95
南東北病院	25
ミニ移植TBI	133
未分化型	144

め・も

メラニン	36
モールド照射	69

ゆ

有害事象	44
有棘細胞癌	135

よ

陽子	25
陽子線	2, **24**, 30, 54, 120
陽子線治療	25, 30
ヨード 125	120
翼状片	147
予防的全頭蓋照射	140
予防的全脳照射	73, **78**, 156

ら

ライナック	1, 154
ラジウム針	14
ラルストロン	4
卵巣	50

り

リスク臓器	75
リツキサン	128
リツキシマブ	125
リニアック	1
リモートアフターローディングシステム	10
粒子線	24
粒子線治療	74
粒子線治療施設	25
粒子線治療費	32
良性髄膜腫	57
両側鼠径リンパ節郭清	113
緑内障	67
臨床的標的体積	7, 75
リンパ球減少型	124
リンパ球増多型	124

ろ

肋骨骨折	50
濾胞性リンパ腫	127

外国語索引

A

^{198}Au grain	68, 69
$\alpha 1$ ブロッカー	48
α 粒子	35
A 点	108
ABVD	125
accelerated fractionation	160
ACNU	54
additive	157
adverse effect	44
anaplastic meningioma	57
Ann Arbor 分類	124, 127
arterio-venous malformation（AVM）	149
atypical meningioma	57
Au-198	10
AVM（arterio-venous malformation）	17, 149

B

B 細胞リンパ腫	159
B 症状	128
^{10}B	35
^{10}BPA	36
^{10}BSH	36
basal cell carcinoma（BCC）	135
BBB（blood-brain barrier）	133
BCC（basal cell carcinoma）	135
beam fragmentation	25
beams eye view（BEV）	19
BED（biological effective dose）	148
Bergonie-Tribondeau の法則	86
BEV（beams eye view）	19
biological effective dose（BED）	148
blood-brain barrier（BBB）	133
BMT（bone marrow transplant）	130, 132
BNCT（boron neutron capture therapy）	35, 54
bone marrow transplant（BMT）	130
Borocaptate	36
boron neutron capture therapy（BNCT）	35
Boronophenylalanine	36
brachytherapy	10
Bragg peak	25, 120

C

^{137}CS 針	68
CAP 療法	113
CCRT（concurrent chemoradiotherapy）	105
CCSK	142
CD4 陽性 T 細胞	128
CD20 抗原	159
Cetuximab	159, 160
chemo-radiation therapy（CRT）	101
Child C	100
Children's Oncology Group（COG）	142
CHOP	128, 159
choriocarcinoma	123
classical HL	124
clinical target volume（CTV）	7
Co-60	10
COG（Children's Oncology Group）	142
Common Terminology Criteria for Adverse Events（CTCAE）	46
concurrent chemoradiotherapy（CCRT）	105
concurrent chemotherapy	157
COP（cryptogenic organizing pneumonia）	94
Cotswold 分類	125, 127
CRT（chemo-radiation therapy）	101
cryptogenic organizing pneumonia（COP）	94
Cs-137	10
CTCAE（Common Terminology Criteria for Adverse Events）	46
CTV（clinical target volume）	7, 75
curative radiation therapy	151

D

. decimal（dot decimal）	20
D'Amico 分類	117
DeVIC 療法	128
diffuse large b-cell lymphoma（DLBCL）	128
DLBCL（diffuse large b-cell lymphoma）	128
dose volume histogram（DVH）	119, 120
dot decimal（. decimal）	20
dry eye	67
DVH（dose volume histogram）	119, 120

E

EGFR 阻害剤	159
EGFR (epidermal growth factor receptor)	159
embryonal carcinoma	123
EMR (endoscopic mucosal resection)	97
enhancement of tumor response	157
EP 療法	73
epidermal growth factor receptor (EGFR)	159
ER (estrogen receptor)	90, 91, 113
ESTRO	147
estrogen receptor (ER)	90
Ewing 肉腫	138

F

^{18}F-BPA	37
favorable	124
FFIGO (1982)	110
FIGO	114
FIGO (1988)	110
FIGO (国際産婦人科連合) 分類	104
follicular lymphoma	127

G

G$_2$ 期	157
Gefitinib	159
gemcitabine	101
germ cell tumor	123
Gleason score	117
glioblastoma (GM)	21
glioma	52
GM (glioblastoma)	21
GOG (Gynecologic Oncology Group)	115
graft-versus-host disease (GVHD)	132
gross tumor volume (GTV)	7
GTV (gross tumor volume)	7, 75
GVHD (graft-versus-host disease)	132
Gynecologic Oncology Group (GOG)	115

H

HDR (high dose rate)	108
heavy particle radiation	24
heavy-ion radiation	25
Helicobacter Pylori	127
HER-2	90, 91
HIBMC	25
high dose rate (HDR)	108
HL	124
hyperfractionation	160

I

I-125	10
I-131	10
ibritumomab tiuxetan	127
IFRT (involved field radiation)	125
IGRT (image-guided radiotherapy)	2
IM (internal margin)	7
image-guided radiotherapy (IGRT)	2
IMPT (intensity-modulated particle radiotherapy)	31
IMRT (intensity modulated radiation therapy)	2, **5**, 18, 22, 30, 54, 62, 117, 118
Independent toxicity	156
induction chemotherapy	157
INRG	142
INSS	140
intensity-modulated particle radiotherapy (IMPT)	31
intensity modulated radiation therapy (IMRT)	2, **18**, 117, 118
Intergroup Rhabdomyosarcoma Study (IRS)	144
internal margin (IM)	7
internal target volume (ITV)	7
International prognostic index (IPI)	127
interventional radiology (IVR)	99
inverse planning	5, 20
involved field radiation (IFRT)	125
IP 療法	73
IPI (International prognostic index)	127
Ir-192	10
Iressa	159
IRS (Intergroup Rhabdomyosarcoma Study)	144
ITV (internal target volume)	7
IVR (interventional radiology)	99

K

KORTUC (Kochi Oxydol-Radiation Therapy for Unresectable Carcinomas)	95

L

LDR (low dose rate)	108
LENT	46
Lhermitte 症候群	59
Linear accelerator	1
low dose rate (LDR)	108
lymphocyte-depleted	124
lymphocyte-rich	124

M

M 期	157
MALT リンパ腫	127, 128
mantle cell lymphoma	128
mean lung dose (MLD)	161
methylguanine methyltransferase (MGMT)	161
MF (mycosis fungoides)	128
MGMT (methylguanine methyl-transferase)	161
Mini-Mental State Examination (MMSE)	53
misonidazole	95
missed cellularity	124
MLC (multileaf collimator)	5, 20
MLD (mean lung dose)	161
MMSE (Mini-Mental State Examination)	53
MU 値	39
mucosa associated lymphoid tissue lymphoma	127
multileaf collimator (MLC)	5
multiple scattering	25
myasthenia gravis	81
mycosis fungoides (MF)	128

N

narrow beam	17
National Wilms Tumor Study (NWTS)	142
NCCE	25
neoadjuvant chemotherapy	157
neuroblastoma	140
NIRS	25
NLPHL (nodular lymphocyte predominant HL)	124
nodular lymphocyte predominant HL (NLPHL)	124
nodular sclerosis	124
non-seminoma	123
NSAID 鎮痛剤	48
NWTS (National Wilms Tumor Study)	142

O

OAR	75
OER	2

P

π 中間子線	25
palliative radiation therapy	151
Paterson-Parker	68
PCI (prophylactic cranial irradiation)	

	73, 78
Pd-103	13
percutaneous transhepatic cholangio drainage (PTCD)	100
PgR (progesteron receptor)	91
planning target volume (PTV)	7
Plummer-Vinson 症候群	64
PR	113
progesteron receptor (PgR)	91
prophylactic cranial irradiation (PCI)	73
protection of normal tissue	157
proton	25
PSA	117
PSA 非再発生存率	118
PTCD (percutaneous transhepatic cholangio drainage)	100
PTV (planning target volume)	7, 75
PUVA 療法	129
PVC 療法	52

Q

QA (quality assurance)	9, 42
QC (quality control)	9, 42
quality assurance (QA)	9, 42
quality control (QC)	9, 42

R

Ra-226	10
radiation induced liver damage (RILD)	100
radiation pneumonitis	48
radiation sickness	47
Radiation Therapy Oncology Group (RTOG)	153
radical radiation therapy	151
radiosensitizer	95
radiosurgery	15
RALS (remote controlled after loading system)	10
range straggling	25
Rapid Arc	20
RBE (relative biological effectiveness)	2, 26, 120
R-CHOP	128
R-CHOP 療法	159
red cell aplasia	81
relative biological effectiveness (RBE)	26, 120
remote controlled after loading system (RALS)	10
repair	157
rhabdomyosarcoma	143

RILD (radiation induced liver damage)	100
Rituximab	159
RTK	142
RTOG (Radiation Therapy Oncology Group)	153

S

SAD (source axis distance)	131
SBRT (stereotactic body radiotherapy)	76
SCC (squamous cell carcinoma)	135
seminoma	123
sequela	44
sequelae	44
sequential chemotherapy	157
set-up margin (SM)	8
side effect	44
SIOP (Societe Internationale d'Oncologie Pediatrique	142
SM (set-up margin)	8
SOBP	31
Societe Internationale d'Oncologie Pediatrique (SIOP)	142
SOMA scale	46
source axis distance (SAD)	131
spatial cooperation	156, 159, 161
squamous cell carcinoma (SCC)	135
Sr-89	10
SRS (stereotactic radiosurgery)	2, 4, 16, 49, 57, 154
SRT (stereotactic radiotherapy)	4, 16, 57, 154
stereotactic body radiotherapy (SBRT)	76
stereotactic irradiation (STI)	16, 57, 149, 154
stereotactic radiosurgery (SRS)	2, 16, 49, 57, 154
stereotactic radiotherapy (SRT)	4, 16, 57, 154
STI (stereotactic irradiation)	16, 57, 149, 154, 155
STLI (subtotal lymphoid irradiation)	125
subtotal lymphoid irradiation (STLI)	125
supraadditive	157

T

TBI	130, 140, 142
TBI (total body irradiation)	131
Temozolomide	161

3D-CRT (three-dimension conformal radiotherapy)	30, 117, 118
three-dimension conformal radiotherapy (3D-CRT)	117, 118
threshold	45
TLI (total lymphoid irradiation)	125
TME (total mesorectal excision)	102
tomotherapy	20
total body irradiation (TBI)	131
total cell kill	139
total lymphoid irradiation (TLI)	125
total mesorectal excision (TME)	102
total skin electron beam irradiation (TSEB)	129, 136
toxicity	44
TSEB (total skin electron beam irradiation)	129, 136
TURBT	122

U

unfavolable	124

V

V 20	48, 78, 161, 83
vanillyl mandelic acid (VMA)	140
vascular endothelial growth factor receptor (VEGFR)	159
VEGF	155
VEGFR (vascular endothelial growth factor receptor)	159
veno occlusive disease (VOD)	133
VMA (vanillyl mandelic acid)	140
VMAT (volumetric modulated arc therapy)	4, 20
VOD (veno occlusive disease)	133
volumetric modulated arc therapy (VMAT)	4

W

wedge factor	39
Wilms tumor	142

X

X 線	24

Y

Y-90 標識抗 CD20 抗体	127
yolk sac tumor	123

放射線医学
放射線腫瘍学

2012年4月20日　第1版第1刷　©
2015年1月15日　第1版第2刷

監　修	楢林　勇	Narabayashi Isamu
	杉村和朗	Sugimura Kazuro
編　集	猪俣泰典	Inomata Taisuke
発行者	市井輝和	
発行所	株式会社金芳堂	

〒606-8425 京都市左京区鹿ヶ谷西寺ノ前町34番地
振替　01030-1-15605
電話　075-751-1111(代)
http://www.kinpodo-pub.co.jp/

印　刷	創栄図書印刷株式会社
製　本	有限会社 清水製本所

落丁・乱丁本は直接小社へお送りください。お取替え致します。

Printed in Japan
ISBN978-4-7653-1524-1

JCOPY <(社)出版者著作権管理機構　委託出版物>

本書の無断複写は著作権法上での例外を除き禁じられています。複写される場合は、その都度事前に、(社)出版者著作権管理機構(電話 03-3513-6969、FAX 03-3513-6979、e-mail: info@jcopy.or.jp)の許諾を得てください。

●本書のコピー、スキャン、デジタル化等の無断複製は著作権法上での例外を除き禁じられています。本書を代行業者等の第三者に依頼してスキャンやデジタル化することは、たとえ個人や家庭内の利用でも著作権法違反です。